Christian Buckard
Moshé Feldenkrais

Zu diesem Buch

In einer kalten Märznacht des Jahres 1919 besteigt der vierzehnjährige Moshé Feldenkrais in seiner umkämpften ukrainischen Heimatstadt einen Pferdekarren und wird von einem Schmuggler durch ein gefährliches Sumpfgebiet nach Polen gebracht. Seine abenteuerliche Odyssee führt ihn auf die staubigen Baustellen Tel Avivs und mitten hinein in die Straßenkämpfe mit feindlichen Arabern, in das Radium-Institut des Ehepaars Joliot-Curie in Paris, das London des »Blitz« und in die geheime Anti-U-Boot-Forschungsabteilung Churchills im Südwesten Schottlands. Dank seiner Freundschaft mit dem Judo-Erfinder Jigoro Kano und einer vermeintlich unheilbaren Knieverletzung entdeckt der promovierte Ingenieur, was Gehirnforscher erst seit wenigen Jahren belegen können: dass Körper und Geist eine Einheit bilden, dass es eine »Muskulatur der Seele« gibt und das Gehirn durch bestimmte Bewegungsabläufe beeinflusst werden kann. Nach seiner Rückkehr nach Israel widmet er sich bald ganz der Arbeit mit seinen Klienten und Schülern. Christian Buckard erzählt die faszinierende Geschichte jenes Mannes, der das bewusstheitsschärfende Potenzial der leichten Bewegung entdeckte. Seine Methode hilft heute weltweit kranken und gesunden Menschen, ihre Möglichkeiten zu erforschen.

Dr. Christian Georg Buckard, geboren 1962, Studium der Judaistik und Niederländischen Philologie in Jerusalem, Amsterdam und Berlin. Deutsch-Französischer Journalistenpreis 2012, Alumnus der Axel Springer Stiftung, Heinrich-Böll-Stiftung, Ernst Cramer & Teddy Kollek Fellowship – IJP, Journalistenpreis der Mallorca-Zeitung, Arbeitsstipendium der Film- und Medienstiftung NRW. Christian Buckard lebt und arbeitet als freier Autor und Journalist in Berlin.

Christian Buckard

MOSHÉ FELDENKRAIS

Der Mensch hinter der Methode

PIPER

Mehr über unsere Autorinnen, Autoren und Bücher:
www.piper.de

Von Christian Buckard liegen im Piper Verlag und im Berlin Verlag vor:
Egon Erwin Kisch
Moshé Feldenkrais

Für Karl-Josef Buckard (1934–2016)

MIX
Papier | Fördert gute Waldnutzung
FSC® C083411

VERANTWORTUNG • PRODUZIERT MIT

Ungekürzte Taschenbuchausgabe
ISBN 978-3-492-31092-5
1. Auflage Juli 2017
4. Auflage September 2025

Georgenstraße 4, 80799 München, *www.piper.de*
Für direkten Kontakt und Fragen zum Produkt
wenden Sie sich an: *info@piper.de*
Dieses Werk wurde vermittelt durch Aenne Glienke | Agentur für Autoren und Verlage, www.AenneGlienkeAgentur.de
Umschlaggestaltung: zero-media.net, München
Umschlagabbildung: Michael Wolgensinger (vorne),
Paul Goldman, Eretz Israel Museum, Tel Aviv Collection (hinten)
Satz: Fagott, Ffm
Gesetzt aus der Arno Pro und der Rotis Sans Serif
Druck und Bindung: CPI books GmbH, Leck
Printed in the EU

Inhalt

1 | Kopfstand in Zion

An einem Septembermorgen des Jahres 1957 legen sich die Journalistin Tikvah Weinstock und ein Fotograf am Strand des israelischen Badeorts Herzliya auf die Lauer. Ihr Auftrag ist es, ein Foto von David Ben-Gurion, dem siebzigjährigen Staatsgründer und Premierminister, zu schießen. Ein besonderes Foto soll es werden, denn die Zeitung *Maariv* hat erfahren, dass sich der notorisch unsportliche Ben-Gurion angewöhnt hat, am Strand gegenüber dem Hotel Ha-Sharon auf dem Kopf zu stehen. Um 9:30 Uhr, nach zwei Stunden Wartezeit, erspähen die Journalisten die Gestalt des stämmigen und weißhaarigen Ben-Gurion, der in Begleitung seiner beiden Leibwächter das Hotel verlässt. Der Premierminister trägt leichte Baumwollkleidung. Er hat offensichtlich noch nicht vor, zum Strand hinunterzugehen. Zuerst steht ein Morgenspaziergang der energischen Art auf dem Programm. In einem Restaurant am Strand weiß man Bescheid: Ben-Gurion wird erst gegen Mittag an den Strand gehen.

Kurz nachdem der Premierminister gegen 12:00 Uhr ins Hotel zurückgekehrt ist, tritt seine Ehefrau Pola vor den Eingang. Dann marschiert sie zum Strand hinunter. Die Journalisten wagen es, sich der Frau im Badeanzug zu nähern. »Das mit dem Kopfstand«, erzählt sie,

> *ist wirklich eine ungewöhnliche Sache. Die Idee dahinter ist, dass beim Kopfstand Herz und Lungen besser durch-*

blutet werden. Diese Methode stammt von Dr. Feldenkrais. Er ist Spezialist, wenn es um die Beziehung zwischen Körper und Geist geht. Er sagt, dass man über das Gehirn jeden Muskel des Körpers bewegen kann. Ben-Gurion ist sicher, dass Feldenkrais ihm sehr geholfen hat. Ich selbst mache keinen Kopfstand. Dafür ist mein Kopf zu klein. Ich bin schon froh, wenn ich auf den Beinen stehen kann.[1]

Im November des vorangegangenen Jahres hatte das noch anders geklungen. Da war die resolute gelernte Krankenschwester Pola noch überzeugt gewesen, dass Dr. Moshé Feldenkrais – den sie »Mr. Hokuspokus« nannte – nur die wertvolle Zeit ihres vielbeschäftigten und leidgeplagten Ehemanns verschwende.[2] Schon in seiner Jugend hatte Ben-Gurion unter Rückenschmerzen gelitten, doch seit einigen Jahren traten Anfälle von Lumbago, dem sogenannten Hexenschuss, in immer kürzeren Abständen auf. Die Schmerzen waren mitunter so schlimm, dass er das Bett hüten musste. Nicht genug damit, war Ben-Gurion 1955 zeitweise unfähig gewesen, vom Bett aufzustehen, ohne sofort von Schwindel gepackt zu werden. Auch wenn diese Schwindelanfälle schließlich verschwunden waren, so hatte der Premierminister aufgrund des Lumbago doch zunehmend Schwierigkeiten, in ein Auto zu steigen, und konnte sich vor aller Augen nur noch mit Mühe aus seinem Stuhl in der Knesset erheben. Auf Auslandsreisen erhielt er Spritzen, damit er nicht unter den Schmerzen zusammenbrach. Keiner seiner Ärzte hatte ihm dauerhaft helfen können. Schmerzmittel und ein Stützkorsett, das war die einzige Therapie, die ihnen eingefallen war.[3] Und als ihn Anfang November 1956 ein neuer schlimmer Anfall von Lumbago ans Bett fesselte, war Ben-Gurions Energie mehr denn je gefordert: Die israelische Armee kämpfte sich Richtung Suezkanal vor, um die Meerenge von Tiran wieder für israelische Schiffe passierbar zu machen und um gegen die Terroristen vorzugehen, die von Gaza aus fast wöchentlich Israelis ermordeten. Die Aktion war in Koordination mit Großbritannien und Frankreich geplant worden, doch drängte der US-Präsident die Israelis zum Rückzug, und die Sowjetunion drohte mit einer Intervention im Nahen Osten, sogar mit der Bombardierung von Paris und London.[4] Und ausgerechnet in dieser angespannten politischen Situation war Ben-Gurion unfähig, auch nur das Haus zu verlassen. Jetzt plagten ihn nicht nur Rückenschmerzen, er litt sogar an einer Lungenentzündung.

Ben-Gurions Freund, Professor Aharon Katzir, besuchte den Premierminister in dessen Haus auf dem Keren-Hakayemet-Boulevard und schlug ihm vor, sich an Dr. Feldenkrais zu wenden.[5] Ben-Gurion erinnerte sich, dass er den Namen schon einmal gehört hatte: Einige Jahre zuvor hatte er einen Brief erhalten, in dem ihm ein besorgter Bürger ebenfalls geraten hatte, einen »Dr. Feldenkrais« um Hilfe zu bitten. Er hatte den Brief nicht ernst genommen und weggeworfen. Etwas anderes war es jedoch, wenn Professor Katzir, einer der angesehensten Wissenschaftler Israels, überzeugt von Feldenkrais' Methode war.[6] Vor wenigen Jahren, so konnte Katzir Ben-Gurion erzählen, sei Feldenkrais extra aus London nach Israel geflogen, um den angeblich unheilbar kranken Bruder eines gemeinsamen Bekannten erfolgreich zu behandeln.[7] Auch Israels berühmteste Schauspieler Aharon Meskin und Chanah Rovinah sowie Katzir selbst nahmen schon seit Jahren bei Feldenkrais Unterricht. Und welche Wahl hatte der Premierminister schon, da doch die Schulmedizin mit seinem Fall heillos überfordert schien? Entgegen den Warnungen Polas und seiner Ärzte teilte Ben-Gurion dem besorgten Katzir schließlich mit, dass er vielleicht bereit sei, dem promovierten Ingenieurwissenschaftler Feldenkrais eine Chance zu geben.[8]

Wenige Tage später erschien Katzir wieder in Ben-Gurions Tel Aviver Haus. In seiner Begleitung befand sich ein mittelgroßer, breitschultriger Mann mit freundlichem, breitem Gesicht und den kräftigen Händen eines Bauarbeiters. Offensichtlich war er nicht nur ein Mann des Geistes, sondern auch der Tat. Und obwohl der Mann fließend Hebräisch sprach, verriet sein Akzent, dass er – wie Ben-Gurion selbst – ein osteuropäischer Jude war.

Ben-Gurion war ein Mann, der stets ohne Umschweife zur Sache kam: »Ich habe das größte Vertrauen in Aharon«, sagte er zu Feldenkrais, »aber wie willst du mich davon überzeugen, dass deine Methode wirklich gut ist?« Moshé Feldenkrais akzeptierte Ben-Gurions Skepsis und antwortete ruhig: »Ich kann viele Namen von Leuten nennen, die du kennst und die bei mir gelernt haben. Dann kannst du überlegen, wen davon du befragen möchtest. Oder ich gebe dir Dankes- und Lobesbriefe von anderen ziemlich berühmten Menschen, die bei mir gelernt haben. Oder ich gebe dir meine Bücher zum Lesen. Oder aber du entscheidest dich dafür, meine Methode direkt von mir zu lernen.«

»Und wie lange müsste ich bei dir lernen?«

»Da du kein junger Mann mehr bist und dein Gesundheitszustand auch nicht allzu gut ist, bräuchtest du schon siebzig Unterrichtsstunden«, räumte Feldenkrais ein. »Wenn du aber gar nicht erst vorhast, wirklich alle Termine einschließlich des letzten wahrzunehmen, dann rate ich dir, gar nicht erst mit dem Unterricht anzufangen. Aber«, so fügte er hinzu, »vielleicht bist du ja auch schon zu alt, um dich zu ändern.«[9]

Dieser letzte Satz war eine gezielte Provokation, denn Feldenkrais war zutiefst überzeugt davon, dass Menschen jeden Alters dazulernen und sich verbessern können. Und vielleicht hatte er instinktiv gespürt, was Ben-Gurion wirklich Sorgen bereitete:

die vermeintlich unaufhaltbaren und naturbedingten körperlichen und geistigen Verfallserscheinungen des Alters; das Gefühl, so viel tun zu müssen und gemessen an der Größe der Aufgaben kaum noch Zeit dafür zu haben. Ungeachtet seiner Erfolge stand auch der 52-jährige Feldenkrais selbst zu diesem Zeitpunkt erst am Anfang seiner Pionierarbeit. Auch er musste befürchten, dass ihm keine Zeit mehr bliebe, seine ambitionierten Träume zu verwirklichen. Aber vielleicht würde er einen entscheidenden Schritt weiterkommen, wenn es ihm gelang, Ben-Gurion als Schüler zu gewinnen? Dass er dem Staatsgründer helfen konnte, sich selbst zu helfen, daran dürfte Feldenkrais keine Sekunde gezweifelt haben. Und eine Ehre würde es sowieso sein, Ben-Gurion als Schüler zu haben: Mochten viele Israelis auch über den »Alten« schimpfen und seine Politik kritisieren, so war der weißhaarige Ben-Gurion doch derjenige, der das Unmögliche möglich gemacht und den jüdischen Staat gegründet hatte. Ein sozialistischer Messias in kurzen Khakihosen. Ein Vater, gegen den man rebelliert. Aber eben doch ein Vater.

Ben-Gurion erklärte sich einverstanden, es mit Feldenkrais zu probieren. Er schlug vor, jeden Tag eine Stunde Unterricht bei ihm zu nehmen. Moshé bezweifelte, dass er über zwei Monate lang jeden Tag Zeit für den Premierminister haben würde, doch Ben-Gurion ließ diesen Einwand nicht gelten: »Ich habe jeden Tag Zeit, dich zu sehen, und ich bin genauso beschäftigt wie du!«[10] Noch Jahre später schwärmte Feldenkrais:

> *Seine eigenen Fähigkeiten zu verbessern, das erfordert Zeit. Ohne die Beherrschung der Zeit gibt es kein Wissen, keine Liebe und keine Verbesserung des Könnens. Das Erste, was mich bei unserem Kennenlernen völlig verblüffte, war, wie viel freie Zeit sich Ben-Gurion nimmt. Dieser Mann, der ja wirklich nicht wenig zu tun hat, findet jeden Tag noch viele*

Stunden Zeit zu lernen und zu lesen. [...] Seine Fähigkeit, die Arbeit liegen zu lassen und sich augenblicklich einer anderen Sache zuzuwenden, ist wirklich ganz erstaunlich. Das muss man gesehen haben.[11]

Schon wenige Tage nach ihrer ersten Begegnung wurde Feldenkrais Zeuge, wie souverän und lässig sich Ben-Gurion Zeit nahm: Während Levi Eshkol und andere Minister im Salon seines Hauses auf einen Anruf des US-Präsidenten Eisenhower warteten, erschien Moshé zur verabredeten Unterrichtsstunde. Sofort gingen Ben-Gurion und sein Lehrer zum »Feldenkrais-Unterricht« in den ersten Stock. Überraschungen waren ja ohnehin nicht zu erwarten: Der amerikanische Präsident, der sich weigerte, Israel Waffen zu liefern, würde ja nur wieder einmal fordern, dass die israelische Armee sich aus den besetzten Gebieten in Ägypten zurückziehen solle. Natürlich rief Eisenhower genau während der Unterrichtsstunde an, und natürlich unterbrach Ben-Gurion seine Lektion für keine Sekunde. Erst nachdem er und Feldenkrais ihre Arbeit beendet hatten, ließ er sich erzählen, was der US-Präsident gesagt hatte. Dann ging Ben-Gurion zu seinen Ministern und teilte es ihnen mit.[12]

Ben-Gurions Vertrauen in Feldenkrais Können war spätestens restlos gesichert, nachdem dieser zum Entsetzen Polas und der Ärzte eines Tages vorgeschlagen hatte, einen Fieberanfall des Premiers durch bestimmte Bewegungsabläufe zu senken – und es geschafft hatte.[13]

Doch so eifrig und vertrauensvoll Ben-Gurion auch bei der Sache war, nach zwei Monaten Feldenkrais-Unterricht schien ihm immer noch nicht ganz klar zu sein, worin der Sinn dieser vorsichtigen und langsamen Bewegungsabläufe bestand, zu denen Moshé ihn aufforderte. »Feldenkrais kam wieder vorbei, um mir die Muskeln zu strecken«, notierte Ben-Gurion am 1. Januar

1957 in sein Tagebuch.[14] Immerhin: Dank Moshé war der »Alte« bald seine Rückenschmerzen los. Ebenso wie seine chronische Heiserkeit, die von einer Überanstrengung der Stimme verursacht worden war. Der Premierminister wurde geradezu »süchtig nach dem Feldenkrais-Unterricht«[15]. Eine Rolle dürfte dabei auch gespielt haben, dass Ben-Gurion inzwischen von Moshé erfahren hatte, bei dem Unterricht gehe es eigentlich weniger um bewegliche Körper als vielmehr um bewegliche Gehirne. »Was Ben-Gurion am meisten bedrückte, war, dass sein Gedächtnis schlechter wurde«, erinnert sich Zeev Zachor. »Sein Gedächtnis war so etwas wie eine politische Waffe. Er war immer in der Lage gewesen, sich daran zu erinnern, was Leute gesagt hatten. Wörtlich! Und in seinen Siebzigern spürte er, dass sein Gedächtnis nachließ. Und so begann er Bücher zu lesen, über die Funktionsweise des Gehirns, über das Gedächtnis, er machte sich da wirklich schlau.«[16]

Am Anfang der Behandlung hatte Feldenkrais Ben-Gurion versprochen, mit Hilfe seiner Methode »nicht nur Freude am Zionismus, sondern am eigenen Körper« zu finden[17]. Abwesenheit von Schmerz war zwar schon ein wichtiger Schritt auf diesem Weg, doch Moshé wollte mehr erreichen. Seit langem schon war er davon überzeugt, dass nur derjenige wirklich gesund ist, der es schafft, seine geheimen Träume zu verwirklichen.[18] Und bald fand Feldenkrais in Gesprächen mit Ben-Gurion heraus, dass dieser immer schon davon geträumt hatte, einen Kopfstand zu machen.[19] Ein Wunsch, der vielleicht auch durch Ben-Gurions Interesse am Buddhismus und seine enge Freundschaft mit dem burmesischen Premierminister U Nu verstärkt wurde. Allerdings traute sich der Mann, der den ersten jüdischen Staat in Eretz Israel, im Land Israel, nach 2000 Jahren Exil gegründet hatte, nicht zu, einen Kopfstand zu machen. Er traute sich nicht einmal zu, mit beiden Füßen gleichzeitig von einem Hocker zu

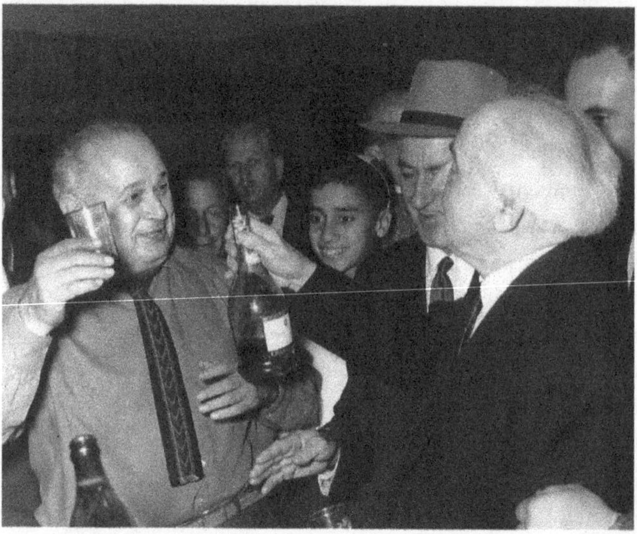

Der Lehrer und sein junger Schüler

springen.[20] Mit anderen Worten: David Ben-Gurion hatte, was den eigenen Körper betraf, ein eher kümmerliches Selbstbild. Zwar war er schon als Kind keiner Prügelei aus dem Weg gegangen, doch was sportliche Aktivitäten betraf, hatte er sich nie hervorgetan. Und als Ben-Gurion dann 1906 nach Eretz Israel gekommen war, hatte er harte körperliche Arbeit verrichtet, die er aber – geschwächt von Malaria und Hunger – nicht lange durchgehalten hätte. Das Angebot, für die linke Tageszeitung *Achdut* zu schreiben, rettete ihm wahrscheinlich das Leben. Und so hatte er seit 1910 vor allem mit dem Kopf gearbeitet und den Rest seines Körpers notgedrungen mit durchs Leben geschleppt.[21] Kein Wunder also, dass er sich im Alter von siebzig Jahren nicht vorstellen konnte, wozu er – ungeachtet seines Alters und der jahrzehntelangen Unterforderung seines Körpers – tatsächlich in der Lage war.

Ben-Gurion glaubte Feldenkrais zwar, dass dieser in der Lage sei, ihm den Kopfstand beizubringen, aber würde er diesen Erfolg auch überleben? Diese Frage kam nicht von ungefähr, denn als bekannt wurde, dass es in Feldenkrais' Unterricht mittlerweile darum ging, den Regierungschef auf den Kopf zu stellen, lief das medizinische Establishment Amok. Führende Ärzte warnten Ben-Gurion, dass es seinen sicheren Tod bedeute, wenn er ungeachtet seines chronisch hohen Blutdrucks einen Kopfstand mache.[22] Ben-Gurions Feldenkrais-Unterricht wurde plötzlich zur Frage der nationalen Sicherheit, mehr noch, es ging um die Zukunft des jüdischen Staates! Als Ben-Gurion seinen Freund fragte, was er über die Warnungen der Ärzte denke, antwortete dieser:

> *Ich könnte dir sagen, dass das Risiko für mich größer ist als für dich. Denn wenn du während des Unterrichts stirbst, was kümmert es dich dann, was nach deinem Tod passiert? Doch ich werde nicht sterben, sondern bis an mein Lebensende mit einem Makel herumlaufen, die Leute werden sagen: Seht, das ist der Mann, der Ben-Gurion ermordet hat! Außerdem würde ich bestimmt im Gefängnis landen, denn sowohl du als auch ich wurden ja gewarnt.*[23]

Und dann erklärte Feldenkrais Ben-Gurion, warum es für diesen wichtig sei, auf dem Kopf zu stehen: »Du kannst Leuten Befehle erteilen, und du kannst einen Staat errichten«, sagte er, »aber seit deiner Kindheit bist du nicht mehr wirklich gewachsen, weil du eben nie etwas mit deinen Füßen oder Händen getan hast, woran du Spaß gehabt hättest!«

Natürlich sei Ben-Gurion großartiger als jeder andere Mensch, räumte Feldenkrais ein, aber eben nicht in seinem tiefsten Inneren. Er habe jetzt die Chance, ein größerer und sogar noch großartigerer Ben-Gurion zu werden. »Das will ich dir geben. Und deswegen, gehe und mache es.« Die Antwort des Premierministers war klar: »Ani ma‹amin lecha. Ich glaube dir.«[24] Der Glaube seines Schülers reichte Feldenkrais allerdings nicht: Wenn Ben-Gurion nicht zuerst begreifen und dann tun konnte, solle er zuerst tun und dadurch begreifen! Und so würde er beispielhaft erleben, dass er viel mehr konnte, als er sich je zugetraut hatte!

Es spricht für Feldenkrais, dass er das gesundheitliche Risiko für den alten Mann nicht leugnete. Jahrzehnte später beteuerte Feldenkrais, er habe Ben-Gurion zwei Jahre lang behutsam und Schritt für Schritt darin unterrichtet, auf dem Kopf zu stehen.[25] Dies war eine leichte Übertreibung, denn bereits am 4. Juli 1957 notierte Ben-Gurion in sein Tagebuch: »Heute begannen wir mit den ersten Schritten zum Erlernen des Kopfstands.«[26]

Zwei Monate übte Ben-Gurion bereits den Kopfstand, als er schließlich in Begleitung von Pola und »Mr. Hokuspokus« nach Herzliya aufbrach, um dort im Hotel Ha-Sharon sein Verjüngungs- und Gesundheitsprogramm fortzusetzen. Die strenge Diät, die er dort absolvieren wollte, ging allerdings nicht auf das Konto seines Lehrers, denn Feldenkrais hielt grundsätzlich nichts von Diäten. Genauso wenig sah er es ein, mit dem Rauchen aufzuhören. Prinzipien waren nie seine Sache gewesen. Prinzipien und ein offener Geist – das passte seiner Überzeugung nach nicht zusammen. Und so war es sein einziges Prinzip, keine Prinzipien zu haben: »Wer nach Prinzipien lebt, der ruiniert das Leben seiner Mitmenschen!«[27] Ein Widerspruch, mit dem Moshé gut leben und noch besser arbeiten konnte.

Am 15. 9. 1957 schrieb Ben-Gurion an seine Tochter Ranana:

> *Ich gehe hier jeden Tag schwimmen, und der weiche Sand am Strand eignet sich sehr gut für den Kopfstand. Feldenkrais ist für sechs Wochen nach London gereist. Die letzten Übun-*

gen, die er mit mir gemacht hat, betrafen den Kopfstand. In seiner Gegenwart hatte ich den Kopfstand nicht richtig geschafft. Erst hier hat sich mir das Geheimnis offenbart: Weil ich keine Angst mehr hatte zu fallen – fiel ich nicht. Und schaffte es. Jetzt mache ich den Kopfstand auch im Hotelzimmer. Ohne Angst, zu fallen oder wegzukippen.[28]

So hat die Journalistin Tikvah Weinstock an jenem Septembertag eine realistische Chance, das ersehnte Foto von Ben-Gurion zu schießen. Und dann, endlich, erscheint Ben-Gurion um 12:15 Uhr am Strand. In schwarzer Badehose und mit sonnenverbranntem Oberkörper, in der Hand Sandalen und Handtuch. Dann stapft er ins Wasser und beginnt auf dem Rücken liegend

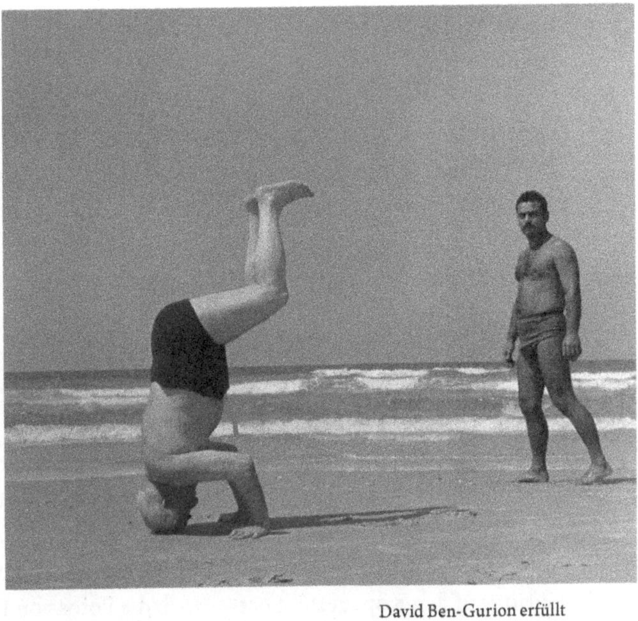

David Ben-Gurion erfüllt sich einen Traum.

zu schwimmen. Der Bademeister sieht anerkennend zu: »Eigentlich schwimmt er richtig gut. Vor allem, wenn man bedenkt, dass er das seit Jahren nicht mehr gemacht hat.«

Nach zwanzig Minuten kehrt Ben-Gurion an den Strand zurück und absolviert in Begleitung seiner Leibwächter einen längeren Marsch am Meer entlang. Schließlich kommt er zurück, und nun geschieht endlich, worauf die Journalistin so sehnlich gewartet hat: Ben-Gurion geht herunter auf alle viere, Hände und Kopf auf den weichen Sand gestützt, und dann steht er – nach dem zweiten Versuch – tatsächlich auf dem Kopf. Auch die Leibwächter schauen fasziniert zu und bekennen: »Wir haben es ebenfalls versucht. Aber nicht geschafft.«

Als Ben-Gurion und Pola mit den Leibwächtern wieder Richtung Hotel marschieren, meint jemand, dass »der Alte« wunderbar sei. Worauf Pola sich umdreht und fragt: »Der Alte? Wer ist hier alt?«[29]

Kein Wunder, dass David Ben-Gurion vor Stolz fast platzte. Auch der Vorschlag seiner Ehefrau, er solle doch einen Zirkus aufmachen, denn damit würde er mehr als im Amt des Premierministers verdienen[30], minderte die Freude an seinen neu entdeckten Fähigkeiten nicht im Geringsten. Und er war voll des Lobes für Feldenkrais: »An Geist und Körper spüre ich den Segen seiner Fähigkeiten und seines Wissens. Meine Rückenschmerzen sind verschwunden, und ich bin sicher, dass sie nicht wiederkehren werden.«[31]

Nachdem Ben-Gurions Lieblingsfotograf Paul Goldman den Kopfstand des »Alten« fotografiert hatte, gingen die Fotos um die Welt. Feldenkrais erfuhr vom Erfolg seines Schülers aus der Londoner Presse. Von nun an würde er der Mann sein, der »Ben-Gurion auf den Kopf gestellt hat«. Doch die Fotos von Ben-Gurion machten Moshé nicht nur berühmt, sie sollten auch zu dem bis heute verbreiteten Missverständnis führen, dass die Feldenkrais-Methode darin besteht, Menschen den Kopfstand zu lehren. Daran änderten auch die vielen Interviews nichts, die Feldenkrais nach seiner Rückkehr aus London geben musste. Ganz Israel wollte nun wissen, wer dieser Mann sei, der Ben-Gurion nicht nur von seinen Schmerzen befreit, sondern ihn auf wunderbare Weise sogar verjüngt hatte. Warum hatte ausgerechnet Feldenkrais dem Premierminister helfen können, obwohl doch alle Ärzte versagt hatten? Worin liegt das Geheimnis seiner Methode? Wer, so fragte man, ist dieser »Mr. Hokuspokus« überhaupt? Wer ist Moshé Feldenkrais?

2 | Die grünen Hügel von Kremenez

Moshé Feldenkrais hat die zweite Hälfte seines Lebens damit zugebracht, andere Menschen zu lehren, wie man »leichter«, seinen eigenen Möglichkeiten gemäß lebt. Dies bedeutet jedoch nicht, dass er es auch jenen Menschen leicht gemacht hätte, die etwas über seine Vergangenheit herausfinden wollten. Diese Erfahrung musste auch Edward Rosenfeld machen, als er Feldenkrais 1973 interviewte. Auf die Frage nach seinem Geburtsdatum antwortete er noch bereitwillig: »6. Mai 1904.« Dann wurde es schwierig, denn Rosenfeld wollte wissen, wo Moshé geboren wurde. »Wo? In einem Bett!« – »In welcher Stadt, in welchem Land?«, hakte Rosenfeld nach. Selbst dieser Frage wich Moshé aus.[1] Nie vermochte er es, während eines Interviews mit Journalisten über die hingemordete Welt der Kindheit zu sprechen. Über die Juden von Slawuta, Kremenez oder Baranowicze (russisch Baranowitschi). Wenn Moshé in Interviews oder Büchern überhaupt aus seiner Vergangenheit erzählte, dann beschränkte er sich auf jene Geschehnisse, die mit seinem beruflichen Werdegang zu tun hatten und geeignet waren, seine fachliche Autorität zu untermauern.

Erst 1982, mit 78 Jahren, entschied sich Feldenkrais dazu, seine Erinnerungen aufzuschreiben. Er tat dies allerdings nicht aus einer sentimentalen Laune heraus: Aufgrund seiner Schlaganfälle war es für ihn notwendig geworden, wieder schreiben zu lernen. Mit der rechten und mit der linken Hand. Um Hände und Gehirn in Bewegung zu halten. Um besser zu werden. Das machte ihm Freude. Er liebte es, jeden Tag etwas Neues zu lernen. Und wenn er ohnehin am Schreiben war, dann wollte Feldenkrais die Zeit nutzen und seine Lebensgeschichte aufzeichnen. Nicht die Geschichte seiner weltberühmten Methode, denn darüber hatte er bereits genug Bücher verfasst. Er wollte die Geschichte seiner ersten fünfzig Jahre aufschreiben. Dabei dachte Moshé nicht nur an die Leser in Israel: Wenn das Buch erscheinen würde, dann sollten es auch seine Schüler in der ganzen Welt lesen können. Also schrieb er nicht in hebräischer, sondern in englischer Sprache. In seiner Junggesellenwohnung in Tel Aviv, allein mit seinen Erinnerungen. Denn abgesehen von seiner Schwester Malka und seinem Bruder Baruch war zur Zeit der Niederschrift kaum noch jemand von den Menschen am Leben, die Feldenkrais in seiner Kindheit und Jugend gekannt hatte. Fast alle waren von den Deutschen ermordet worden. Und wer erinnerte sich noch an den Moshé der zwanziger und dreißiger Jahre, in Palästina oder in Paris? Aharon Meskin, sein ältester und bester Freund in Israel, der nur zwei Häuser weiter in der Frug-Straße gewohnt hatte, war vor wenigen Jahren gestorben. Jigoro Kano, der Erfinder des Judo, war schon lange tot. Auch Frédéric Joliot-Curie und dessen Frau Irène lebten nicht mehr. Gut, seine Exfrau Yona, die er in Paris geheiratet hatte, lebte noch. Und jetzt, da er krank war, sahen sie sich wieder öfter. Aber sonst?

Es waren nur noch wenige da, mit denen er Erinnerungen aus ferner Zeit teilen konnte. Und kaum jemand von den jungen Leuten, die ihren kranken Lehrer Feldenkrais in seiner Wohnung in der Frug-Straße 27 besuchten, hatte auch nur eine Ahnung davon, woher er kam. Welche Abenteuer er erlebt hatte, bevor er mit seiner Methode weltberühmt wurde. Und wie er all das, was so offensichtlich und vielleicht gerade deswegen verborgen geblieben war, schließlich entdeckt hatte.

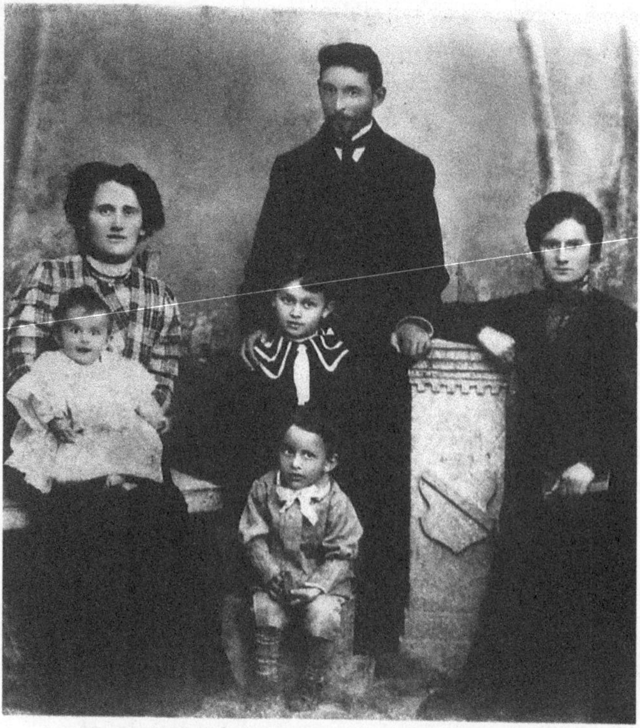

Der fünfjährige Moshé mit seinen Brüdern Baruch und Yona, den jungen Eltern und einer Verwandten

Moshé Pinchas war das erste Kind von Sheindel und Ariyeh Leib Feldenkrais.[2] Geboren wurde er im ukrainischen Slawuta, das damals noch zum Zarenreich gehörte und in jenem eng begrenzten Gebiet lag, in dem Juden per Gesetz leben durften. In der kleinen Stadt – Slawuta zählte 1904 rund 10.000 Einwohner – bildeten die Juden mehr als die Hälfte der Bevölkerung.[3] Yechiel Michael Pshater, Moshés Großvater mütterlicherseits und Vater von neun Kindern, besaß dort ein großes Haus. Am Shabbat servierte Großmutter Rivka einen besonderen Kuchen. Und Moshé saß dann auf den Knien des Großvaters, eines gutaussehenden großen Mannes mit weißem Bart. Er bestand darauf, dass sein Enkel stets das erste Stück Kuchen erhielt, erst danach durfte der Rest der Familie zugreifen.[4]

Das Leben im Haus des Großvaters, eines Holzhändlers und Bankiers, der berühmt für seine Gastfreundschaft und tatkräftige Unterstützung der Armen war, hätte die perfekte Kindheitsidylle sein können. Wie trügerisch dieser Frieden war, erlebte Moshé bereits im Alter von drei Jahren, als Judenhasser ein mörderisches Pogrom in Slawuta veranstalteten. Im letzten Augenblick konnten seine Eltern und Großeltern mit ihm ins Haus eines Onkels flüchten. Dort harrten sie einen Tag und eine Nacht in einem versteckten Kellerraum aus, bis die Kosaken wieder abgezogen waren.[5]

Die frühe Erfahrung der Todesangst hat sicher Einfluss auf Moshés späteres Leben gehabt. Wann immer er Jahrzehnte später ein Hotelzimmer bezog, soll er sich zuerst über die Fluchtwege informiert haben. Nicht aus Angst, sondern aus dem Instinkt eines Menschen heraus, der einmal gejagt worden war.

Gefährlich waren die Jahre seiner Kindheit ohnehin. Sobald man die relativ sicheren Städte verließ, befand man sich tief im Feindesland. Einmal fuhren Moshés Vater und vier Arbeiter mit der Pferdekutsche durch den verschneiten Wald. Plötzlich wurden sie von Kosaken angegriffen, die zwei der Arbeiter ermordeten. Ariyeh war klar, dass er nichts mehr zu verlieren hatte. Er griff zu einem Holzknüppel und erschlug den Anführer der Mörder, die daraufhin flohen.[6]

Nachdem der Vater nach Hause zurückgekehrt war und der Familie von dem Überfall im Wald berichtet hatte, begriff Moshé wohl endgültig: Wenn es um dein Leben oder das deiner Familie, deiner Freunde geht, dann darfst du töten. Dann bist du vielleicht sogar moralisch verpflichtet zu töten. Gerade so, wie König David und all die anderen biblischen Helden, deren Geschichten Ariyehs Sohn natürlich kannte, es einst getan hatten. Jahrzehnte später wurde Moshé klar, dass er seinen Vater, als dieser an jenem Abend verwundet nach Hause kam, wirklich tief bewundert hatte. Zum ersten und einzigen Mal in seinem Leben als Sohn.[7]

Vielleicht war der Vater nach seiner Heldentat noch viel erstaunter über sich selbst, als sein Sohn es über ihn gewesen war. Denn es war Ariyeh Feldenkrais nicht in die Wiege gelegt worden, sich mit brutaler Gewalt seiner Haut wehren zu können. Und auch sein späteres Leben hatte ihn nicht darauf vorbereitet. Körperliche, rohe Kraft konnte zwar nützlich sein, hatte aber wenig mit dem zu tun, was man in der Welt thoratreuer Juden von einem jungen Mann erwartete.

Michael Pshater hatte Ariyeh zum Bräutigam seiner Tochter Sheindel erwählt.[8] Der intelligente junge Mann galt als bester Student der Yeshivah, der Talmud-Schule seiner Geburtsstadt Ostrog. Und dies nicht etwa, weil er den Wortlaut der Thora in- und auswendig kannte oder jedes Problem des jüdischen Gesetzes aus verschiedenen Blickwinkeln beleuchten konnte. Dies wurde ohnehin vorausgesetzt. Ariyeh war deswegen der beste Student, weil er gelernt hatte, »selbstständige Entscheidungen zu treffen und zu unabhängigen Erkenntnissen zu finden«. Denn nur auf diese Weise, so der chassidische Rabbi Berl Edelstein, könne der Gelehrte später »vielleicht einen weiteren Baustein zu dem niemals vollendeten Gebäude der talmudischen Lehre hinzufügen«.[9] Eigentlich hätte Ariyeh, der Enkel des sagenumwobenen Rabbiners Yonah Ha-Tov ve-Ha-Meitiv, Nachfolger des Rabbiners in Ostrog werden sollen. Doch nach einem Ausflug in die Metropole Odessa hatte sich Ariyeh zu der Einsicht durchgerungen, dass der Beruf eines Rabbiners nichts für ihn sei. Wenn sein Rabbi ob dieser Enttäuschung verletzt gewesen sein sollte, ließ er es sich nicht anmerken. Er küsste Ariyeh und sagte: »Gott segne dich. Denn das habe ich dich ja gelehrt: ehrlich zu sein.«[10]

Michael Pshater war es gleichgültig, ob sein künftiger Schwiegersohn Geld hatte. Davon besaß er schließlich selbst genug. Wichtig war ihm jedoch, dass Sheindel einen hochgebildeten Mann heiratete, der ihrer Intelligenz würdig war und sein unabhängiges Denken in der Yeshiva bereits bewiesen hatte. Dass Ariyeh gut aussah, schadete sicher auch nicht, und die Arbeit des Holzhändlers konnte der Schwiegersohn später immer noch lernen. Auch der 1880 geborenen Sheindel war Bildung wichtig. Seit Jahren schon tolerierte der traditionsbewusste Großvater stillschweigend, dass Sheindel bei ihren Hauslehrern nicht nur Hebräisch, sondern auch Russisch und Algebra lernte. Er übersah auch seufzend, wenn sie sich in die öffentliche Bibliothek schlich und russische Literatur verschlang. Mehr noch: Michael duldete sogar, dass seine Tochter später den mittellosen jüdischen Mädchen der Stadt das Schreiben und Lesen in russischer Sprache beibrachte. Um ihnen damit das Tor zu einer anderen Bildung, zu einer säkularen, nicht jüdisch geprägten Welt zu öffnen.[11]

Womöglich erkannte Michael, dass er gegen den Bildungs- und Lebenshunger der Tochter nicht ankam. Und insgeheim war er vielleicht auch stolz auf sie. »Wir brauchen Tausende, die so sind wie Sheindel«, sagte ein Freund Ariyehs einmal. Und der kluge Mann fügte hinzu: »Ihren Ehemann beneide ich allerdings nicht.«[12]

Die Armen und Notleidenden zu unterstützen, Frauen zu ihrem Recht auf Bildung zu verhelfen – das waren die Leidenschaften Sheindels. Unangepasstheit und Eigensinn waren der Familie ohnehin nicht fremd: Ein Vorfahre Sheindels mütterlicherseits war der berühmte Rabbiner Pinchas Mi-Koretz, ein

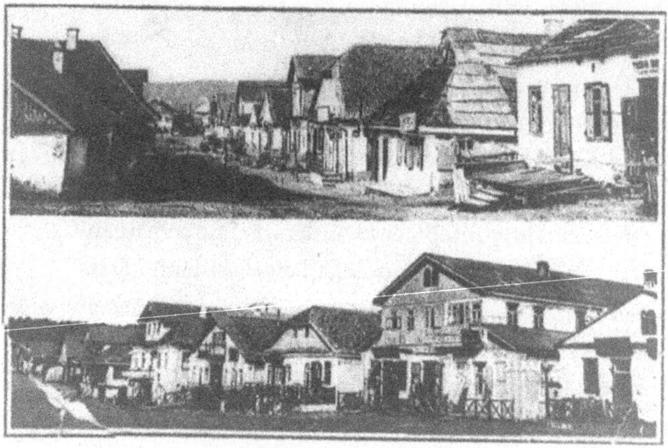

Moshés Geburtsstadt Slawuta

Anhänger des thoragetreuen Rebellen Israel Ben Eliezer, genannt Baal Shem Tov, der den Chassidismus begründet hatte. Pinchas war 1791 gestorben, bevor er sich seinen Traum, nach Eretz Israel heimzukehren, hatte erfüllen können. Millionen Juden in Osteuropa verehrten Pinchas Mi-Koretz. Und in Sheindels Familie war es Tradition, Söhne nach dem berühmten Vorfahren »Pinchas« zu nennen. Selbstständig zu denken offenbar auch: »Meine Mutter beachtete immer die jüdischen Gebote, aber sie war nie fromm«, erinnerte sich Feldenkrais Jahrzehnte später. »Für sie war die jüdische Religion die Güte selbst, und was nicht gut war – das war eben nicht jüdisch.« Deswegen betrachtete Sheindel es auch als zutiefst jüdisch, am Yom Kippur nicht mit der Gemeinde in der Synagoge zu beten, sondern stattdessen das Fenster in der Wohnung einer frierenden jungen Mutter zu reparieren und dem Baby warme Milch zu bringen. Als der Rabbiner erfuhr, warum Sheindel entgegen jüdischer Tradition am Versöhnungstag arbeitete, befahl er sofort acht Männern der Gemeinde, ihr zu helfen.[13]

»Vom dritten Lebensjahr an«, so erinnert sich Manès Sperber an die Welt des Shtetls, »mussten die Kinder, die Buben, nicht die Mädchen, in den Cheder, die Schule, in der man hebräisch lesen, beten und schließlich die Bibel übersetzen lernte.«[14] Auch wenn die Chassidim die göttliche Gegenwart in der Natur und in Handlungen des Alltags zu erfahren suchten, stand die Bedeutung des Thora-Studiums für sie nie in Frage. Vielleicht begann Moshés Hebräisch-Unterricht jedoch nicht im Cheder, sondern bereits im Haus des chassidischen Großvaters. Denn dass der kleine Sohn mit dem Hebräisch-Unterricht gar nicht früh genug beginnen könne, davon war Ariyeh überzeugt. Sobald Moshé erst einmal auf dem Gymnasium war, würde er dafür ja keine Zeit mehr haben! Und so wurde Hebräisch sehr früh zu Moshés Zweitsprache, neben dem Jiddischen, seiner Muttersprache.[15]

Vermutlich konnte Moshé bereits hebräische Buchstaben lesen, als er im Alter von vier Jahren mit den Eltern in die nicht weit entfernte Stadt Kremenez zog, wo die Familie des Vaters inzwischen lebte. Im Gegensatz zu Slawuta, das noch ein Shtetl war und dessen modernste Errungenschaft die englische Waschmaschine der Großmutter Rivka Pshater darstellte[16], befand sich Kremenez immerhin auf dem Weg ins 20. Jahrhundert. Und dies ungeachtet seiner uralten windschiefen russischen Holzhäuser und der Straßen, die sich im Herbst in knöcheltiefen Schlamm verwandelten. Kremenezer Juden besaßen eine moderne Papierindustrie, und die Holzprodukte der Stadt wurden weit über die Stadtgrenzen hinaus verkauft.

Woran erinnerte sich Feldenkrais, als er über siebzig Jahre später an seine frühen Jahre in Kremenez dachte? An die faustgroßen Hagelkörner, die einen mit Eiern beladenen Holzwagen tief in den Morast der Straße sinken ließen. Und wie besorgt er war, dass der Kutscher nun die zerstörte Fracht ersetzen müsse. Er erinnerte sich auch an eine schaurige Geschichte von einer

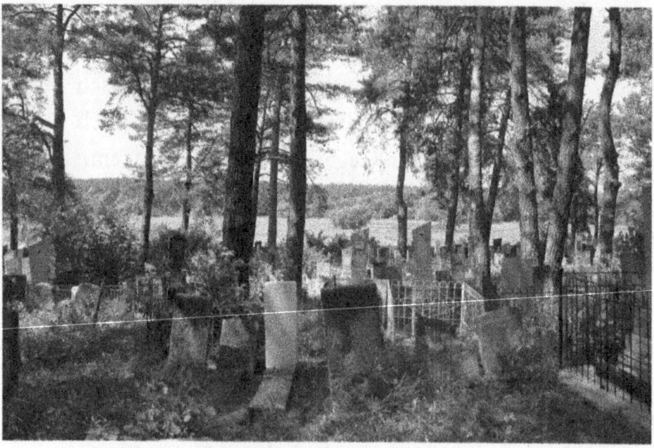

Der jüdische Friedhof in Kremenez,
auf dem auch Angehörige aus Moshés Familie ruhen

verstorbenen polnischen Adligen, die im nahe gelegenen Schloss angeblich von den Toten wiederauferstanden war. Und er sah noch Jahrzehnte später den kranken alten Mann mit dem Stock vor sich, dessen Anblick ihn als Kind jedes Mal in Angst und Schrecken versetzt hatte. Überhaupt schien es Moshé zu verstören, wenn er offensichtlich kranken Menschen begegnete. Ihr Anblick weckte in dem kleinen Jungen Schuldgefühle, vielleicht weil er wusste, dass er ihnen nicht helfen konnte.[17]

Aber natürlich gab es in Kremenez auch Stunden harmonischer Ruhe für Moshé, etwa im Obstgarten der Familie oder auf den grünen Hügeln, wo man ausgelassen herumtoben konnte. 1915 schrieb Moshé in sauberer hebräischer Schrift in sein Schulheft:

> *Als ich ein Kind war, erschien mir der Himmel wie ein Winterhut. Während wir in Kremenez wohnten, stiegen wir auf die Hügel, die die Stadt einrahmen. Es schien mir, als reichte*

der Himmel bis auf die Erde. Ich lief dann gegen den Himmel, um den wunderbaren blauen Stoff, aus dem der Himmel gemacht ist, mit meinen Händen zu fühlen. Ich bin gelaufen, bis ich, müde geworden, zum Ausruhen gesessen bin …![18]

In Kremenez ging Moshé in seine erste Schule, in den Cheder.

In der Schule in Kremenez waren zwei Lehrer. Einer war Litauer, »S« genannt, der andere kam aus Wolhynien und hieß »B«. »B« war ein großer Mann mit gelbem Bart. Er war immer gut gekleidet. Im Cheder waren etwa zweihundert Knaben, aufgeteilt in vier Gruppen. In dem Raum für die erste Gruppe standen fünf gelbe Bänke und eine schwarze Tafel. Vor der Eingangstür war ein schöner Gang, in dem eine schöne Garderobe stand. Besonders schön war das vierte Zimmer. Dort standen fünfzehn rote Bänke und auch ein Kantor-Tisch und zwei Stühle. Damit sich der Junge, der in der Ecke stehen musste, nicht zu schämen brauchte, wenn

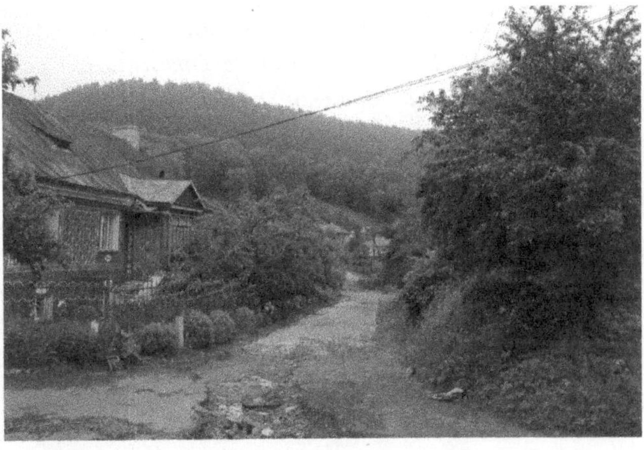

Kremenez heute

> *jemand hereinkam, gab es dort in der Mauer eine Art Kasten mit Schloss.*[19]

Dass Schüler im Interesse der Disziplin eingeschlossen wurden, hat den kleinen Jungen ebenso wenig erstaunt wie die Tatsache, dass er als Jude auf eine besondere Schule ging. Sein Judesein war für Moshé so selbstverständlich wie die Tatsache, dass er einen Kopf und zwei Beine besaß. Für die Juden in Slawuta und Kremenez galt, was Manès Sperber über die Juden seines eigenen kleinen Shtetls schrieb, wo die Juden die Mehrheit bildeten: Dort »gab es nicht die Spur eines Minderwertigkeitsgefühls wegen der Zugehörigkeit zum Judentum und daher nicht die geringste Neigung, das eigene Wesen zu verhüllen oder wie die anderen zu werden«.[20]

In den Jahren, in denen die Familie Feldenkrais in Kremenez wohnte, wurde die Stadt von Pogromen verschont. Doch existierte in der Stadt ein Ort, der die Juden stets daran erinnerte, dass sie im Feindesland lebten.

> *Um den Hof der Synagoge zieht sich eine breite Mauer. Im Hof befindet sich ein uraltes Gräberfeld. Der Zahn der Zeit hat viele Grabsteine gezeichnet, viele haben sich zur Seite geneigt. Auf dem Friedhof sind jene Juden begraben, die von Chmelnyzkyj, dem Anführer der Kosaken, ermordet wurden.*[21]

Die Morde von Chmelnyzkyjs Kosaken und die sich daran anschließenden Pogrome in den russisch-polnisch-schwedischen Kriegen hatten Kremenez Mitte des 17. Jahrhunderts heimgesucht. Auch während Moshés Kindheit gehörte der Judenmord zum christlichen Brauchtum im Zarenreich. Da die Juden Russlands nicht das Glück gehabt hatten, von Napoleon befreit zu werden, war ihnen die gesetzliche Gleichstellung versagt geblieben, die sich in Frankreich und den übrigen westeuropäischen Ländern trotz Reaktion und Restauration schließlich doch, wenn auch oft nur auf dem Papier, durchgesetzt hatte. Dies bedeutete aber auch, dass die meisten Juden Russlands nie die im Westen verbreitete Illusion hegten, von der christlichen Mehrheitsgesellschaft eines Tags vollkommen akzeptiert und toleriert zu werden. Die Lage der Kremenezer Juden war besonders prekär, da sie außerhalb des für Juden erlaubten Ansiedlungsrayons lebten. Sie waren geduldet auf Abruf.[22] Im Frühjahr 1912, inzwischen waren Moshés Brüder Baruch und Yona geboren, entschied sich die Familie Feldenkrais, nach Amerika auszuwandern. In das sogenannte »zweite Amerika«[23] – die junge und moderne Stadt Baranowicze.

3 | Im Weltenbrand

Als Mendl, der »Meschuggene«, zum ersten Mal am Bahnhof von Baranowicze ankam, wurde er sofort gefragt, woher er stamme. Worauf Mendl antwortete: »Ich bin ein Sohn der Stadt! Wer hierherzieht, der wird sofort ein Eingeborener!«[1]

Dieser kluge Satz des »Meschuggenen« erklärt vielleicht auch, warum Feldenkrais später stets Baranowicze und nicht etwa Slawuta als Geburtsort angab. Denn was immer man vorher gewesen, woher auch immer man gekommen war: Ganz wie Amerika, so verhieß auch Baranowicze einen Neuanfang, ein neues Leben.

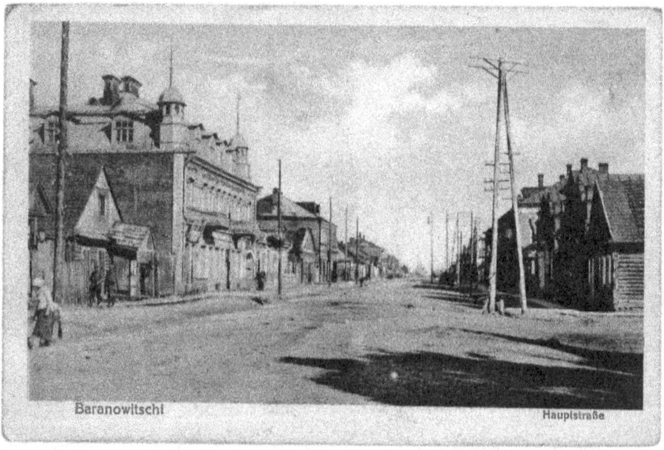

Baranowicze

Im Jahre 1912, als die Familie Feldenkrais nach Baranowicze zog, war die weißrussische Stadt eine Art Boomtown. Seit dort Ende des vorangegangenen Jahrhunderts ein Eisenbahnknotenpunkt mit internationalen Verbindungen entstanden und eine große Garnison errichtet worden war, vermochte nichts mehr die Entwicklung der Stadt aufzuhalten. Und seit die russischen Machthaber 1903 endlich auch Juden offiziell erlaubt hatten, sich in Baranowicze anzusiedeln, war die jüdische Gemeinde der Stadt rasant angewachsen.[2] Da eine moderne Stadt natürlich Holzkohle brauchte – und sei es nur zum Destillieren des lebenswichtigen Wodkas –, konnte der von seinem Schwiegervater erfolgreich angelernte Ariyeh in der neuen Heimat einer gesicherten Zukunft entgegensehen.

Ein geregeltes Einkommen hatte die Familie mehr denn je nötig, denn Sheindel erwartete mittlerweile ihr viertes Kind. Moshé muss die Stadt mit ihren neuen, wenn auch teilweise etwas armseligen Häusern, dem riesigen Bahnhof und den modernen Automobilen wie ein Vorgeschmack auf die große Welt erschienen sein. Sogar elektrifiziert war Baranowicze. Und es gab nicht nur Synagogen und jüdische Schulen, die Stadt verfügte sogar über ein eigenes Orchester, verschiedene Clubs und ein richtiges Gefängnis. Da von den 12.000 Bewohnern der Stadt fast jeder Zweite Jude war, vereinte Baranowicze den Trubel der modernen Stadt mit der Überschaubarkeit des Shtetls. Damit nicht genug, war Baranowicze von Wäldern umgeben, die Touristen und Kurgäste von weit her anlockten. Im Shtetl der Metropole herrschte sogar eine Art amerikanischer Toleranz: Die Chassidim, die überzeugt waren, dass nur der Messias die Heimkehr nach Israel herbeiführen dürfe –, und wozu die Ungeduld? Es konnte ja jeden Augenblick geschehen! –, vertrugen sich in Baranowicze sogar mit den Zionisten, die den jüdischen Staat sofort eigenhändig, ohne die Hilfe des Messias, gründen wollten. Auch die Sozialisten des »Bundes«, für die Jiddisch die jüdische Sprache par excellence war, vertrugen sich mit den Zionisten, die daran arbeiteten, das biblische Hebräisch alltagstauglich zu machen.[3] Dass der Rabbiner Dr. Mendl Goldberg, ein erbitterter Gegner der Kommunisten und Zionisten, seinen politischen Gegnern regelmäßig Nahrung brachte, wenn sie im Gefängnis landeten, war typisch für die gelassene Atmosphäre in Baranowicze.[4] Sogar die traditionell judenfeindlichen russischen Soldaten konnten sich der toleranten Stimmung nicht entziehen und verbaten sich Pogrome in ihrer Garnisonsstadt.[5]

Irgendwann nach der Geburt der kleinen Malka im September 1912 entschlossen sich Sheindl und Ariyeh, ihren Erstgeborenen auf das Gymnasium in Slawuta zu schicken. Sicher hat Moshé die Entscheidung der Eltern nicht gefallen, liebte er seine neugeborene Schwester doch sehr. Doch was immer die Eltern zu ihrer Entscheidung veranlasst hatte, der Sohn fügte sich und besuchte fortan das Gymnasium seiner Geburtsstadt. Er wohnte im Haus der Großeltern, wo sich auch eine Studentin, eine seiner Tanten, einquartiert hatte.

Die meisten Schüler des Gymnasiums waren Nichtjuden. Sie waren meist älter und stärker als die wenigen jüdischen Schüler. Eine denkbar ungünstige Ausgangssituation für Moshé. Immer wieder wurden er und andere Juden verprügelt, was natürlich dazu führte, dass der Schulbesuch für Moshé mit täglichen Ängsten verbunden war.[6] Und dann kam es eines Tages zu jenem Vorfall, der dem 78-jährigen Feldenkrais bei der Niederschrift seiner Erinnerungen noch so klar vor Augen stand, als sei er erst gestern geschehen.

Moshés Lieblingslehrer war ein großer, blonder Russe. Eines Tages machte der Junge seinen Lehrer darauf aufmerksam, dass dieser einen Tintenfleck auf der Wange habe.

Er fragte mich, wo genau der Fleck sei, und ich war natürlich sehr glücklich, dass ich ihm helfen konnte, und berührte die Stelle auf seiner Wange. Da brüllte er auf: Es sei eine Dreistigkeit, wenn ein Jude einen Christen ohne ausdrückliche Erlaubnis berühre! Ich war bestürzt. Und ich war wütend auf mich selbst: Wie hatte ich nur so dumm sein können, dass ich nicht wusste, dass ein Jude das Gesicht eines Christen nicht berühren darf.[7]

Nach dem Vorfall war Moshé tagelang sehr bedrückt. Keinem Menschen erzählte er, was geschehen war. Und Moshé schwor sich, nie wieder in seinem Leben einen Christen zu berühren. »Ich darf niemals vergessen, dass ich ein Jude bin!«, schärfte er sich ein. Das Trauma der Zurückweisung führte allerdings nicht dazu, dass sich Feldenkrais fortan seiner jüdischen Identität geschämt hätte. Im Gegenteil: »Ich lernte, mich aufgrund meiner Volkszugehörigkeit als edler und feiner zu betrachten«, erinnerte sich Feldenkrais Jahrzehnte später. »Und diese Einstellung sollte in den Jahren meiner Adoleszenz weiterhin eine große Bedeutung für mich besitzen.« Was wohl die Franzosen und später die Engländer von ihm gedacht haben mögen, fragte er sich rückblickend. Und fand sogleich die Antwort: »Ich bin sicher, dass sie mich in emotionaler Hinsicht für etwas schwerfällig gehalten haben.«[8] Unbefangene Berührungen, der Austausch von rituellen Küssen bei Begrüßungen seiner nichtjüdischen französischen Freunde, all dies muss ihn nach der traumatischen Erfahrung seiner Kindheit zu Beginn einige Überwindung gekostet haben. Vielleicht schaffte Feldenkrais es dank der Beziehungen zu nichtjüdischen Freundinnen, seine selbstauferlegte Distanz schrittweise zu durchbrechen. Doch wenn er später auch die Berührung anderer Menschen auf der professionellen Ebene perfektionieren sollte und dafür bekannt wurde, auch sonst nicht vor Berührungen zurückzuschrecken, so war es ihm doch nie möglich, die Zurückweisung des Kindes durch den geliebten Lehrer zu vergessen.

Auch das zweite Trauma, das Moshé während seiner Schulzeit in Slawuta erleben musste, hat mit körperlicher Berührung zu tun. Der Vorfall ereignete sich jedoch nicht in der ohnehin feindlichen Umgebung der Schule, sondern ausgerechnet an dem Ort, der ihm doch Schutz vor den Gefahren der Welt bieten sollte – dem Haus der Großeltern.

> *Eines Nachts wachte ich auf und bemerkte, dass* [meine Tante] *zu mir ins Bett gekommen war. Sie begann mich sexuell zu berühren. Und ich war doch noch viel zu klein, ich verstand gar nicht, was sie überhaupt von mir wollte, ich war doch noch viel zu klein.*[9]

Und es blieb nicht bei diesem einen Mal. »Es war bizarr«, erinnerte sich der alte Feldenkrais, »noch jahrelang verabscheute ich diese Frau. Ich glaube, dass sie damals noch Jungfrau war und Angst vor richtigem Geschlechtsverkehr hatte.«[10]

Nach diesen Erlebnissen hatte der zehnjährige Moshé genug. Er wollte fort aus Slawuta, zurück nach Hause zu seinen Eltern. Feldenkrais schreibt in seinen Erinnerungen nicht, ob er dem Vater oder der Mutter vom wiederholten Missbrauch durch die Tante erzählte. Und er schreibt auch nichts Genaues über die langfristigen Folgen, die diese verstörende Erfahrung für ihn hatte. Aber der alte Feldenkrais war sich im Rückblick gleichwohl sicher, dass der sexuelle Missbrauch wie auch der Vorfall in der Schule sein Leben nachhaltig beeinflusst hatten.[11] Auf der unbewussten Ebene wird der Missbrauch durch die Tante auch Feldenkrais' Frauenbild mitgeprägt haben. Der Vater fiel als Rollenmodell für Moshé ohnehin weitgehend aus: Im Leben seiner Familie waren es Frauen, die Entscheidungen trafen. Sie, und nicht die Männer, besaßen die Macht im Haus. Und wenn Sheindel Moshé auch schützte, so schränkte sie gleichzeitig doch seine Freiheit und Selbstbestimmung ein.

Natürlich erkannte Feldenkrais auch in späteren Jahren an, dass Eltern ein notwendiges Übel sind. Doch hinderte ihn das nicht daran festzustellen, dass »wir ohne Eltern absolut glücklich« wären[12]. Und es hängt wahrscheinlich auch mit seiner Missbrauchserfahrung zusammen, dass Feldenkrais seine Studenten später eindringlich davor warnen sollte, bei ihrer Arbeit mit Schülern deren Geschlecht zu berühren. Die Hand auch nur in die Nähe der Geschlechts eines Schülers zu bewegen, so schärfte Moshé seinen Studenten ein, werde von diesem unwillkürlich als unzulässige Einmischung empfunden. Ein Erfolg der Behandlung sei dadurch unmöglich.[13]

Was bleibt, ist Erstaunen: Ausgerechnet ein Mensch, der als Kind durch Berührung seelisch tief verletzt worden war – auch der Vorfall mit dem antisemitischen Lehrer hatte ja eine Berührung zum Anlass –, konnte sich später dazu überwinden, den Akt der Berührung fast täglich in seiner Arbeit einzusetzen. Und es verwundert auch, dass Moshé es zuließ, von Studenten immer wieder ungefragt und fordernd umarmt zu werden.

Nachdem der deutsche Kaiser am 1. August 1914 Russland den Krieg erklärt hatte, änderte sich der Alltag in Baranowicze auf dramatische Weise: Die Stadt wurde zum Sitz des russischen Generalstabs, der Zar besuchte die Stadt, Züge mit kampfbereiten Soldaten fuhren an die Front und kehrten mit Verwundeten zurück.[14] Deren große Anzahl war ein erster Hinweis darauf, dass der Krieg nicht so verlief, wie der Zar es erhofft hatte.

Moshé ging nun wieder auf eine jüdische Schule. Seine hebräischen Sprachkenntnisse waren inzwischen sehr gut. Und wie alle Schüler, die den Cheder besuchten, war er mit der Geographie des Landes Israel bestens vertraut. Die Städte Jerusalem, Tiberias und Hebron schienen ihnen näher zu sein als Minsk oder Moskau.

Mochte die Front auch unaufhaltsam näher rücken, zunächst verlief Moshés Alltag noch in geordneten Bahnen. Sein normaler Tagesablauf, notierte der knapp elfjährige Moshé in seinem Schulheft, sehe so aus:

> *Früh am Morgen stehe ich auf, wasche mich, ziehe mich an und lese meine Hausaufgaben ein zweites Mal durch, damit ich sie gut behalte. Dann trinke ich eine Tasse Tee und gehe zum Cheder. Wenn ich dort ankomme, ist der Lehrer noch nicht da, und ich lese mir meine Hausaufgaben ein drittes Mal durch. Sobald der Lehrer von Weitem gesehen wird, setzen sich alle Knaben auf ihre Stühle rund um den Tisch. Der Lehrer tritt ein und grüßt »Shalom« und alle Knaben antworten ihm »Shalom«. Der Lehrer sitzt auf seinem Stuhl und gibt uns die korrigierten Schulhefte zurück, und wir geben ihm unsere Hefte mit den neuen Hausaufgaben. Der Lehrer gibt einige Hefte zurück, und andere nimmt er mit nach Hause. Während des Unterrichts ist es sehr still im Haus. [...] Wenn ich wieder zu Hause bin, esse ich und lese für eine halbe Stunde in einem Buch. Dann setze ich mich hin, um meine Hausaufgaben zu erledigen. Dies dauert drei oder vier Stunden. Die mündliche Hausaufgabe hebe ich mir für den Abend auf. Um sechs Uhr abends treffen sich alle Knaben, die beim selben Lehrer lernen, bei dem ich lerne, und wir gehen zusammen in den Wald. Wenn wir zwischen den hohen Büschen sind, stehe ich ganz ruhig da, als ob ich träumte, und schaue in den Himmel. Ich träume sehr schöne Träume. Wenn wir aus dem Wald zurückkommen, trinke ich Tee, lese oder unterhalte mich ein bisschen und dann gehe ich schlafen.*[15]

An keiner Stelle in seinen Aufzeichnungen klagt Moshé, dass er zu viel lernen müsse und zu wenig Freizeit habe. Ganz offensichtlich teilte er die Überzeugung der Erwachsenen, dass Lernen das Wichtigste im Leben sei. Moshé war froh, dass er lernen durfte. Und dass er immer wieder Zeit hatte, sich an Dingen zu erfreuen, die die meisten anderen Kinder wohl für selbstverständlich hielten. Moshé liebte Pflanzen und Bäume. Er liebte es, wenn es draußen stürmte oder regnete. Und er liebte es, die Wolken zu betrachten:

> *Ich sitze oft in Stille auf meinem Platz und schaue in die Wolken. In meiner Phantasie sehe ich Menschen, umringt von Skorpionen. Ich sehe auch die Hölle und noch und noch. Auch solche Zeichen, als würden sie mir vom Himmel offenbart – eine brennende Fackel und mehr.*[16]

Vielleicht lag es an den chassidischen Erzählungen des Großvaters, dass Moshé Gottes Gegenwart in der Natur suchte. Vielleicht war es aber nur die für ihn so charakteristische ausgeprägte Phantasie und grenzenlose Entdeckungsfreude. Letztere sollte ihm erhalten bleiben, auch nachdem ihm das Vertrauen in Gott gründlich abhandengekommen war.

In Moshés Schulheft sucht man vergeblich nach ausführlichen Aufzeichnungen über Eltern oder die Brüder Baruch und Yona. Von allen Mitgliedern der Familie, so vertraut er seinem Schulheft an, »ist es meine kleine Schwester, die ich am meisten ins Herz geschlossen habe, ein Mädchen von zweieinhalb Jahren«. Morgens brachten Malka und Sheindel Moshé zur Schule. Und wenn der Junge nach Hause zurückkehrte, kam ihm Malka mit offenen Armen entgegengelaufen.[17] Doch wieder waren die idyllischen Zustände nur von kurzer Dauer. Im Frühling kamen im-

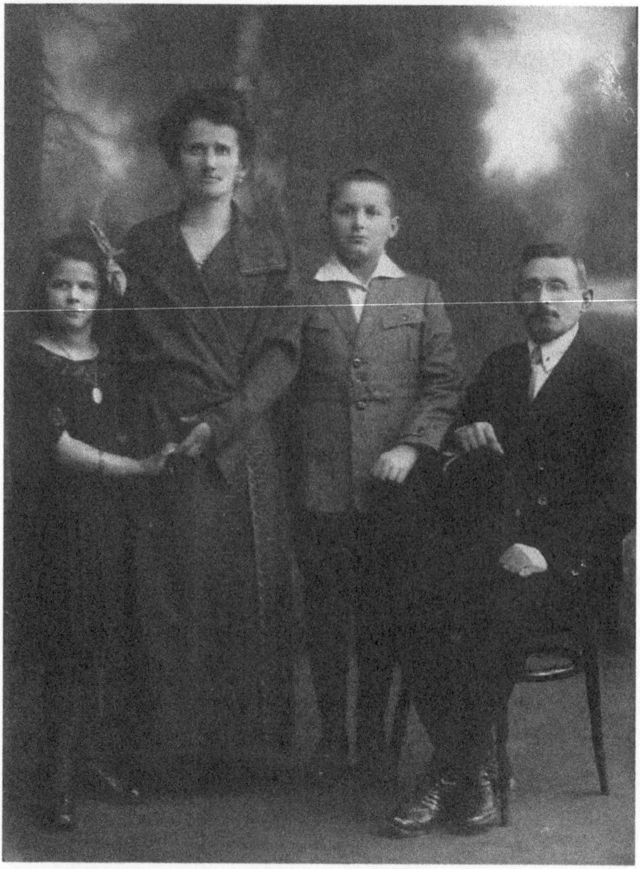

Moshés kleine Schwester Malka,
Sheindel, Baruch und Ariyeh

mer mehr jüdische Flüchtlinge nach Baranowicze. Sie flohen vor der näher rückenden Front und vor den Pogromen, die überall dort ausbrachen, wo die Russen einen Schuldigen für den ungünstig verlaufenden Krieg suchten. Ein von Gewissensnöten geplagter Moshé notierte in sein Heft:

Wenn ich die Bemühungen sehe, die alle Menschen in der Stadt unternehmen, um den Flüchtlingen und ihren Kindern zu helfen, möchte ich auch etwas tun für euch. Aber ich bin noch ein Kind, und was kann ich für euch schon tun? Deshalb nehmt bitte einen warmen Handschlag von einem Freund, von einem wie euch, der auch leidet wie ihr, der bei euch und euren Nöten ist, auch wenn er ohne Sorgen im Haus seines Vaters sitzt und brav zur Schule geht. Ich weiß, dass ihr aufgehört habt zu lernen, seit ihr vertrieben wurdet. Wie müsst ihr eure Schulen vermissen, trauert nicht darüber. Wir sind Geschwister, wir sind alle Kinder Israels.[18]

Sheindel gehörte zu jenen, die tagaus, tagein arbeiteten, um den Flüchtlingen zu helfen. Als die Mutter jedoch eines Tages statt eines Flüchtlingskindes eine obdachlose Frau mit nach Hause brachte, die nach dem Verlust ihres Neugeborenen offensichtlich psychisch gestört war, packte Moshé und seine Geschwister die Angst. Instinktiv begriffen sie, dass es sich bei der Frau nicht einfach um eine der ganz normal »Meschuggenen« handelte. Nachts verriegelten die Kinder die Tür zu ihrem Schlafzimmer. Ariyeh war wütend. Er wollte niemanden im Haus haben, der seine Kinder ängstigte. Doch wie stets setzte sich Sheindel durch. Sie würde die Frau nicht ihrem Schicksal überlassen! Sheindel bat sie, ihr beim Anfertigen von Taschen zu helfen, die sie in der Stadt verkaufen wollte. Und tatsächlich schien die Arbeit therapeutische Wirkung zu haben. Nach einigen Wochen fand Sheindel ein Zimmer für die Frau, die sich zunehmend normal verhielt und schließlich sogar in der Lage war, mit der Herstellung von Taschen ihren eigenen Lebensunterhalt zu verdienen. Wenn Feldenkrais später an die praktische Lebensklugheit seiner Mutter dachte, konnte er sich der Bewunderung für Sheindel nicht entziehen. Doch damals waren die Kinder nur heilfroh, als die furchterregende Erwachsene endlich wieder ihr Zuhause verließ.[19] Und falls bis dahin nicht eindeutig klar gewesen sein sollte, wer im Hause Feldenkrais das Sagen hatte, dann war es das spätestens nach diesem Vorfall.

Im September 1915, zum Laubhüttenfest, sah sich die russische Armee gezwungen, Baranowicze zu evakuieren. Der Generalstab gab den Befehl, dem Feind keine wichtige Infrastruktur zu überlassen. Was folgte, war eine Orgie der Zerstörungswut, Vertreibungen und Plünderungen. Bahngleise wurden herausgerissen, selbst eine große Wodkabrennerei und das Bahnhofsgebäude, die alte Alexander-Station, wurden von den Kosaken in Brand gesteckt. Die hungernden Flüchtlinge holten sich von den Feldern, was sie an Essbarem fanden. Alles, was aus Holz und nicht festgenagelt war, wurde als Brennmaterial verwendet. Wer die Möglichkeit hatte, floh aus der Stadt ins Innere des Russischen Reiches. Den Befehl, dass alle Bewohner über sechzehn der abrückenden Armee folgen sollten, konnten die Baranowiczer nur durch Bestechung der befehlshabenden Offiziere außer Kraft setzen.[20] Wer nicht fliehen konnte oder wollte, wie Moshés Familie, wartete. Auf die Eroberer.

Sie kamen am 24. September 1915: eine nicht enden wollende Kolonne österreichischer Kavalleristen auf dem Weg zur Front. Die Juden von Baranowicze jubelten, waren sie doch endlich vom Joch des Zaren befreit. Ein vorbeireitender jüdischer österreichischer Offizier dämpfte die Freude seiner Glaubensbrüder: »Freut euch nicht zu früh!«, rief er ihnen zu. »Der Messias ist noch nicht gekommen!«[21]

Die Österreicher waren milde Besatzer. Es gab zwar Diebstähle im Schutze der Nacht, doch die Geschäfte blieben geöffnet, Beschlagnahmungen auf Befehl der Armee fanden nicht statt, und zahlreiche Soldaten pflegten freundschaftliche Beziehungen zu jüdischen Familien. Doch als die Russen die Stadt bombardierten, zogen die Österreicher ab und die Deutschen marschierten ein.[22] Sie kamen nicht als Befreier vom Joch des Zaren, sondern als räuberische Eroberer. Beim Einmarsch der Deutschen, so berichtet einer ihrer Offiziere, waren

> *die Straßen öde, die Häuser geschlossen, die Fenster verhängt. Wohl traf man einen Teil der Bewohner auf der Straße an. Aber sie ließen unschwer erkennen, dass sie von Unruhe ob der ihnen bevorstehenden Ereignisse erfüllt waren. Keine der von ihnen gesetzten Befürchtungen hat sich bewahrheitet.*[23]

Letzteres dürften die Bewohner von Baranowicze anders gesehen haben: Jeden Tag wurden Bürger aus ihren Häusern gezerrt und zur Zwangsarbeit verpflichtet. Sofort nach ihrem Einmarsch führten die Eroberer Beschlagnahmungen von Lebensmitteln durch. Den Baranowiczer Bürgern drohte der Hungertod.

Moshé legte mit dem Kinderwagen Malkas täglich an die dreißig Kilometer zurück, wenn er durch die Felder stolperte, um nach Kartoffeln zu graben. Meist waren sie gefroren. Moshé schlich auch zu den Armeepferden und stahl ihren Hafer.[24] So wurde er zum Ernährer der Familie.

Die Deutschen genehmigten die Wahl eines Stadtrats, in den auch Sheindel gewählt wurde. Tatkräftig fuhr sie fort, den Flüchtlingen zu helfen, während ihre eigenen Kinder zu Hause auf sie warteten.

Eines Tages nagelten die Deutschen eine Warnung an das Haus der Familie Feldenkrais: Die Familie sei an Typhus erkrankt, der Zutritt somit strengstens verboten. Der Vater, Malka, Baruch, Yona und Moshé durften das Gebäude nicht verlassen. Natürlich schlich sich die von der Krankheit verschont gebliebene Sheindel trotz des Verbotes abends ins Haus, um Ariyeh und den Kindern Lebensmittel zu bringen. »Mein Vater«, erinnerte sich Feldenkrais, »fuhr fort, über sein verlorenes Vermögen zu jammern. Es war Mutter, die unsere Mägen füllte.«[25]

Als Moshé wieder gesund war, suchte er sich Arbeit in der wiedererrichteten Wodkabrennerei, um einen russischen Privatlehrer bezahlen zu können, da die Schulen der Stadt geschlossen waren. Auch wenn es nicht genug zu essen gab, konnte Moshé zumindest seinen Lesehunger stillen. »Ich las eine Menge von Auguste Forel«, erzählte er später seinen Studenten, »diesem Schweizer, der über Sex schrieb. Da war ich zwölf Jahre alt. Gut, das war natürlich verrückt.«[26] Und rätselhaft, lag Forels Hauptwerk *Die Geschlechts-Frage* doch erst 1920 in jiddischer Sprache vor. In welcher Sprache Moshé das Buch auch gelesen haben mochte, die eher harmlosen Illustrationen dürften für ihn eine Enttäuschung gewesen sein. Dem neugierigen Jungen gelang es aber, sich aussagekräftige Fotos anderweitig zu besorgen.[27]

Wahrscheinlich lernte Moshé spätestens um sein zwölftes Lebensjahr auch Sir Arthur Conan Doyles Sherlock-Holmes-Geschichten kennen, in hebräischer oder jiddischer Sprache. Holmes sollte Feldenkrais' großes Vorbild werden, als er mit detektivischem Spürsinn daran ging, seine Methode zu entwickeln.[28] Und Moshé las natürlich *Ha-Zfirah*, die in Russland und Polen populärste Zeitung der Zionisten.[29]

Während der deutschen Besatzung begann Moshé »schlecht vom Vater zu denken«, da dieser seiner Überzeugung nach nicht genug tat, um die Mutter zu unterstützen. »Er kam aus einer Rabbinerfamilie. Er war gebildet, aber eben nicht stark genug für das Leben«, versuchte Feldenkrais rückwirkend das Verhalten des Vaters zu erklären. »Er hatte zwar einiges dazugelernt, aber verglichen mit dem, was seine Frau alles schaffte, war das nicht allzu viel. Niemals konnte er sich auch nur mit ihr vergleichen.«[30]

Sheindel unterhielt sehr gute Beziehungen zu einer christlich-russischen Nachbarsfamilie, die ein Haus auf der anderen Straßenseite bewohnte. Eines Tages wurde Moshé Zeuge, wie der Nachbar mit Hilfe zwei weiterer Männer ein Schwein schlachtete. Die drei Russen drückten das Schwein zu Boden, dann schnitten sie ihm die Kehle auf, um das Blut aufzufangen, aus dem sie schwarzen Pudding machen wollten. Das sterbende Schwein stieß ein mitleiderregendes Geräusch hervor. Moshé schaute zunächst gebannt zu, doch in der nächsten Sekunde stellte er sich vor, selbst in der Situation des Schweins zu sein. Und schon übermannte ihn das Schuldgefühl: »Ich warf mir vor, ein geborener Feigling zu sein. Ich hätte das kleine Schwein aus ihren Händen erretten müssen!« Der Junge schwor sich, eines Tages so groß und stark zu werden, dass er in der Lage sein würde, es mit jeglichen Schurken aufzunehmen. Er wusste zwar noch nicht, auf welche Weise ihm das gelingen sollte, doch er war überzeugt, dass »dem Schwachen niemals Gerechtigkeit widerfahren wird«.[31]

Im Rückblick glaubte Feldenkrais, dass ihn das Erlebnis mit dem Schwein – auch wenn es sicher nur unbewusst eine Rolle spielte – in späteren Jahren zum Schüler von Jigoro Kano, dem Erfinder des Judo, hatte werden lassen.

Auch wenn diese Analyse nicht zutreffen sollte: Wieder einmal wurde deutlich, dass sich Moshé mit den Hilfsbedürftigen, seien es Menschen oder Tiere, identifizierte. Er besaß einen stark ausgeprägten Gerechtigkeitssinn und ahnte bereits, dass der Güte oft ein Eigeninteresse innewohnt: Wenn er König wäre, so träumte Moshé, »würde ich meinen Untertanen viel nachsehen, damit sie mich liebten und respektierten«. Er würde die Menschen aller Völker, die er erobert habe, den Menschen seines Reiches gleichstellen. Schulen würde er bauen. Und im Falle des Kriegs würde die »starke Liebe zu ihrem guten König« dafür sorgen, dass die Bewohner seines Reiches »ihre ganze Unterstützung einbrächten«. Selbstverständlich, so phantasierte der Elfjährige, würde der Sieg ohne Blutvergießen errungen werden.

Allerdings erkannte Moshé auch, dass dieser Wunsch »jetzt und für die nächste Zeit« wohl ein Traum bleiben würde.[32] In Baranowicze war dies nicht zu übersehen: Die Deutschen waren offenbar der Überzeugung, dass jeder Jude einen geheimen Goldschatz besäße. Innerhalb von vierzehn Tagen sollte das vermeintlich versteckte Gold an sie übergeben werden. Darüber hinaus befahlen sie die Vertreibung eines Großteils der Einwohner. Beide Maßnahmen sollten – so sah es der infame Plan vor – von der Baranowiczer Polizei selbst durchgeführt werden. Zwar konnte eine Abordnung der Bewohner die Besatzer davon überzeugen, dass es ihnen unmöglich sei, so viel Gold aufzutreiben, doch die Vertreibungen ließen sich nicht vollständig verhindern. Die Hälfte der Bevölkerung wurde fortgejagt. Erst im März 1918, nach der Unterzeichnung des Friedensvertrags mit Russland, ließ der Druck der Deutschen auf die Baranowiczer notgedrungen etwas nach. Denn nun gingen die Deutschen erst einmal auf Raubzug im Inneren Russlands. Ihre Beute schickten sie von Baranowicze aus mit dem Zug nach Deutschland.[33]

Doch mitten im Elend der Baranowiczer Juden gab es plötzlich einen Lichtstrahl: Wie sie mit einiger Verspätung erfuhren, hatte sich die britische Regierung im November 1917 verpflichtet, die Errichtung einer »nationalen Heimstätte« der Juden in Palästina zu fördern. Im Einklang mit ihrem bisherigen antisemitischen Verhalten verboten die Deutschen den Juden in Baranowicze zwar, dieses Ereignis zu feiern[34], doch änderte dies nichts an der Einzigartigkeit der Balfour-Deklaration. Und da die Briten in dieser historischen Erklärung versicherten, dass sie die Errichtung einer jüdischen nationalen Heimstätte unterstützen wollten, zweifelten die Baranowiczer Juden nicht daran, dass der jüdische Staat kurz vor der Gründung stand.[35] Schließlich waren die Engländer die größte Weltmacht! Tatsächlich sollten ihre Soldaten bereits im Dezember 1917 in Jerusalem einziehen.

Auch Moshé war von den Nachrichten aus Palästina wie elektrisiert. Und welch ein Glück, dass er im Frühjahr 1917 seine Bar-Mitzva gefeiert hatte. Nun war er endlich erwachsen. Er konnte gleich seinem Vater am Gottesdienst teilnehmen, aus der Thora vorlesen, mit allen Rechten und Pflichten war er nun ein Sohn des Gesetzes. In manchen chassidischen Familien heirateten Männer in seinem Alter bereits. Mit dreizehn war er also wirklich alt genug, sein Leben in die eigenen Hände zu nehmen. So wie das Volk Israel nun im eigenen Land wieder sein Schicksal selbst bestimmen konnte, nach 2000 Jahren Fremdbestimmung wieder erwachsen sein, erwachsen werden konnte. Palästina war ein Land, wo keine Lehrer Wutanfälle bekamen, wenn ein jüdisches Kind sie berührte. Ein Land ohne Angst vor Pogromen. Ein Land, in dem es niemanden interessierte, ob man Jude war oder nicht. Moshés Zukunft lag, davon war er überzeugt, in Eretz Israel. Und was hatte er denn schon in Baranowicze zu erwarten? Wenn die Deutschen einmal abgezogen waren, würden die Polen versuchen, die Stadt zu erobern. Und wenn die Bolschewisten Baranowicze einnehmen würden? Moshé waren Gerüchte über die Revolution zu Ohren gekommen, die ihm gar nicht gefielen.[36] Und wo würde er in diesen ungeordneten, wirren Zeiten zur Schule gehen können? Alle seine Träume von höherer Bildung würden unerfüllt bleiben.[37]

Außerdem hatte Moshé genug von den Erwartungshaltungen seiner Familie. Bei dem Gedanken, ein vorbestimmtes, von anderen für ihn geplantes Leben führen zu müssen, packte ihn die Verzweiflung.

> *Ich wollte nicht mehr meinen Eltern gehorchen müssen, sondern wünschte nach meinen eigenen Regeln zu leben. Ich wollte unabhängig und frei sein. Ich wollte dorthin, wo mich keiner kennt, wo die Sonne scheint, wo ich etwas zu essen habe und wo ich lernen kann, im Meer zu schwimmen. Das hatte ich doch noch nie getan.*[38]

Und dann gab es für Moshé noch einen weiteren wichtigen Grund, nach Palästina zu reisen: seine Gesundheit. Seit Monaten plagten ihn bereits Halsschmerzen. Alle verschriebenen Inhalationen hatten nichts geholfen. Er war überzeugt, dass ihm Sonne und Meeresluft sehr guttun würden. Und davon sollte es ja in Palästina mehr als genug geben![39]

Es fiel Moshé offenbar nicht allzu schwer, die Mutter von der Dringlichkeit der Reise zu überzeugen. Allerdings spielte bei Sheindels Zustimmung zum verwegenen Plan ihres Erstgeborenen sicher auch die Überlegung eine Rolle, dass Moshé weit weg vom revolutionären Russland am sichersten war. Da die Rote Armee ungeachtet aller Versprechungen Lenins unter der Parole »Gegen die Bourgeoisie und die Juden!« zu Pogromen aufrief[40], konnte man von ihr keine Verbesserungen erwarten. Und wenn die traditionell antisemitischen Polen Baranowicze besetzten? Keines der denkbaren Szenarien verhieß Gutes für die Familie Feldenkrais. Der Vater war schon seit Monaten auf der russischen Seite, wo er versucht hatte, Geld zu verdienen, und konnte nicht nach Baranowicze durchkommen. Doch auch wenn er gegen Moshés Fortgehen gewesen wäre, er hätte sich ohnehin nach der Entscheidung seiner Frau richten müssen. Vielleicht ahnte Sheindel auch, dass der Sohn schon allein deswegen fortmusste, weil er ihr zu ähnlich war: »Ich wusste, wenn er sich einmal etwas in den Kopf gesetzt hatte, war es unmöglich, ihn davon abzuhalten.«[41] Und so traf Moshé mit dem Segen der Mutter Ende 1918 Vorbereitungen für die lange Reise in die fremde Heimat.

4 | Moshés Weg ins Freie

Bevor sich Moshé auf die Reise nach Palästina machen konnte, überschlugen sich die Ereignisse. Am 4. Januar 1919 verließen die Deutschen Baranowicze. Ehe jedoch die polnischen Soldaten die Stadt einnehmen konnten, fiel sie bereits tags darauf in die Hände der Roten Armee. Die befürchteten antisemitischen Pogrome blieben jedoch aus, und sei es auch nur deswegen, weil die Bolschewisten inzwischen unnachgiebig gegen militärische Einheiten vorgingen, die sich an Pogromen beteiligten. So gestalteten sich die Verhältnisse im »roten« Baranowicze zwar unüberschaubar und chaotisch, doch nicht lebensbedrohlich. Wahrscheinlich verließ Moshé seine Heimatstadt im März 1919, bevor sie für kurze Zeit von den Polen eingenommen wurde. Erwartungsgemäß starteten die neuen Eroberer sofort ein blutiges Pogrom, bevor sie vorübergehend wieder von den Sowjets vertrieben wurden.[1]

Bis zum Ende seines Lebens wurde Feldenkrais nie müde zu betonen, was für eine außergewöhnliche Frau seine Mutter gewesen sei – ob er nun ihr soziales Engagement, ihren Sinn für die praktischen Dinge des Lebens oder ihre späte Karriere als Malerin lobte. Die eindrucksvollste Tat ihres Lebens war aber vielleicht, dass sie ihren Erstgeborenen auf die gefährliche Reise ins Ungewisse ziehen ließ. Es war ja keineswegs sicher, dass der Junge auch nur die Reise durch Polen überleben würde. Zwar war er für sein Alter ungewöhnlich kräftig, doch konnten seine Muskeln nicht den Mangel an Selbsterfahrung und Menschenkenntnis wettmachen. Dazu kam, dass er noch nicht einmal die finanziellen Mittel besaß, um die Reise in den Orient bezahlen zu können. Was blieb Sheindel anderes übrig, als zu hoffen? Und darauf zu vertrauen, dass ihr Instinkt sie nicht trog, dass ihr Sohn es wirklich schaffen würde, nach Palästina zu gelangen und sich dort eine Zukunft aufzubauen?

Das erste Etappenziel auf der Reise dorthin war das polnische Białystok. Doch um dorthin zu kommen, musste man von Baranowicze aus ein riesiges Sumpfgebiet durchqueren. Alle anderen Wege wären aufgrund der unsicheren militärischen Situation noch gefährlicher gewesen. Da die Reise durch die Sümpfe nur nachts möglich war, musste man sich einem erfahrenen Schmuggler anvertrauen, der das Terrain regelmäßig mit seinem Pferdewagen durchquerte.

Und so trafen sich eines Abends[2] nach Einbruch der Dunkelheit Moshé sowie zwei ältere Jungen und zwei Mädchen in einer Scheune am Rande der Stadt. Dort würde der Schmuggler seine Passagiere abholen. Das Heu in der Scheune war halb gefroren. Moshé baute sich eine Kuhle, rollte sich darin zusammen und fiel in einen unruhigen Schlaf. Es war schon Nacht, als er vom Gekicher junger weiblicher Stimmen geweckt wurde. Die jungen Männer hatten offensichtlich beschlossen, sich die Wartezeit auf sinnvolle Art und Weise mit den beiden Mädchen zu vertreiben. »Sie luden mich ein, bei ihrer Orgie mitzumachen«, erinnerte sich Feldenkrais. »Allerdings begriff ich sofort, dass sie nicht wirklich daran glaubten, dass ein Junge in meinem Alter diese Einladung annehmen würde.«[3] Also lehnte Moshé dankend ab.

Dann tauchte plötzlich Sheindel auf, um dem Sohn Lebewohl zu sagen. Die Mutter hatte sich bei Nachbarn ein wenig

Geld leihen müssen, denn das für den Sohn extra angesparte Reisegeld hatte sie in ihrer Aufregung nicht finden können. Moshé erzählte ihr, was in der Scheune geschehen war und dass er die Einladung der jungen Leute nicht angenommen habe.

> *Sie sagte, dass ich richtig gehandelt hätte. Ich aber dachte bei mir: ›Das sagt sie doch nur, weil sie eine Frau ist. Sie merkt ja gar nicht, dass ich frustriert bin, weil ich abgelehnt habe.‹ Wie gerne wäre ich alt genug gewesen, um mitzumachen.*[4]

Mutter und Sohn sagten einander Lebewohl. Dann legte sich Moshé wieder zum Schlafen ins Heu. Als er erwachte, waren die Mädchen fort. Der Schmuggler kam, und Moshé bestieg zusammen mit den beiden jungen Männern den Pferdekarren. Noch Jahrzehnte später erinnerte sich Feldenkrais an die angespannte Erwartung, an die Mischung aus Abenteuerlust und begründeter Furcht. Würden sie in den Sümpfen polnischen oder russischen Soldaten oder Räubern begegnen? Die Fahrt war ja auch so schon lebensgefährlich genug. Ein falscher Schritt, und man versank auf Nimmerwiedersehen im Sumpf. Immer wieder mussten die Reisenden absteigen und den Karren schieben, weil der Untergrund nicht fest genug war. Stunden vergingen. Erst als der Morgen dämmerte, erreichte die Reisegesellschaft die polnische Seite des Sumpfgebietes. Im fahlen Licht warf Moshé einen Blick zurück. Nun erst wurde ihm bewusst, was für ein Glück sie gehabt hatten, eine solch gefährliche Fahrt zu überleben. In dem kleinen Ort Slonim war die Fahrt zu Ende, und Moshé erfreute sich am warmen Zwiebelkuchen, der Spezialität des örtlichen Bäckers. Und er traf zwei Jugendliche, die sich ebenfalls entschlossen hatten, nach Eretz Israel zu reisen. Natürlich würde man jetzt zusammenbleiben. Und da die beiden neuen Gefährten keinen Mangel an Geld zu haben schienen, hatte Moshé eine Sorge weniger: Verhungern würde er zumindest nicht.[5] Als die drei nach Białystok kamen, verbreitete sich unter den Juden der Stadt wie ein Lauffeuer die Nachricht von dem vierzehnjährigen Knaben, der seine Familie verlassen hatte, um ins Heilige Land zu ziehen. »Die [Erwachsenen] dachten, dass ich verrückt sei. Doch die jungen Juden ließen mich wie einen Helden hochleben!«[6] Heldenmut und Abenteuerlust wirken offenbar ansteckend: Spontan entschlossen sich ein Dutzend junger Juden dazu, zusammen mit Moshé nach Zion zu reisen. Wenn sich ein jüdisches Kind ohne Eltern auf den Weg in die Heimat machte, wie konnten sie dann zurückbleiben?

Mit dem Zug fuhren die jungen Leute nach Warschau. Auch dort erregte die Gruppe um Moshé Aufsehen, und so schlossen sich den Abenteurern weitere Jugendliche an. Sie fanden einen natürlichen Anführer, einen Erwachsenen, der Moshé enorm beeindruckte. Er war groß, elegant gekleidet, glatt rasiert. Genau so, erinnerte sich Feldenkrais später, habe er sich immer Sherlock Holmes vorgestellt. Dieser jüdische Holmes sprach nicht nur Hebräisch und Jiddisch, er beherrschte auch andere europäische Sprachen fließend. Er hieß Dawidowitsch und besaß ein diplomatisches Geschick, das die jungen Leute verblüffte. Da sie nicht von jedem europäischen Land, das auf direkter Strecke nach Eretz Israel lag, Visa bekommen konnten, mussten sie ihre Route daran orientieren, welcher Staat überhaupt gewillt war, ihnen die Durchreise zu erlauben. Dawidowitsch ging zu den jeweiligen Konsulaten und Botschaften und schaffte es stets, die nötigen Reisepapiere für die jungen Leute zu erhalten. Von Warschau reisten sie nach Krakau – wo sich ihnen wieder neue junge Leute anschlossen – und von dort nach Bratislava.

Die slowakische Hauptstadt war die erste westliche Metropole, die Moshé in seinem Leben sah. Vor allem was die Juden der Stadt betraf, kam er aus dem Staunen nicht mehr heraus: Die jüdischen Männer waren alle glatt rasiert! Selbst die Religiösen unter ihnen trugen keine Bärte! So etwas hatte der Junge aus Baranowicze noch nie gesehen. Aber die größte Überraschung war für ihn, dass sogar der Polizeikommandant der Hauptstadt Jude war. In Bratislava stand die Welt ganz offensichtlich Kopf.

Der gründlich verwirrte Moshé und seine rund zweihundert Freunde – inzwischen hatten sich ihnen sogar einige Mädchen angeschlossen – bekamen die Räume einer Schule zur Verfügung gestellt, wo sie für die Dauer ihres Aufenthaltes schlafen durften. Ganz in der Nähe entdeckte Moshé den Markt der Stadt. Ein betörender Geruch stieg dem Sohn Ariyehs sofort in die Nase – der Duft von auf Holzkohle gebratenem Speck![7] Was war zu tun?

> *Nun, ich hatte doch entschieden, dass ich ein freier Mann sein wollte! Der unabhängig ist, mit den Traditionen bricht. Ich wollte doch nur so leben, wie ich es wollte, ohne Beschränkungen. Nichts mehr mit koscherem Essen und all diesen Sachen! Gleichwohl meldete sich mein Gewissen. Und obwohl mich keiner dort kannte, schaute ich mich erst einmal vorsichtig um. Es sollte niemand sehen, wie ich den Speck kaufte.*[8]

Der Duft des Specks. Der Geschmack. Mehr als siebzig Jahre nach seiner Revolte gegen die jüdischen Speisegesetze konnte Feldenkrais darüber noch ins Schwärmen geraten. Nie wieder in seinem Leben sollte er Speck essen, der dem auf dem Markt in Bratislava auch nur annähernd gleichen würde.

Während Moshé den Speck verzehrte, sagte er sich, dass Juden, die auf so eine Delikatesse verzichteten, doch wirklich Idioten seien. Voller Stolz darauf, dass er es kraft seines Willens geschafft hatte, sich von den Fesseln der jüdischen Speisevorschriften zu befreien, lenkte er seine Schritte wieder Richtung Schule. Und dann, ganz plötzlich, war es Moshés Magen, der gegen die heroische Willensentscheidung revoltierte. Ohne Vorwarnung erbrach der Junge die verbotene Köstlichkeit auf das Straßenpflaster. Er war grün im Gesicht, und ihm war sterbenselend. Warum hatte er den wunderbaren Speck nur erbrochen? Würde er es denn nie schaffen, sich von den altertümlichen Traditionen zu befreien?

Moshé entschied sich, zurück zum Markt zu gehen und noch eine Portion Speck zu kaufen. Und wenn es notwendig war, dann würde er das so oft tun, bis er den Speck nicht mehr erbrechen musste. Gesagt, getan. Und dieses Mal blieb der Speck im Magen. Er, Moshé, hatte sich über Tradition und Vorurteile hinweggesetzt. Sogar über die deutlichen Vorbehalte seines Magens! Er war der freien Selbstbestimmung wieder einen gewaltigen Schritt näher gekommen.[9]

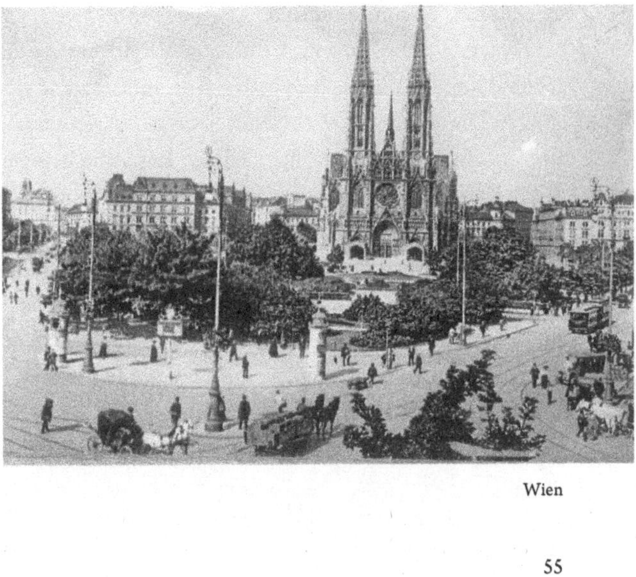

Wien

Die nächste Station der Reisenden war Wien. Für Moshé war die Hauptstadt des einstigen Großreiches der bisherige Höhepunkt der Reise. Er fand die Stadt einfach wunderbar. Und auch dort halfen die Juden den jungen Auswanderern.

Im Prater stellte man ihnen einen ungewöhnlichen Ort zur Verfügung, wo sie schlafen durften, das »Café zum schwarzen Bären«. In der jüdischen Gemeinde wurde sogleich Geld und Schmuck für sie gesammelt. Damit nicht genug, luden viele jüdische Familien Moshé zu sich nach Hause zum Essen ein. Zuerst lehnte er ab. Mitleid und Almosen wollte er nicht! Außerdem war er nicht nur stolz, sondern auch schüchtern. Doch seine Freunde drängten ihn, die Einladungen anzunehmen: Das habe doch schließlich nichts mit Mitleid zu tun! Ein jüdisches Kind, auf dem Weg nach Eretz Israel, ohne Eltern – darin lag doch ein gewisser Propagandawert! Auch wenn das sonnige Palästina lockte, konnten sich Moshé und seine Freunde kaum von der Donaumetropole trennen. Sie sahen sich Schloss Schönbrunn an, besuchten Konzerte unter freiem Himmel, sie sangen und tanzten und genossen jede Sekunde.[10]

Nachdem Dawidowitsch die nötigen Reisepapiere für die vorletzte Etappe besorgt hatte, bestiegen die mittlerweile vierhundert jungen Leute den Zug nach Triest. Dort, so waren sie sicher, würden sie ein Schiff finden, das sie nach Palästina bringen würde. Doch sie wurden enttäuscht: Von Triest aus, das noch immer unter den Folgen des Kriegs litt, fuhr in absehbarer Zeit kein Schiff nach Zion. Vielleicht, so hofften die Reisenden, würden sie in der von Jugoslawien und Italien beanspruchten Stadt Rijeka/Fiume mehr Glück haben? Und tatsächlich schaffte es Dawidowitsch, dort ein Frachtschiff zu finden, dessen Kapitän bereit war, zumindest einen kleinen Teil der jungen Leute nach Palästina zu bringen.

Bis zum Auslaufen der *Bukowina* blieben noch ein paar Wochen.[11]

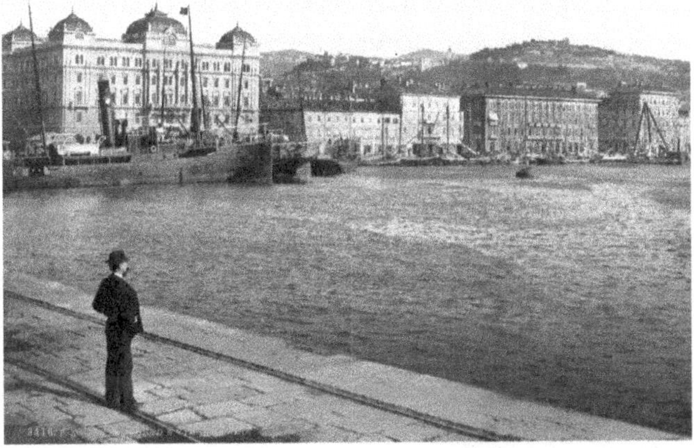

Der Hafen von Fiume

Ein besonders romantischer Ort in Fiume schien Moshé und seinen Freunden der Friedhof der Stadt zu sein. Vor allem nach Einbruch der Dunkelheit hielten sie sich dort gerne auf. Eines Nachts saß Moshé etwas entfernt von den Freunden allein auf einer Bank, träumte vor sich hin und bestaunte das Mondlicht. Da näherte sich ihm ein Erwachsener, ein arabischer Mann mittleren Alters. Zum Erstaunen des Jungen hatte der Fremde seine Hose geöffnet, sodass sein erigiertes Glied zu sehen war. Der Mann hielt Moshé eine geöffnete Geldbörse hin, aus der ägyptische Geldscheine quollen. »Nimm, so viel du willst«, sagte der Mann, »aber berühre mich.« Moshé verstand nicht, was das sollte: »Ich hatte zwar schon von Homosexualität gehört, doch darüber zu lesen und dann einem echten Homosexuellen zu begegnen – das ist etwas ganz anderes!« Moshé hätte den mutmaßlich pädophilen Mann ohne Mühe niederschlagen und ihm das Geld rauben können. Doch er blickte den Araber nur an und riet ihm, sich zum Teufel zu scheren. Dann ging er zu seinen Freunden zurück.

Moshé erzählte niemandem, was vorgefallen war.[12] Überhaupt, wer sollte daraus schlau werden? Ein Mann ist entsetzt, wenn Moshé ihn berührt, ein anderer will ihn sogar für eine Berührung bezahlen. Eine Frau berührt ihn gegen seinen Willen, und junge Leute, die er noch nicht einmal kennt, laden ihn ein, einander zu berühren. Berührungen schienen ein bizarres Leitmotiv in seinem jungen Leben zu sein.

Der Araber gehörte zu den Passagieren der *Bukowina.* Aus Angst, dass Moshé seinen Freunden etwas erzählt haben könnte, versteckte er sich während der Überfahrt unter Deck. Sicher, so vermutete Feldenkrais später, befürchtete der Mann, dass die jungen Juden ihn wegen seines Verhaltens auf hoher See über Bord werfen würden.[13]

Die *Bukowina* hatte Zement geladen und fuhr über Triest, Bari und Brindisi nach Yaffo. Der Anblick der italienischen Häfen, in denen der Frachter anlegte, bezauberte Moshé. Und als er erfuhr, dass viele Italiener nach Amerika auswanderten, verstand er die Welt nicht mehr: »Schwer zu glauben, dass man so ein wunderschönes Land verlassen möchte!«[14]

Die jungen Leute schliefen auf den nackten Planken an Deck. Das war zwar nicht bequem, aber die Nächte waren so warm, wie es der Junge aus Baranowicze noch nie erlebt hatte. Zu ihrem Erstaunen erfuhren Moshé und seine Freunde, dass erst kürzlich ein russisches Schiff mit jüdischen Einwanderern Yaffo erreicht hatte. Und dabei war Moshé überzeugt gewesen, dass er und seine Gruppe die ersten Juden waren, die nach der Balfour-Deklaration ins Land reisten![15]

Sicher waren die jungen Leute aufgeregt, als sie sich schließlich am 3. Dezember 1919 der Küste des Heiligen Landes näherten.[16] Eretz Israel war ja nicht nur die historische Heimat des jüdischen Volkes, es war das Land, in dem sie ein völlig neues

Leben beginnen würden. Feldenkrais hat nie erzählt, was er in jenem Augenblick empfand, als die Küste Palästinas am Horizont auftauchte. Aber er erinnerte sich noch Jahrzehnte später an den Gesichtsausdruck des Arabers beim Verlassen des Schiffes. Der Mann begriff endlich, »dass ich ihn nicht verraten hatte. Und er blickte mich mit einer Dankbarkeit an, wie ich es noch nie erlebt hatte. Wie ein Hund.«[17]

Moshé hatte das Schicksal des Fremden in seinen Händen gehalten und seine Macht nicht missbraucht. Sheindel wäre sicher stolz auf ihren Sohn gewesen.

5 | Junge Menschen, altes Land

Im Dezember kann die See vor Yaffo sehr wild und gefährlich sein. Da es großen Schiffen unmöglich war, direkt im Hafen von Yaffo anzulegen, musste die *Bukowina* draußen auf dem Meer Anker werfen.

> *Die See war rau. Zwischen Küste und Schiff gibt es riesige Felsen, und wir begannen uns zu fragen, wie es möglich sein würde, die Leute an Land zu bringen. Und dann kamen Ruderboote, von denen jedes ungefähr zwanzig Mann aufnehmen konnte. Eine riesige Welle trug die Boote auf die Höhe des oberen Decks, dann wurden sie wieder in die Tiefe geschleudert. Und jedes Mal, wenn die Boote wieder oben waren, griffen sich die Matrosen die nächsten Passagiere, gerade so, als seien es Gepäckstücke, und schon kam das nächste Boot.*[1]

Die voll besetzten Ruderboote tanzten auf den hohen Wellen. Als sich Moshés Boot den Felsen näherte, schlossen einige Passagiere vor Angst die Augen, überzeugt, dass es in der nächsten Sekunde zerschellen würde. Doch die Matrosen steuerten die Boote geschickt zwischen Felsen und Klippen hindurch.

Nachdem die Reisenden an Land getaumelt waren, ruderten die Matrosen wieder hinaus zum Schiff. Irgendwann wurde auch das Gepäck an Land gebracht. Nachdem Moshé und seine

Freunde ihre Habseligkeiten in dem Berg von Koffern und Kisten wiedergefunden hatten, erschien die britische Polizei und bat die Passagiere, sich in einen Schuppen zu begeben, wo ihnen Aspirin verabreicht wurde. Moshé mutmaßte, dass dies bestimmt gegen die Malaria sein müsse, die in Palästina bekanntlich weit verbreitet war und schon einigen Pionieren das Leben gekostet hatte.

Als sie aus dem Gebäude traten, sahen sich die jungen Leute einer großen Menschenmenge gegenüber. Tausende Tel Aviver Juden, so erinnerte sich Feldenkrais, waren gekommen, um die »Olim Chadashim«, die Neueinwanderer, zu begrüßen.[2] Wenn man bedenkt, dass Tel Aviv Ende 1919 weniger als zweitausend Einwohner hatte, war das ein recht ansehnliches Begrüßungskomitee. Jeder der Neueinwanderer wurde sofort von einer ortsansässigen Familie adoptiert. Und dann machten sich die Tel Aviver mit den Neuankömmlingen auf den Weg in ihre Stadt. Nachdem sie die historischen Gassen von Yaffo hinter sich gelassen hatten, ging es durch das arabische Menshieh-Viertel. Direkt dahinter begannen die Sanddünen. Und dann erblickten die jungen Leute zwischen dem braungelben Sandstrand und dem blauen Himmel weiße Steinhäuser mit roten Ziegeldächern, im Schatten hoher Zypressen, Palmen und Orangenbäume. Hätte Moshé nachgezählt, hätte er schnell herausgefunden, dass Tel Aviv bereits aus fast 200 Häusern bestand.

»Tel Aviv« bedeutet »Frühlingshügel« und ist zugleich der Titel der hebräischen Übersetzung von Theodor Herzls utopischem Roman »Altneuland«. Damit ist Tel Aviv wohl die einzige Stadt der Welt, die den Titel eines Romans als Namen trägt. Passenderweise war das Wahrzeichen des kleinen Tel Avivs keine Synagoge oder ein Rathaus, sondern eine Schule: Im Hebräischen Gymnasium Herzliya schlug das Herz der ersten hebräischen Stadt nach zweitausend Jahren Exil.

Und da die meisten Lehrer und Schüler des Gymnasiums aus Europa in den Orient gekommen waren, spiegelte der eklektische Baustil der großen und prachtvollen Schule den Einfluss beider Welten wider.[3] Überhaupt sah Tel Aviv gerade so aus, als wäre die Stadt einem Roman entsprungen, der eine heile, friedliche und sonnenbeschienene Welt beschwört. Und tatsächlich, so erzählten Moshés Gastgeber, denke in Tel Aviv niemand daran, Türen und Fenster zu verschließen. Es werde ja doch nichts gestohlen.[4]

Dabei war Tel Aviv ein Jahr zuvor noch eine Geisterstadt gewesen, nachdem fast alle Einwohner von den Türken vertrieben worden waren. Manche waren nach Tiberias geflohen, andere bis zum Schwarzen Meer. In Tel Aviv waren nur einige junge Leute zurückgeblieben, um die verlassenen Häuser zu bewachen. Nun, nach dem Sieg der Briten, kamen die Vertriebenen allmählich wieder zurück. Wenige Tage nach Moshés Ankunft im Land ankerte die *Ruslan* vor Yaffo und brachte Hunderte Heimkehrer und weitere Neueinwanderer ins Land. Die Ankunft der *Ruslan* sollte später als der Beginn der dritten großen Einwanderungswelle, der dritten »Aliyah«, bezeichnet werden.[5]

Damals regierten die britischen Militärs das Land. 1919, als plötzlich alles möglich erschien und der britische Oberbefehlshaber General Allenby fast als Messias gefeiert wurde, gab es noch keine Einwanderungsbeschränkungen für Palästina. Weder für Juden noch für Araber. Doch wie viele Einwanderer konnte das kleine Tel Aviv schon aufnehmen? Immerhin, Moshé hätte unbegrenzte Zeit bei seiner Gastfamilie wohnen können. Doch er lehnte dieses Angebot ab. »Ich wollte für mich sein. Ich wollte arbeiten und mein eigenes Geld verdienen.«[6] So ließ er sich zusammen mit seinen Kameraden aus Baranowicze in den Dünen zwischen Yaffo und Tel Aviv nieder.

Die jungen Leute wohnten jeweils zu zweit in weißen britischen Militärzelten, der Hitze am Tag genauso ausgesetzt wie den feuchtkalten Nächten. Aus Brettern zimmerten sich die Pioniere Betten. Ihre Küche bestand aus Töpfen und einem »Kumkum«, einem Teekessel. Mehr brauchten sie nicht. Alle jungen Pioniere, die Chalutzim, brannten darauf, mit ihren Händen zu arbeiten.

Wenn der alte Feldenkrais von seinen Anfängen in Palästina erzählte, ergriff ihn für einen Augenblick noch einmal die fiebrige Begeisterung der frühen Jahre: »In uns brannte ein heiliges Feuer! Wir machten das doch nicht des Geldes wegen! Sondern wir wollten das Land mitaufbauen. Das gelobte Land!«[7] Moshés Vorfahren waren Talmudgelehrte und Geschäftsleute gewesen. Sie hatten vom Land Israel nur geträumt. Er aber war jetzt tatsächlich heimgekehrt und wollte ein Teil der neu entstehenden hebräischen Arbeiterklasse sein. Das war das höchste Ideal.

> *Wir waren furchtbar stolz darauf, Arbeiter zu sein. [...] Das war eine Ehre für uns. [...] Diese Arbeit hätten ja auch andere verrichten können, aber wir waren stolz darauf, diese Arbeit selbst zu machen. Gut, es war hart [...], aber wir dachten, dass wir jetzt endlich ein freies, arbeitendes Volk werden! Das Land gehört doch den Arbeitern! Und denjenigen, die das Land bestellen. Niemandem sonst!*[8]

Die ersten Häuser Tel Avivs waren noch von arabischen Arbeitern errichtet worden. Doch jetzt arbeiteten jüdische Männer und Frauen auf den staubigen Baustellen der weißen Stadt. Sie bildeten die erste Arbeiterklasse Tel Avivs. Eine Arbeiterklasse, deren Angehörige fast alle in Zelten und Holzhütten wohnten (noch 1922 lebten ein Viertel der Tel Aviver Arbeiter unter diesen provisorischen Bedingungen)[9]. Diese »neuen Hebräer« sollten das Gesicht und die Atmosphäre des bislang eher verschlafenen und bürgerlichen Tel Avivs in nur wenigen Jahren völlig verän-

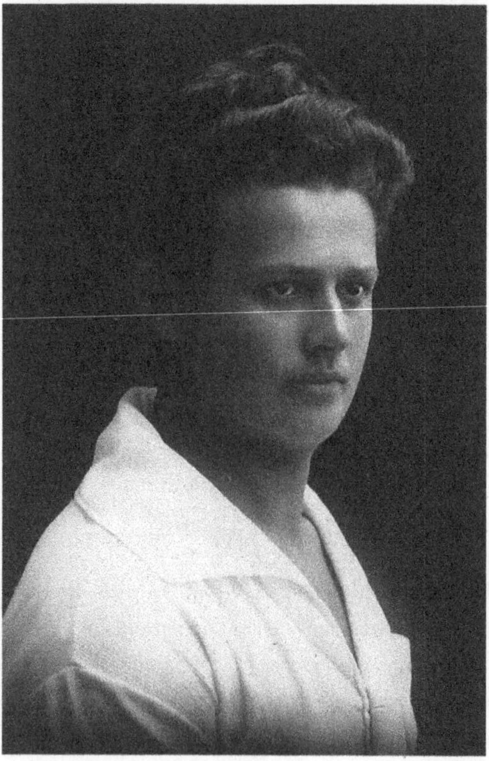

Moshé, fein gemacht für den
Hora-Tanz am nächtlichen Strand

dern. Die Stadt wurde mit ihren Arbeitern größer, lauter und jünger. Die Nächte wurden kürzer. Und die Khakihosen auch.

Schon wenige Tage nach seiner Ankunft fand Moshé Arbeit auf einer Baustelle. »Ich hatte«, so Feldenkrais, »natürlich keine Ahnung von dieser Art der Arbeit. Aber man ermutigte mich dazu, einfach loszulegen und zu lernen.«[10] Und Moshé lernte schnell: Wie man trotz Hitze stundenlang schwere Zementsäcke schleppt, wie man feinen Sand mit Kamelen zur Baustelle transportiert, wie man Decken und Böden einzieht. Und da es für die jungen Idealisten keine Trennung zwischen Arbeit und Freizeit gab, schlief man mitunter auch auf den Baustellen. Tagsüber wurde gearbeitet, und abends wurde am Strand gesungen und getanzt.

Die Idylle war selten von langer Dauer. Denn nur wenige Sandhügel trennten Moshé und seine Freunde von ihren arabischen Nachbarn.[11] 1920 brachen in Jerusalem und im Norden des Landes arabische Unruhen aus. Der britische Hochkommissar Sir Herbert Samuel, ein Jude und Zionist, versuchte, die Lage zu entspannen. Sowohl für die arabischen Angreifer als auch für die jüdischen Verteidiger erließ er eine Amnestie. Doch während Araber danach weiterhin ohne Beschränkung ins Land einwandern durften, bestimmte Samuel eine Quote für den Zuzug von jüdischen Immigranten.[12] Gleichwohl war es nur eine Frage der

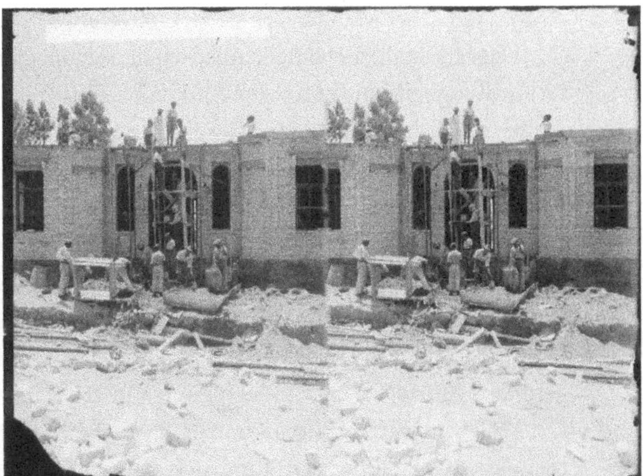

»Wir waren furchtbar stolz darauf, Arbeiter zu sein.«

Zeit, wann es wieder zu arabischen Pogromen kommen würde. Unter dem Eindruck der allgegenwärtigen Gefahr wurde Moshé Mitglied der neugegründeten landesweiten Selbstverteidigungsorganisation Haganah.[13] Auch die anderen Freunde aus Baranowicze schlossen sich der jüdischen Untergrundorganisation an. Ihre Aufgabe bestand nicht nur darin, Tel Aviv im Falle arabischer Überfälle zu verteidigen, die Haganah kümmerte sich auch um die Bestrafung gewöhnlicher Verbrecher. So wurde eines Tages ein jüdisches Mädchen, das fern der Gruppe in den Dünen eingeschlafen war, von einem Araber vergewaltigt. Als das Mädchen den Kämpfern der Haganah davon erzählte, beschlossen die jungen Männer zu handeln. Und als der Vergewaltiger einige Tage später so leichtsinnig war, auf seinem Esel am Strand entlang zum Markt zu reiten, schlugen die Männer der Haganah zu: Sie kastrierten den Mann. Während die jüdischen Militanten darauf geachtet hatten, den wirklich Schuldigen seiner Strafe zuzuführen, nahmen es die Araber weniger genau und ergriffen aus Rache eine Anzahl jüdischer Männer, um sie zu kastrieren.[14]

Ungeachtet dieser blutigen Auseinandersetzungen gab es weiterhin alltägliche und entspannte Kontakte zwischen Juden und Arabern. Moshé kaufte in den Geschäften Yaffos ein und spielte Fußball mit arabischen Freunden. Auch sein Lieblingspartner im Ringkampf war ein Araber. Moshé bewunderte ihn vor allem deswegen, weil der Mann – konträr zu allen arabischen Benimmregeln jener Jahre – seine junge Frau auf dem Esel reiten ließ, während er die für sie bestimmten schweren Lasten trug. Natürlich konnte Moshés Freund dies nur tun, wenn der Weg durch Orangenhaine führte, wo kein anderer Araber in der Nähe war.[15]

Vielleicht waren es Freundschaften wie diese, die verhinderten, dass Moshé unter dem Eindruck arabischer Feindseligkeit von Hass gegen die Nachbarn erfüllt wurde. Nach seiner Überzeugung – und hier stand er nicht allein unter den linken Zionisten seiner Zeit – war es ohnehin die Schuld der Engländer, dass Araber und Juden im blutigen Kampf miteinander lagen. Auch noch in späteren Jahren, wenn er auf das Thema des jüdisch-arabischen Konflikts angesprochen wurde, stieg Wut in ihm auf: Teile und herrsche, das sei die Methode der Briten gewesen! Juden und Araber hätten doch schon in Spanien wunderbar harmonisch zusammengelebt![16] Auch wenn dies eine etwas simple und romantisierende Sicht der Dinge darstellt, so ist es doch eine Tatsache, dass sowohl der von vielen Arabern geachtete syrisch-irakische König Faisal als auch dessen Freund Lawrence von Arabien den Zionisten wohlwollend gegenüberstanden. Wären die Kolonialmächte nicht gewesen, hätte in den Nachwehen des Ersten Weltkriegs vielleicht zwischen Faisal und den Zionisten eine friedliche Lösung des jüdisch-arabischen Konflikts vereinbart werden können.[17] Darüber hinaus verletzten die Briten die ihnen vom Völkerbund aufgelegte Verpflichtung zur

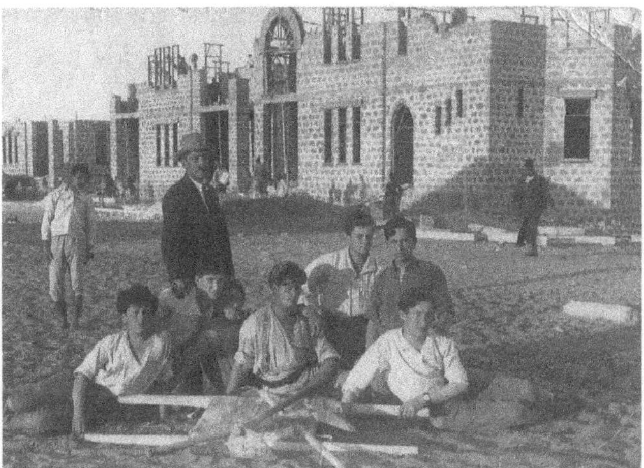

Bildnis des jungen Mannes als Bauarbeiter
(vorne sitzend mit Mütze)

Förderung eines jüdischen Nationalheims grob: Sie beschränkten die jüdische Einwanderung und teilten das ihnen anvertraute Palästina eigenmächtig in zwei Teile, indem sie jenseits des Jordans einen neuen arabischen Staat unter ihrer Kontrolle errichteten: Transjordanien.[18] Ein Akt imperialer Willkür, der Feldenkrais noch Jahrzehnte später entrüstete.[19] Doch bewahrte sich Moshé bei aller Empörung über die britische Kolonialpolitik und bei aller Sympathie für seine arabischen Nachbarn in Yaffo einen klaren Blick, wenn es um das eigene Überleben ging: Wenn jemand ihn oder seine Freunde töten oder verletzen wollte, dann würde er alles tun, um dies zu verhindern.

Moshé und seine Freunde aus der Baranowiczer Gruppe besaßen nicht nur Revolver: Auch wenn sie erschöpft von der Arbeit des Tages waren, hielten sie nachts oft mit dem Gewehr in der Hand Wache.[20] Doch da Juden im Gegensatz zu den Arabern nach geltendem Recht keine Waffen tragen durften, mussten sie lernen, sich auch ohne diese ihres Lebens zu erwehren. Und Moshé war mehr als bereit, seine Körperkräfte und seine Geschicklichkeit unter Beweis zu stellen.

> *Mein Ehrgeiz war grenzenlos. Vor allem in Gegenwart von anderen. Für die Erreichung meines Ziels tat ich alles. Ich war bereit, mir die Knochen zu brechen. Sämtliche Knochen. Hauptsache war, dass ich es schaffte! Ich wollte derjenige sein, der ein Beispiel geben würde! Und dabei dachte ich noch nicht einmal, dass ich mir etwas brechen würde. Wenn ich im Kampf stand, dann war mir das sowieso egal. Diese Einstellung war natürlich idiotisch.*[21]

Die Wurzeln dieses gefährlichen Ehrgeizes, so erklärte es sich Feldenkrais im Rückblick, lagen in seiner Kindheit: Als Jude habe er in einer vom Judenhass geprägten Umgebung gelebt. Sheindel hatte ihn immer davor gewarnt, sich zu wehren. Fortlaufen sei besser, sonst würden die Christen den Sohn eines Tages auf dem Weg zur Schule umbringen. Doch nun, in Palästina, von der Kontrolle der Mutter befreit, wollte Moshé endlich zurückschlagen.[22] Er strotzte vor Kraft, Stolz und Ambition. Das konnte selbst für seine Freunde unangenehme Folgen haben, wie Rubin (Reuven) Kaplan, einer seiner Nachbarn im Zeltdorf, am eigenen Leib erfahren musste:

> *Unsere Zelte waren in Kreisen angeordnet. Und in der Mitte stand ein Fass, in das wir all das warfen, was wir nicht mehr brauchten. Vor allem waren das Schuhe, die durch getrockneten Zement ruiniert worden waren. Einer aus unserer Gruppe, Moshke Feldenkrais [...], war ein stämmiger Bursche, der es liebte, Sport zu treiben. Und im Ringen war ich sein Partner. [...] Eines Tages tollten wir herum und bewarfen uns mit diesen alten Schuhen. Ich konnte gut zielen und traf ihn. Das war unverzeihlich! Mit dem Schuh in der Hand jagte er mich um das Zelt herum. Plötzlich wechselte er die Richtung und stand mir gegenüber. Mit dem harten Schuh schlug er mir auf die Brust. Ich verlor das Bewusstsein.*[23]

Die Freunde liefen los, um einen Arzt zu holen. Bevor dieser eintraf, hatte Moshé bereits die Flucht ergriffen. Der Arzt prüfte sofort, ob Blut aus Rubins Ohren getreten war. Doch der junge Mann hatte Glück gehabt. Moshé hingegen wurde zwei Tage lang nicht mehr am Strand gesehen.[24] Auch wenn er bald erfahren haben dürfte, dass Rubin noch am Leben war, wurde »Moshke« sicher von Gewissensbissen geplagt. Es war höchste Zeit, dass er unter professioneller Anleitung lernte, mit kühlem Kopf zu kämpfen, seine Kräfte einzuschätzen und zu beherrschen.

6 | Überleben, leicht gemacht

Die Mitglieder der illegalen Haganah in Tel Aviv trafen sich abends zum Training im Gymnasium. Man verdunkelte die Fenster von innen und stellte vor dem Gebäude Wachen auf. Zwar kannte der britische Geheimdienst die Namen der meisten Haganah-Kommandeure, doch wollte man auf jeden Fall vermeiden, dass die Briten Mitglieder der Organisation bei Übungen mit verbotenen Waffen ertappten.

Moshé und seine Freunde lernten nicht nur die Handhabung von Revolvern, sie mussten auch in der Lage sein, sie in ihre Einzelteile zu zerlegen und wieder zusammenzubauen.[1] Noch schwieriger war es zu erlernen, sich mit dem schweren Gewehr im Anschlag blitzschnell zu bewegen und jederzeit schussbereit zu sein. Wie lässt man sich mit dem Gewehr in der Hand zu Boden fallen, ohne sich zu verletzen und ohne dass sich dabei ein Schuss löst? Die Schüler lernten hierzu zunächst fünf mögliche Bewegungsabläufe. Und dann wurden sie aufgefordert, diese Abläufe wieder zu vergessen und selbst herauszufinden, welcher Bewegungsablauf für sie persönlich am leichtesten sein könnte.[2] So lernten sie, mit dem schweren Gewehr in der Hand richtig zu fallen – um zu überleben.

Wegweisend und entscheidend war für Feldenkrais der Jiu-Jitsu-Unterricht. Der Lehrer der jungen Kämpfer war ein junger Deutscher aus Berlin, der vom Jiu-Jitsu-Lehrer der dortigen Polizei ausgebildet worden war. Jetzt war Moshé in seinem Element,

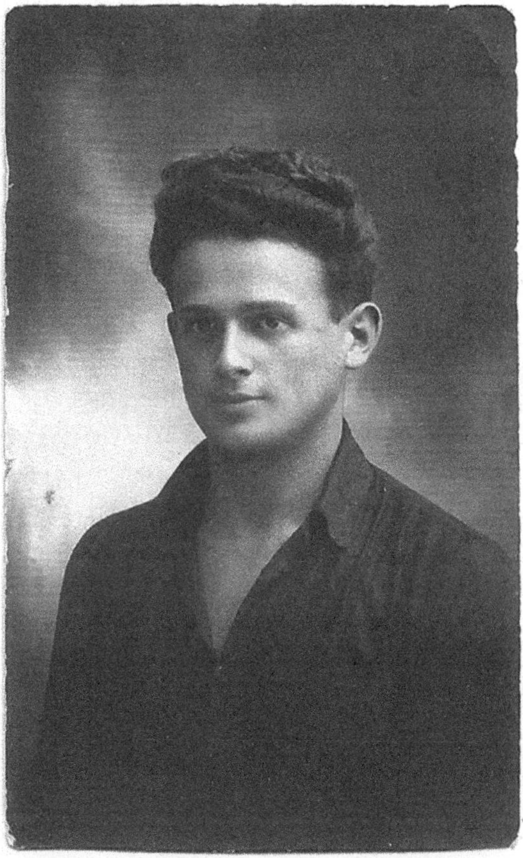

Nachts mit dem Gewehr auf Wache –
der junge Haganah-Kämpfer Moshé

wusste er doch bereits aus den Sherlock-Holmes-Geschichten, dass es eine japanische Kunst der unbewaffneten Selbstverteidigung gab: Mit Hilfe der angeblich japanischen »Bartitsu«-Methode hatte Holmes seinen Feind Moriarty besiegt! Keine Frage also, dass sich Moshé begeistert an das Erlernen der exotischen

Kampfkunst Jiu-Jitsu machte. Bis jetzt hatte er sich in Trainingskämpfen mit Freunden eher vom Instinkt leiten lassen. Doch im Jiu-Jitsu-Unterricht konnte Feldenkrais zum ersten Mal lernen, genau darauf zu achten, auf welche Weise er sich bewegte. Und er lernte, wie er sich im Idealfall wirkungsvoll verteidigen konnte, ohne den Gegner zu töten.

In erster Linie wurde Jiu-Jitsu für Moshé eine Methode der Selbsterziehung und Selbstbeherrschung. Und so mahnte er in seinem 1930 veröffentlichten Selbstverteidigungshandbuch: »Sei selbst mit jenen vorsichtig, die dich hassen. Denn für den Frieden habe ich gearbeitet, nicht für den Krieg.«[3]

Sein Lerneifer beschränkte sich allerdings nicht auf Jiu-Jitsu: Moshé trainierte auch im Tel Aviver Benny-Leonard-Boxclub, wo er unter anderem mit Alexander Penn, einem der bedeutendsten Dichter des Landes, in den Ring stieg.[4]

Schon bald nach Beginn der Jiu-Jitsu-Stunden wurden die Fertigkeiten der jungen Haganah-Kämpfer auf die Probe gestellt. Am 1. Mai 1921 veranstaltete eine Handvoll jüdischer Kommunisten ihren traditionellen Aufmarsch in Tel Aviv, wobei es zu kleineren Zusammenstößen mit den Sozialisten kam. Beseelt von der Mission, ihre arabischen Klassenbrüder für die Idee der Weltrevolution zu gewinnen, marschierte eine kleine Gruppe von Kommunisten nach der Auflösung der Demonstration am Zeltdorf Moshés vorbei über den Strand Richtung Menshieh und der benachbarten »Tin Town«, wo viele ihrer potenziellen arabischen Bundesgenossen wohnten. Wären die Kommunisten christliche Engländer und keine Juden gewesen, wäre es vielleicht zu keinen Unruhen gekommen. Aber die Araber waren durch die fortschreitende jüdische Einwanderung so gereizt, dass viele bereit waren, jedes wilde Gerücht zu glauben, das über Zionisten im Allgemeinen und Bolschewisten im Besonderen im Umlauf war. Und mit Begeisterung intonierte Slogans wie »Lang leben die freien Frauen der kommunistischen Gesellschaft« waren nicht eben geeignet, die Wogen zu glätten.

Als die ersten Juden in Yaffo ermordet wurden, hatte die britische Polizei die Situation bereits nicht mehr unter Kontrolle. Dutzende Juden, unter ihnen der Schriftsteller Yosef Chaim Brenner, wurden von den wütenden Arabern, unter ihnen auch uniformierte Polizisten, abgeschlachtet. In den folgenden Tagen griffen die Unruhen auch auf andere Orte über. Die Briten mussten

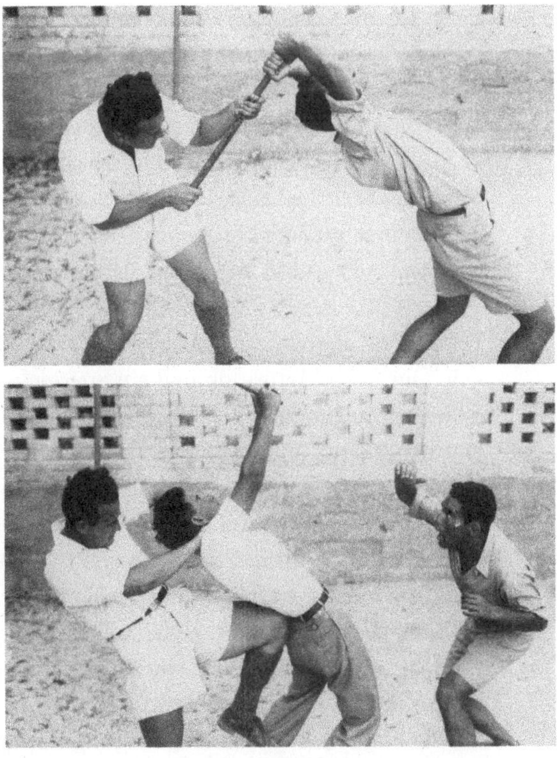

Jiu-Jitsu nach Feldenkrais – Überleben leicht gemacht

sogar Flugzeuge einsetzen, um den arabischen Aufstand zu ersticken.[5]

Die Jiu-Jitsu-Schüler in der Haganah bildeten sich ein, es trotz ihrer geringen Erfahrung gleich mit mehreren wild entschlossenen bewaffneten Gegnern aufnehmen zu können. Ein tödlicher Irrtum. Moshé musste erkennen, dass selbst die drei bis sechs Wochen jährlichen Intensivtrainings nicht dafür ausreichten, ihn und seine Kameraden auf den Ernstfall vorzubereiten. Das herkömmliche Jiu-Jitsu, so schloss Moshé, muss man beinahe tagtäglich trainieren, damit man sich erfolgreich verteidigen konnte. Denn auch wenn man während eines Kurses noch so beeindruckende Tricks beherrschte, so verschwand diese Fähigkeit doch wieder während der monatelangen Trainingspause. »Wenn du dann aber«, so Moshé, »plötzlich mit einem Messer angegriffen wirst, dann musst du entscheiden, was zu tun ist. Und bis du das entschieden hast, bist du tot.« Im spielerischen Training, so mahnte er, überlebe man seine Fehler. Aber draußen »hat jemand wirklich und tatsächlich vor, dich zu ermorden«![6]

Feldenkrais' ungewöhnliche Beobachtungsgabe, seine Lernfähigkeit, eine hohe Motivation und ein grenzenloses jugendliches Selbstvertrauen waren die Voraussetzungen dafür, dass er sich eine höchst ungewöhnliche Aufgabe stellte: Er wollte eine neue Art des Jiu-Jitsu entwickeln. Eine Methode, die im Alltag auch dann erfolgreich war, wenn sie nicht regelmäßig geübt wurde. Die Entwicklung dieser Methode nahm Jahre in Anspruch. Jahre, in denen Moshé zahllose Stunden damit verbrachte, Bücher zu studieren, die ihm dabei helfen sollten zu verstehen, wie das, was man als Zusammenspiel von Körper und Geist bezeichnen könnte, überhaupt funktionierte. Auch vor der Lektüre der Schriften Sigmund Freuds schreckte der junge Kampfkünstler nicht zurück.

Die Richtigkeit seiner Ideen musste stets experimentell erprobt werden. Es ging schließlich nicht darum, recht zu haben, es ging ums Überleben. Während der Übungsstunden mit den Kameraden und an einsamen Abenden der Lektüre entwickelte Feldenkrais so die Grundlagen für die Erarbeitung eines wissenschaftlichen und somit offenen Menschenbilds. Seine Neugierde war grenzenlos und vollkommen vorurteilsfrei, da er keiner vorgegebenen Lehrmeinung anhing.

Moshés Universität waren die Straße und der Übungsraum. Und manchmal auch das Kino Eden im Tel Aviver Viertel Neve Tzedek: Eines Abends trat dort ein Franzose auf, der ernsthaft behauptete, telepathische Fähigkeiten zu besitzen. Als Rubin Kaplan das Eden betrat, entdeckte er seinen Ringpartner »Moshke« unter den Anwesenden und setzte sich neben ihn. Moshé war offenbar zu Studienzwecken ins Eden gekommen.

> *Er schrieb einen Satz auf einen Zettel, steckte ihn dann in die Tasche und hob die Hand. Wir saßen in der Mitte des Raumes. Der Franzose zeigte auf Moshke und fragte ihn, was er wissen wolle. Moshke sagte: ›Ich habe etwas auf Hebräisch aufgeschrieben, der Zettel ist in meiner Tasche.‹ – ›Kannst du dich einen Augenblick darauf konzentrieren? Dann werde ich versuchen ihn zu lesen‹, sagte der Franzose. Moshke konzentrierte sich. Und dann wiederholte der Franzose in gebrochenem Hebräisch, was auf dem Zettel stand. Ich werde das niemals vergessen und glaube seit diesem Tag an Gedankenlesen.*[7]

Moshé war von dem Franzosen sicherlich beeindruckt. Interessant war das Experiment für ihn aber vor allem deshalb, weil es ihm eine Ahnung von den potenziell grenzenlosen Fähigkeiten des menschlichen Gehirns vermittelte – auch wenn Telepathie im Straßenkampf leider nur sehr bedingt anwendbar sein würde. Jahrzehnte später, als ein Israeli namens Uri Geller mit scheinbar psychokinetischen Fähigkeiten Schlagzeilen machte, zeigte Feldenkrais zwar Interesse, konnte sich aber nicht der entscheidenden Frage enthalten: »Wenn Uri Geller wirklich Dinge sieht, die niemand anders zu sehen vermag, warum macht er dann nicht etwas Sinnvolles damit?«[8]

Was war für Moshé sinnvoll? Zum Beispiel die Beherrschung der eigenen Angst. In seinem Buch *Jiu-Jitsu*, dem ersten Buch über diesen Kampfsport in hebräischer Sprache, schreibt er, dass der Sieg über die Angst die wichtigste Voraussetzung des eigenen Überlebens sei. Lähmt den Angegriffenen die Angst, wird er weder rechtzeitig fliehen noch sich verteidigen können. »Um die Angst zu besiegen«, so Moshé,

> *sollte man tief durchatmen, und zwar durch die Nase, bei geschlossenem Mund. Zuerst füllt man so die Lunge und atmet dann langsam wieder aus. Diese Art des Atmens lässt das Herz langsamer und ruhiger schlagen. Nicht umsonst sagt man, dass Atemholen die Voraussetzung dafür sei, wieder frei denken zu können, nachdem man dies einen Augenblick lang nicht mehr konnte. Und dann sollte man auch daran denken zu lächeln, denn auch wenn es nicht von Herzen kommt, so wirkt es doch beruhigend. Wenn man also nach dem tiefen Atemholen leicht lacht, dann wird die Angst verschwinden, man wird gelassen und die Gedanken werden wieder die Herrschaft übernehmen.*[9]

»Die lähmende Angst«, so Moshé, komme nur dann auf, wenn der Mensch den Glauben an seine Kraft und seine Fähigkeiten völlig verloren habe.

Doch in dem Augenblick, da der zunächst erschrockene Mensch beginnt etwas zu tun, verschwindet diese Angst wieder. Deswegen ist es wichtig, dass man sich bewegt oder zumindest einen Schritt zurück macht. Es reicht dann auch schon, dass man die Fäuste ballt, einfach irgendeine Bewegung macht, um sich von der Angst zu befreien. Es ist sehr einfach, gleichzeitig mit dem Atemholen eine Bewegung zu vollziehen, und dann wird der Mut des Angegriffenen zumindest nicht weniger stark als der des Angreifers sein.[10]

Schon der junge Kampfkünstler ahnte, dass Geist und Körper so untrennbar miteinander verbunden sind, dass ein emotionaler Zustand durch eine einfache motorische Aktion beeinflusst werden kann. Doch wenn der Sieg über die Angst im Falle eines lebensbedrohlichen Angriffs auch unerlässlich ist, so hatte Moshé ja am Beispiel seiner getöteten Kameraden erkennen müssen, dass Angstfreiheit allein kein Überleben garantiert. Denn diese Kameraden hatten nicht genügend Übung besessen und ihre Fähigkeiten überschätzt. Und so waren sie trotz Angstfreiheit nicht in der Lage gewesen, im Augenblick des Angriffs richtig zu reagieren und so ihr Leben zu retten.

Wie aber konnte man erreichen, dass jemand bei einem wirklichen Angriff trotz fehlendem regelmäßigem Training automatisch und blitzschnell das Richtige tat?

Moshé rief eine Gruppe von Freunden zusammen. Dann griff er einen nach dem anderen mit dem Messer an. Dabei studierte er ihre spontanen ersten Bewegungen.

Ich […] entdeckte, dass im Falle eines echten Angriffs niemand dasteht und sich dem Messer anbietet. Jeder tut etwas zu seiner Verteidigung; er greift dich nicht an, aber er hält anstelle des Kopfes, der Kehle oder des Rückens einen

Arm hin. Wenn du versuchst, jemanden zu schlagen, dann siehst du, was er tut. Er wird nicht mit hängenden Armen wehrlos dastehen und dir das Gesicht zuwenden.[11]

Am Anfang stand also die Beobachtung. Die Suche nach jenen ersten instinktiven schützenden Bewegungen im Angriffsfall, die nicht erlernt werden, sondern anscheinend bereits im Menschen angelegt sind. Im ausführlichen Nachwort zu seiner hebräischen Übersetzung des englischen Buchs *Autosuggestion*, basierend auf den Ideen des Hypnosetherapeuten Émile Coué, schreibt Feldenkrais:

> *Wenige Menschen können erklären, warum wir diese oder jene Bewegung machen, wenn wir unser Leben verteidigen. Die meisten von uns wissen ja nicht einmal, wo sich der Solarplexus befindet. Und trotzdem, wenn der Mensch einen Angriff befürchtet, dann krümmt er sich etwas und schützt so mit den Rippen jenen gefährdeten Punkt. [...] Wenn es um eine bewusste Handlung gehen würde, dann würden nicht alle Menschen dieselbe Bewegung machen. Und nicht alle Menschen wären überhaupt fähig, diese Entscheidung in diesem Moment zu treffen. Doch das Unbewusste ist nicht nur ein Schatz unserer persönlichen Erfahrungen, sondern auch jener unserer Vorväter und Ahnen, mit einer generationenlangen Reihe von Erfahrung und Wiederholung. So bildete sich diese Bewegung der Verteidigung heraus. Dadurch kommt es, dass diese Bewegung gemacht wird, ungeachtet unseres bewussten Willens.*[12]

Feldenkrais war offenbar schon früh in der Lage, sich durch genaue Beobachtung Dinge bewusst zu machen, die eigentlich offen zutage liegen. Und die gerade deswegen nicht beachtet werden. Nachdem er das in jedem Menschen schlummernde Wissen im Augenblick der Attacke einmal entdeckt und dokumentiert hatte, lag der nächste Schritt auf der Hand.

> *Ich entwickelte ein System der Verteidigung gegen alle Arten von Angriffen, bei dem die erste Bewegung nicht etwas ist, was man zu tun überlegt oder beschließt, sondern in der Bewegung besteht, die man tatsächlich tut, wenn man Angst hat. Ich sagte: In Ordnung, lasst uns mal sehen; wir schulen die Leute, und das Ende ihrer ersten spontanen Bewegung ist die Stelle, an der wir ansetzen müssen. Wir üben mit ihnen drei Monate lang, so wie wir das getan hatten, setzen ein Jahr mit dem regelmäßigen Training aus und probieren danach noch mal, sie anzugreifen. Und siehe da, nach einem Jahr war die erste [Jiu-Jitsu-]Bewegung, die sie nach ihrer ersten spontanen Bewegung zu ihrer Verteidigung unternahmen, die Fortsetzung dieser Bewegung. Es war bemerkenswert. Die meisten wussten sofort, ohne vorherige Ankündigung, was zu tun war. Sie taten es und ich freute mich […].*[13]

Moshés nächster Schritt bestand darin, dass er drei Freunde aus der Haganah rekrutierte, um mit ihnen sein Jiu-Jitsu-System zu perfektionieren. Basierend auf dieser Arbeit schrieb er ein Selbstverteidigungshandbuch für die Haganah. Moshé wollte die von ihm entwickelten Übungen nicht nur so anschaulich beschreiben, dass die Leser in der Lage sein würden, die Trainingseinheiten zusammen mit Freunden einzuüben. Er war sich auch bewusst, dass die notwendigerweise brutalen Aspekte des Buchs bei nicht wenigen Lesern auf emotionale Widerstände stoßen würden. Wer mit Moshés Buch lernen wollte, musste bereit sein, im Ernstfall Dinge zu tun, die er eigentlich zutiefst verabscheute.

Doch im Straßenkampf oder im Falle einer drohenden Vergewaltigung ist Rücksichtnahme unangebracht.[14] Und da Moshé keineswegs der Meinung war, dass es schön und ehrenhaft sei, für sein Land zu sterben, zog er es im Zweifelsfall vor, stattdessen die Angreifer zu töten. Was er, wie er Jahrzehnte später erzählte, trotz seiner Abscheu vor körperlicher Gewalt manchmal auch tun musste.[15]

Doch ließ Moshé es nie zu, dass die düsteren und deprimierenden Seiten des Alltags sein Handeln und Denken beherrschten. Schließlich bot das Leben in Eretz Israel auch schöne Momente. Vor allem, wenn man jung war und in Tel Aviv wohnte.

7 | Zwischen Zelt und Schulbank

Zu Moshés Glück wurden die Uhren in Tel Aviv schnell vorgestellt: Die kleine Stadt zwischen Meer und Dünen wurde von jungen Männern und Frauen erobert, die fern der elterlichen Kontrolle endlich ihr Vergnügen haben konnten. Die sich ausprobieren wollten. So entstand in Tel Aviv eine europäische Boheme – mit einer Prise Berlin, einem Schuss London, einem Hauch von Paris und sehr viel Odessa. 1925 besaß die mittlerweile auf 40 000 Einwohner angewachsene Stadt zahlreiche moderne Cafés, es gab Livemusik und Kleinkunst, Theater und Kino. Hebräische Bücher wurden gedruckt, neue Zeitungen gegründet, und mit ein wenig Glück konnte man berühmten Dichtern wie Chaim N. Bialik und Alexander Penn beim Spaziergang durch die Stadt begegnen.[1] Zwar verfügten Moshé und seine Freunde noch immer nicht über das nötige Geld, um in jene Häuser einzuziehen, die sie im Schweiße ihres Angesichts errichteten, doch genossen sie die urbane Atmosphäre Tel Avivs.

Und Moshé war bald erwachsen und durchtrainiert genug, um vom anderen Geschlecht als Mann wahrgenommen zu werden.

> *Frauen zogen mich enorm an, und ich hatte viele Liebesaffären. Und weil ich noch jung und unerfahren war, nahm ich diese Geschichten sehr ernst. Meine Liebe war wild! Und ich gab alles! [...] Natürlich entstanden dadurch auch Pro-*

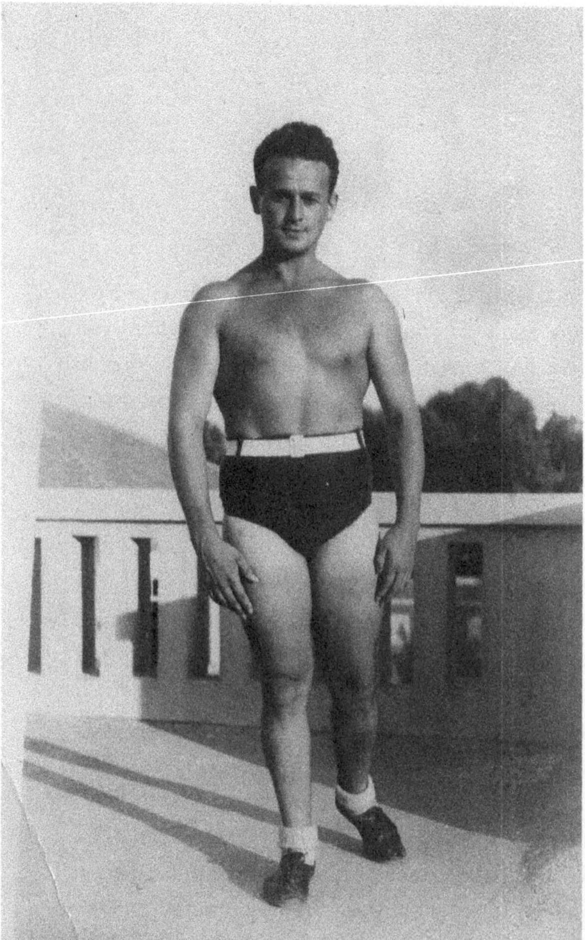

»Ich besaß nur ein einziges Paar Schuhe.«

bleme. Einmal zum Beispiel hatte ich eine Affäre mit einer verheirateten Frau, die viel älter war als ich. Das heißt: Ich war siebzehn und sie war schon 21 Jahre alt![2]

Ihr Name war Mina. Sie war eine Opernsängerin mit einer außergewöhnlichen Sopranstimme, zwei kleinen Kindern und einem fünfzigjährigen Ehemann. Dieser hatte die Aufsicht über eine Baustelle, auf der Moshé arbeitete. Und da Mina sehr gut aussah, hatte sie viele Verehrer. Moshé muss sehr stolz gewesen sein, dass sie ausgerechnet ihn zu ihrem heimlichen Liebhaber erwählte (doch was konnte in Tel Aviv schon lange heimlich vonstattengehen?). Der junge Mann war nicht nur von Minas Schönheit bezaubert, ihn faszinierte auch, dass sie wie ein Ko-

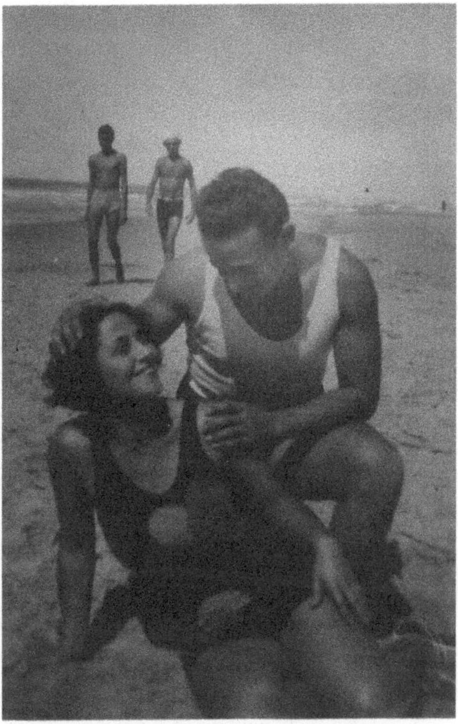

»Frauen zogen mich enorm an.« Moshé mit Yona Rubinstein am Strand von Tel Aviv

sak tanzen konnte. Die Affäre muss sehr melodramatisch verlaufen sein, Revolverschüsse und große Versöhnungsszenen eingeschlossen. Sie endete, als Minas Mann plötzlich verstarb und sie mit den Kindern zurück in die Vereinigten Staaten ging.[3]

Einen regelrechten Kulturschock erlebte Moshé aus Baranowicze, als er eine Affäre mit einer achtzehnjährigen Engländerin aus gutem Hause begann. Als er sie in romantischer Stimmung zu liebkosen begann, protestierte das Mädchen: »Was soll das? Ich bin doch kein Kätzchen. Fick mich!«[4] Die Geschichte beeindruckte Moshé ungeheuer: Offensichtlich kam man nicht weit im Leben, wenn man in Vorurteilen befangen war und an vorgefertigten Konzepten hing – auch was die angeblich so prüden Engländerinnen betraf.

Während sich Moshé nachts mit Frauen vergnügte, schuftete er tagsüber weiterhin mit den Freunden auf der Baustelle. An 83 Häusern baute er mit. Einige dieser Gebäude haben den Tel Aviver Modernisierungswahn überlebt, so zum Beispiel die große Synagoge auf der Allenby-Straße und das Bialik-Haus. Nachdem Moshé und die Baranowicze-Gruppe den Bau der Tel Aviver Oper fertiggestellt hatten[5], machten sie sich auf, um an der Eröffnungspremiere teilzunehmen. Die Erinnerung an diesen Abend brachte Feldenkrais noch ein halbes Jahrhundert später zur Weißglut:

> *Wir trugen Shorts und weiße Hemden. Ich besaß nur ein einziges Paar Schuhe, Fußballschuhe. Also trug ich diese. Aber ich war doch sauber, hatte geduscht, das ganze Öl und den Zement hatte ich doch abgewaschen. Und dann sagte uns ein Mann beim Einlass: ›Ihr müsst Abendgarderobe tragen.‹ Ich rief: ›Ich habe das verdammte Ding hier gebaut! Und du willst mich nicht hereinlassen?‹ ›Nein‹, sagte der*

Mann, ›denn für die Premiere ist nun einmal Abendgarderobe vorgeschrieben.‹ Wenn ich nur eine Bombe gehabt hätte! Ich hätte damit das ganze verdammte Gebäude in die Luft gejagt![6]

Moshé war zutiefst in seinem Stolz verletzt: Er baute den Tel Aviver Bürgern ihre Häuser, schlief nachts im Zelt und riskierte sein Leben, um die Stadt sicher zu machen. Und das war der Dank? An diesem Abend, so erzählte er später, habe er sich dazu entschlossen, endlich wieder zur Schule zu gehen, sein Abitur abzulegen und zu studieren. Und eines Tages würden ihn dieselben Leute, die ihm heute den Zugang zu seiner Oper verweigert hatten, flehentlich bitten, sie mit einem Besuch zu beehren![7]

Auch wenn dies sicher nicht der einzige Grund für ihn war, seine Ausbildung fortzusetzen, schwierig war sein Vorhaben allemal. Denn womit hätte Moshé das Schulgeld bezahlen sollen? Er besaß ja nur gerade mal genug Geld, um Essen zu kaufen und im Zelt am Strand zu wohnen. Wahrscheinlich hätte Moshé den Traum vom Schulbesuch einstweilen begraben, wenn ihm sein Körper nicht unmissverständlich signalisiert hätte, dass er am Rande seiner Leistungsfähigkeit angelangt war. Jeden Tag in der Hitze auf der Baustelle arbeiten, abends tanzen gehen und nachts wegen einer neuen Liebschaft kaum Schlaf zu finden – all das war auf Dauer selbst für einen starken neunzehnjährigen Mann zu viel.

Moshé brach zusammen und wurde in das von amerikanischen Zionisten finanzierte Tel Aviver Hadassah-Krankenhaus auf der Nachalat-Binyamin-Straße eingeliefert. Die Diagnose war so unsicher wie seine Überlebenschancen. »Ich litt wohl an irgendeiner Infektion der Leber«, vermutete Moshé später. »Mehrere Monate lag ich im Krankenhaus. Und ich dachte, dass ich bald sterben würde.«[8] Alles, was Moshé aß, erbrach er sofort wieder. So war er bald bis auf die Knochen abgemagert. Wer Moshé schließlich das Leben rettete, war ein Arzt aus dem Ausland, der das Tel Aviver Krankenhaus besuchte. Er verschrieb dem Patienten Tropfen, und Moshé konnte bald wieder Nahrung zu sich nehmen, ohne sich zu erbrechen. Doch an körperlich schwere Arbeit war vorerst nicht zu denken.

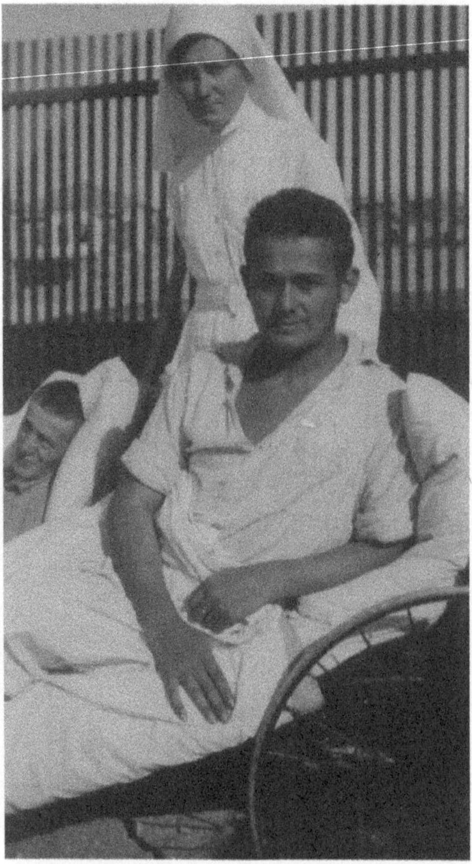

Moshé im Hadassah-Krankenhaus

Zwei Monate müsse er mindestens noch ruhen, schärften ihm die Ärzte ein. Sonst würde sein Herz versagen. So musste Moshé den Aufbau Tel Avivs fortan seinen Freunden überlassen.

Die Baranowiczer beschlossen, dass Moshé fortan der Koch der Gruppe sein sollte. Also ging er in den arabischen Läden einkaufen und kochte seinen Freunden drei warme Mahlzeiten am Tag. Bald schon langweilte er sich furchtbar. Also nahm er seine Algebra- und Geometriebücher zur Hand, setzte sich in sein Zelt und lernte. Auch wenn er nicht in der Lage sein würde, das Schulgeld zu bezahlen, so wollte er zumindest die Aufnahmeprüfung für die siebte Klasse des Jahres 1924 bestehen. Ein Jahr darauf konnte er dann theoretisch das Abitur ablegen[9].

Moshé nahm an den Aufnahmeprüfungen teil und ging an dem Tag, als die Resultate ausgehängt wurden, mutlos, aber neugierig zum Herzliya-Gymnasium. Zu seiner Überraschung hatte er sogar als einer der Besten bestanden! »Ich war natürlich sehr erfreut darüber. Aber ich hatte doch kein Geld [...] und traute mich nicht, sie darum zu bitten, mich aufzunehmen.«[10] Außerdem waren die anderen Schüler im Durchschnitt drei Jahre jünger als er. Auch wenn er sich dessen nicht bewusst war, muss Moshé doch sehr niedergeschlagen ausgesehen haben, als er zum Ausgang des Gymnasiums trottete. Ein Arbeiter in Shorts und Fußballschuhen, der am Strand im Zelt wohnte, hatte auf dem Gymnasium wohl wirklich nichts zu suchen. Natürlich durfte er dort abends mit den Kameraden der Haganah trainieren, um die Bürger beschützen zu können, aber tagsüber dort die Schulbank zu drücken, das erlaubte man ihm nicht. Weil er arm war.

Als Moshé die Stufen zur Herzl-Straße hinunterging, hörte er plötzlich eine Stimme rufen: »Moshik? Oder wie heißt du noch mal? Moshé?« Es war Dr. Zifroni, der den jungen Mann in den Fächern Hebräisch und Talmud geprüft hatte. Zifroni musste geahnt haben, wo Moshés Problem lag, denn er fragte ihn ohne

Umschweife: »Hör mal, willst du nicht Nachhilfeunterricht geben?« Moshé war perplex. »Was soll ich denn unterrichten? Ich habe doch noch nie unterrichtet. Und was weiß ich denn schon?« – »Also«, bohrte Zifroni nach, »willst du nun Nachhilfe geben oder nicht?« – »Wenn Sie meinen, dass ich das kann«, antwortete Moshé, »dann werde ich es tun. Ich brauche doch Arbeit, da ich sonst das Schulgeld nicht bezahlen kann.«

Zifroni gab Moshé einen Zettel. Zur Verblüffung des jungen Mannes hatte der Lehrer nicht nur die Anschrift notiert, sondern zugleich vermerkt, dass man Moshé drei Pfund im Monat zahlen solle. Für Moshés damalige Verhältnisse war das bereits ein kleines Vermögen und reichte, um das Schulgeld zu bezahlen. Seine erste Schülerin war die kleine Tochter eines stadtbekannten sozialistischen Politikers, der mit einer Schriftstellerin verheiratet war.[11] Bald gewann Moshé noch weitere Schüler hinzu: einen blinden Jungen, der Algebra lernen sollte, und den Sohn des Rektors einer Mädchenschule, der überhaupt nicht lernen wollte. Letzterer sah überhaupt nicht ein, warum ausgerechnet er in den Schulferien büffeln sollte, während seine Freunde draußen Fußball spielten. Also schlug Moshé ihm vor, den Unterricht ausfallen zu lassen und stattdessen Fußball zu spielen. Der Junge stimmte erwartungsgemäß sofort zu, und Moshé war beeindruckt von seiner intelligenten Spielweise. Also musste er doch auch in der Lage sein, arithmetische Probleme zu lösen! Und schon am nächsten Tag war es der Schüler, der vorschlug, doch lieber Mathematik zu lernen und später Fußball zu spielen.

Vielleicht war es die plötzliche Wahlfreiheit, die den Schüler nun vernünftiger handeln ließ. Oder war es der Respekt vor den fußballerischen Fähigkeiten seines Lehrers?

Moshés Erfolg ging noch weiter: Der Junge begann sogar freiwillig Bücher zu lesen. Sein Vater war begeistert. Und so machte sich Moshé bald einen Namen als besonders geeigneter Nach-

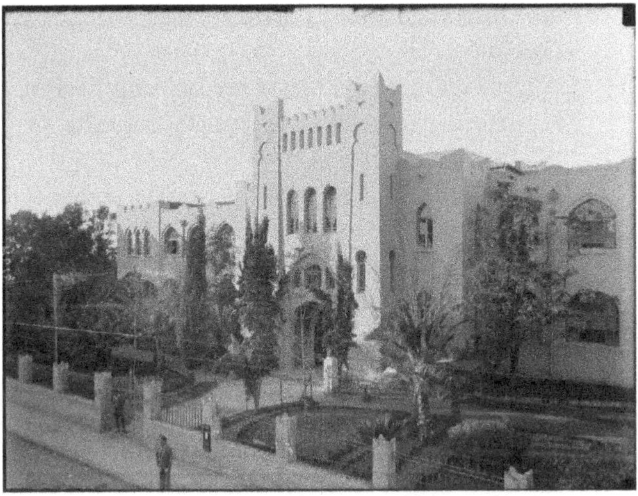

Das Hebräische Herzliya-Gymnasium in Tel Aviv

hilfelehrer für schwierige Schüler. Damit waren seine finanziellen Probleme erst einmal gelöst.[12]

Er selbst glänzte in der Schule durchaus nicht in allen Fächern: In den mathematischen und naturwissenschaftlichen Fächern und als Sportler war er exzellent. Auch im Fach Geschichte zeichnete er sich aus. Allerdings waren seine Leistungen in den Fächern Englisch und Französisch nur passabel. Dass sein Abiturzeugnis dennoch im Durchschnitt sehr gut ausfiel[13], verdankte Moshé vielleicht auch seinem Freund Yehuda Arazi. Dieser besuchte eine Klasse unter Moshé und lernte mit ihm zusammen Jiu-Jitsu. Arazi, der später im israelischen Geheimdienst Mossad Spezialist für komplizierte Fälle werden sollte, war ein geborener Detektiv. Tagelang beschattete er den Lehrer Dr. Baruch, in dessen Büro die Abituraufgaben aufbewahrt wurden. Und dann eines Abends, während Moshé und seine Komplizen Schmiere standen, kletterte Arazi durch das Fenster ins Büro des Lehrers und besorgte sich die prüfungsrelevanten Informationen.[14]

Schon damals war Moshé der Meinung, dass man sich das Schwere nach Möglichkeit leichter machen sollte.

Nachdem Moshé im August 1925 sein Abitur abgelegt hatte, arbeitete er zunächst weiter als Nachhilfelehrer. Eines Tages bat ihn ein Bauunternehmer, seine Tochter auf die Abiturprüfung vorzubereiten.[15] Yona Rubinstein war 1914 aus Polen ins Land gekommen und hatte mit ihrer Familie zunächst in Neve Tzedek, der »Altstadt« von Tel Aviv, gewohnt. Als die Türken alle Juden aus Tel Aviv und Yaffo vertrieben hatten, war die Familie in den Norden des Landes geflohen und erst 1919 nach Tel Aviv zurückgekehrt.[16] Moshés siebzehnjährige Schülerin litt an Kinderlähmung und war fest entschlossen, eines Tages Kinderärztin zu werden.

Schon bald nach Beginn des Nachhilfeunterrichts merkten Moshé und Yona, dass sie sich ineinander verliebt hatten. Und dieses Mal war es für den jungen Mann keine der üblichen kurzlebigen, melodramatischen Affären. Yona wurde Moshés feste Freundin. Ihr Vater tolerierte die Beziehung, doch natürlich wohnte Yona weiterhin im Haus der Eltern, während Moshé am Strand hauste.[17]

Was sollte nun aus ihm werden? Gerne hätte er zusammen mit Yona ein Medizinstudium begonnen, doch im Gegensatz zu ihr fehlten ihm dazu die finanziellen Mittel. Wenn sie zum Studium ins Ausland gehen würde, blieb ihm wohl nichts anderes übrig, als in Tel Aviv zu bleiben und weiterhin Nachhilfeunterricht zu geben. Oder wieder auf der Baustelle zu arbeiten. Wenn er überhaupt wieder Arbeit am Bau finden würde! Denn im Spätsommer 1925 begann sich die wirtschaftliche Lage merklich zu verschlechtern. Der Bauboom neigte sich seinem Ende zu.

Doch auch wenn er in absehbarer Zeit nicht würde studieren können, so war dies für Moshé kein Grund, seine Bildung zu vernachlässigen. Und so lernte er nicht nur weiterhin Jiu-Jitsu, sondern besorgte sich auch Lehrbücher zur höheren Mathematik. Mochten auch Begriffe wie »Trigonometrie« und »sphärische Geometrie« seinen Freunden den Angstschweiß auf die Stirn treiben, für Moshé war höhere Mathematik offenbar ein interessanter Zeitvertreib. Und dann entdeckte er eines Tages eine Stellenanzeige in der Zeitung: Die Mandatsregierung suchte Landvermesser, um die erste britische Landkarte Palästinas zu erstellen. Alle Bewerber mussten sich einer Prüfung unterziehen. Nur zwei Männer bestanden die Tests: ein Ingenieur namens Wechsler und Moshé Feldenkrais.[18]

Im Februar 1926 trat Moshé seine Arbeit als festangestellter Landvermesser der Mandatsregierung an. Obwohl er nur halbe Tage arbeiten musste, betrug sein monatlicher Lohn 13 Pfund, eine unerhört hohe Summe. Moshés offizielle Berufsbezeichnung lautete: »Computer, Grade III«.[19] Zum ersten Mal seit Moshé seine Familie in Baranowicze zurückgelassen hatte, konnte er es sich leisten, in einem richtigen Haus zu wohnen: Er bezog eine Wohnung in der Grusenberg-Straße 15, unweit des Zeltdorfs.[20] Wenige Monate nach Arbeitsantritt wurde Moshé sogar offiziell ein Bürger des britischen Mandats Palästina.[21] Finanziell betrachtet war der »Computer« im Dienst Seiner Majestät in Palästina ein gemachter Mann.

8 | Alles auf Anfang

Während Palästina immer stärker unter den Auswirkungen der wirtschaftlichen Krise litt und erstmals seit Jahren mehr Juden auswanderten, als ins Land kamen, führte Moshé ein nahezu sorgenfreies Leben. Er arbeitete vormittags als Landvermesser, ging abends mit Yona aus oder trainierte Jiu-Jitsu. Er verdiente nun genug Geld, um für ein Auslandsstudium zu sparen und zudem seine Familie in Baranowicze zu unterstützen. Moshés kleiner Bruder war mit zwölf Jahren kurz nach seiner Bar-Mitzva gestorben. Malka besuchte eine jüdische Schule im mittlerweile polnischen Baranowicze und lernte Hebräisch.[1] Eines Tages, so hoffte Moshé, würde er in der Lage sein, Eltern und Geschwister nach Palästina nachzuholen.

Ende März 1928 geschah etwas, das Feldenkrais' Leben nachhaltig verändern sollte: Das Moskauer jüdische Theater Ha-Bimah emigrierte geschlossen nach Palästina.[2] Unter den Schauspielern waren zwei Stars, die für Jahrzehnte die größten Schauspieler des hebräischen Theaters sein sollten: Chanah Rovina und Aharon Meskin. Meskin, sechs Jahre älter als Moshé, war der Sohn eines Schuhmachers. Obgleich in religiöser Tradition aufgewachsen, hatte er sich als Jugendlicher dem revolutionären Untergrund angeschlossen und es bis zum Offizier der Roten Armee gebracht. 1919, als Meskin für die Lebensmittelzuteilung der Moskauer Bevölkerung zuständig gewesen war, hatte er eines Tages die Mitglieder des Theaters Ha-Bimah kennengelernt. Die Schau-

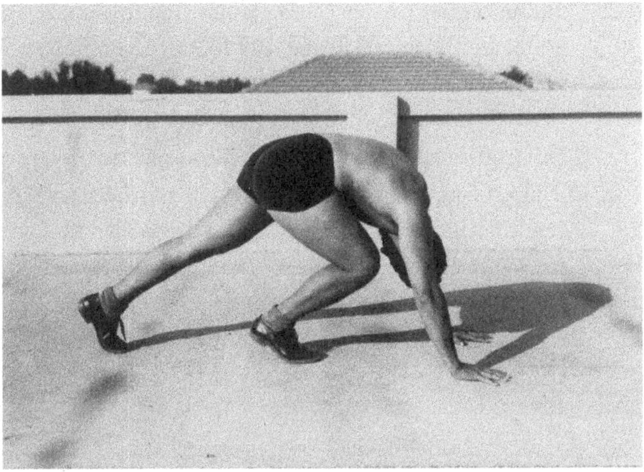

»Er sah aus wie ein einziger großer Muskel« –
Moshé über den Dächern von Tel Aviv

spieler waren von der einzigartigen Baritonstimme des kräftigen Mannes begeistert. Und obwohl Meskin über keinerlei Bühnenerfahrung verfügte, verließ er die Armee und schloss sich 1922 dem Ensemble an. Er galt als ebenso genialer wie bescheidener Schauspieler: Nie riss er sich um eine Hauptrolle und nie lehnte er eine Rolle ab, mochte sie noch so klein und unbedeutend sein.[3] Schon am ersten April 1928, einen Tag nach ihrer Ankunft im Land, führte die Theatergruppe in Tel Aviv ihr Stück »Der Golem« mit Meskin in der Titelrolle auf. Moshé hatte sich die Erstaufführung des »Golem« angesehen und so erkannte er Meskin sofort, als er ihm wenige Tage später am Strand von Tel Aviv begegnete. Feldenkrais, der nach Meskins Erinnerung damals »wie ein einziger großer Muskel« aussah, stieg vom Fahrrad, blickte den Schauspieler an und sagte: »Ich kenne dich. Du bist der Golem.« Meskin lächelte, und die beiden Männer schüttelten sich die Hand. Stundenlang saßen sie danach am Strand und unterhielten sich. Und als der Abend kam, stieg Meskin hinter Moshé aufs Fahrrad und ließ sich von ihm nach Hause fahren.[4]

Fast fünfzig Jahre lang, bis zum Tod des Schauspielers, sollte der Dialog zwischen Moshé und Meskin andauern. Für Außenstehende ist die Freundschaft zwischen den beiden Männern immer ein wenig rätselhaft geblieben, kann man sich doch kaum zwei Freunde vorstellen, die in ihrem Temperament ungleicher waren als Moshé und Aharon. Meskin war, wie sich sein Sohn Yuval erinnert,

> *ein angenehmer Schweiger, und Moishe war ein angenehmer Erzähler. Bei den beiden Männern stimmte einfach die Chemie. Ich glaube nicht, dass sie einander viel erklären mussten. Und wenn Moishe nicht da war, dann fehlte er meinem Vater. So einfach war das.*[5]

Meskin, Feldenkrais' »bester und ältester Freund in Israel«[6], nahm den jungen Mann wie selbstverständlich in seine Familie auf. Und er eröffnete Moshé eine Welt, die für diesen so fremd wie faszinierend war. Moshé bewunderte Meskins Methode, sich auf eine Rolle vorzubereiten: Der Schauspieler lernte seinen Part nicht einfach auswendig. Zuerst schrieb er den Text rund zwanzig Mal ab. Und dann setzte er sich in Bewegung: Er ging die Straßen entlang und stellte sich die Person vor, die er sein wollte. Er lief so lange, bis er die Straße so sah, wie diese Person sie sehen würde. Und dann redete er mit allen möglichen Menschen. Auf der Straße, in den Geschäften. Aber er war dann schon nicht mehr Meskin, sondern bereits jener, der er auf der Bühne sein würde.[7] Wobei nicht klar ist, ob Meskins Geist seine Körperbewegungen veränderte oder umgekehrt. Oder ob man bei diesem

Prozess überhaupt noch von einer Trennung zwischen Körper und Geist sprechen kann.

Moshé lernte Meskin zu einer Zeit kennen, als er seinen Text über den praktischen Nutzen der Autosuggestion vorbereitete. Ein Text, in dem er auch ausführlich auf den Nutzen autosuggestiver Methoden für Theaterschauspieler eingeht, auf die Fähigkeit großer Schauspieler, ihr Selbstbild zu verändern. Allein indem man sich vorstellte, ein anderer zu sein, so Feldenkrais, könne man Dinge tun, zu denen man sonst nicht in der Lage wäre.[8]

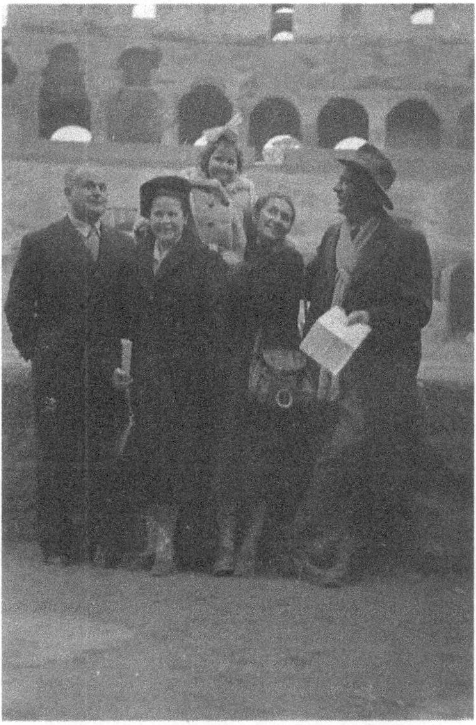

Familiensache – Moshé, Malka, deren Tochter Arielle, Sima und Aharon Meskin in Rom

Vielleicht geschah es unter dem Einfluss Meskins und anderer Theaterkünstler, dass Feldenkrais Kontakt zu Menschen suchte, die gleich ihm – wenn auch mit anderer Zielsetzung – mit Bewegung experimentierten und dabei die eigenen Möglichkeiten ausloteten. Und so kam der Straßenkämpfer Moshé auch in Kontakt mit der aus Wien eingewanderten Margalit Ornstein. Auf der Allenby-Straße, neben der Großen Synagoge, leitete sie das erste Tanzstudio Tel Avivs. Ihre Zwillingstöchter Judith und Shoshana waren in Yona Rubinsteins Alter und gingen ebenfalls auf das Hebräische Gymnasium.[9] Sicher ist es nicht lange geheim geblieben, dass Moshé bei Margalit lernte. Aber sollten die Männer von der Haganah auch darüber gelacht haben, dass Moshé unter die Ballett-Tänzer gegangen war, so hat sich der junge Straßenkämpfer nicht darum geschert. Mehr noch: Moshé lernte nicht nur bei den Ornsteins, er unterrichtete dort auch. Am 2. November 1929 schrieb Judith ihrem Freund Micha: »Nach dem Unterricht gab es bei uns noch eine Feldenkrais-Stunde.«[10] Offenbar wusste Micha schon Bescheid, denn Judith brauchte ihm nicht zu erklären, was genau sie bei Moshé lernten. Es mag sein, dass er mit den Ornsteins seine mitunter sehr brutalen, aber immer effektiven Selbstverteidigungstechniken für Frauen ausprobiert hat. Vielleicht brachte er ihnen aber auch von ihm selbst erdachte Jiu-Jitsu-Bewegungen bei, die für die Theateraufführungen der Frauen hilfreich sein konnten. Jedenfalls muss Moshé damals bereits etwas unterrichtet haben, was unverkennbar »Feldenkrais«, etwas Eigenes war. Auch Margalits Ehemann Jacques dürfte Moshé beeindruckt haben: Bei den Unruhen im Mai 1921 hatte er seine Familie mit selbstgebastelten Handgranaten vor einem arabischen Mob gerettet.[11]

Es sollte nicht der letzte arabische Aufstand sein. Im August 1929 brachen in Palästina wieder Unruhen aus. Der von Herbert Samuel ernannte Mufti von Jerusalem schaffte es, die Araber Palästinas davon zu überzeugen, dass die Juden den Felsendom zerstören wollten. Ein Gerücht, das gefährlicher war als jede Handgranate. Allein in Hebron wurden Dutzende Juden ermordet: Männer, Frauen und Kinder, die zur alten arabischsprachigen jüdischen Gemeinde der Stadt gehörten. Insgesamt fanden während der August-Unruhen 133 Juden den Tod, Tausende mussten flüchten. In Tel Aviv kam es hingegen zu keinen größeren Unruhen.[12] Moshé hätte sich allerdings kaum an der Verteidigung der Stadt beteiligen können, denn ihn hatte inzwischen ein schwerer Unfall ereilt.

Als Kind hatte Feldenkrais keinen Sport getrieben, auch wenn es durchaus Teil der zionistischen Ideologie war, sich sportlich zu betätigen. Aus schwachen Talmud-Studenten wollten die Zionisten starke, wehrhafte »Muskeljuden« machen. Ein »neuer Jude«, der sich nicht weniger um seinen Körper als um seinen Geist kümmern sollte, das war das Ideal der Zionisten.[13] In Palästina hatte Moshé nicht nur Jiu-Jitsu und Boxen, sondern auch den Fußball für sich entdeckt. Er spielte als linker Verteidiger. Und wenn Moshé auch nicht besonders schnell war, so besaß er doch enorme Kraft. Eines Tages spielten er und seine Freunde gegen eine arabische Mannschaft in Yaffo. Moshé lieferte sich Duelle mit einem Jungen, der viel größer und schneller war als er. Beim Versuch, den Ball wegzugrätschen, rannte der arabische Junge gegen Moshés ausgestrecktes Bein. Die Wucht des Aufpralls war so stark, dass Moshés Bein danach unterhalb des Knies im rechten Winkel abstand. Einige Jungs verloren bei diesem grauenhaften Anblick das Bewusstsein. Doch Moshé forderte die Spieler auf, das Bein wieder in seine richtige Position zu bringen. Sie schafften es. Mit roher Gewalt. Und da Moshé so jung wie leichtsinnig war, fuhr er trotz der Verletzung mit dem Rad zurück nach Tel Aviv. Diese eigenwillige Reparatur des Knies hatte Moshé je-

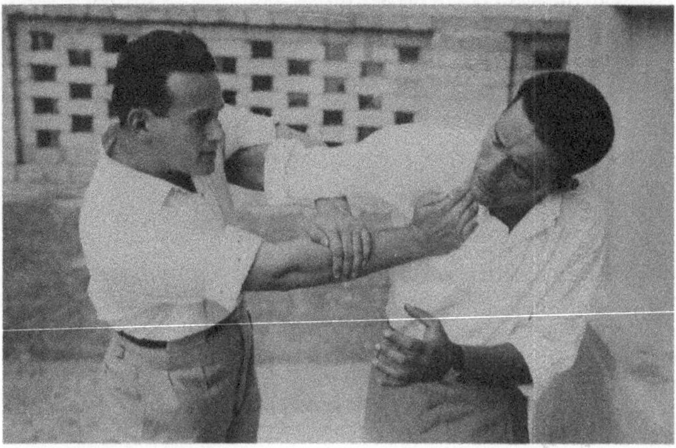

Mit Emil Avneri

doch mehr geschadet als genutzt. An Sport war vorerst nicht mehr zu denken: Immer wieder sammelte sich Wasser im Knie, sechs Monate musste Moshé nach dem Vorfall das Bett hüten.[14]

Ihm blieb also genug Zeit, um sich Gedanken über seine Zukunft zu machen. Sein Jiu-Jitsu Buch war fast fertig. Sogar Illustrationen sollte das Buch haben, anschauliche Fotos, auf denen meist Moshé und sein Freund Emil Avneri im Zweitkampf zu sehen waren.

Finanziert wurde die Erstausgabe durch eine Spende von Frederick Kisch und dem Ingenieur Pinchas Rutenberg. Der britische Offizier, der auch Mitglied der Zionistischen Exekutive war, und der berühmte Erbauer des ersten Kraftwerks in Palästina waren von dem Buch so überzeugt, dass sie die Verbreitung des Werkes unter Haganah-Kämpfern für sehr hilfreich hielten.[15] Moshé konnte also zufrieden sein. Sein Gehalt als Landvermesser war inzwischen auf 17 Pfund monatlich gestiegen. Wenn er noch weitere fünf Jahre durchhielt, würde er von den Briten eine Pension erhalten, mit deren Unterstützung er sogar eine Familie gründen konnte. Doch das war das Letzte, was Moshé im Sinn hatte: Schließlich hatte er sein Leben in Baranowicze hinter sich gelassen, weil er frei und unabhängig sein wollte! Er träumte vom Leben als Abenteuer und eben nicht als eine öde Aneinanderreihung vorhersagbarer Ereignisse, als Routine. Er wollte kein Rädchen einer Maschine sein.

Immer noch träumte er davon, im Ausland zu studieren, auch wenn ihm fast all seine Freunde davon abrieten. »Wenn du mit dem Studium fertig bist«, warnten sie, »wirst du ein alter Mann sein! So gute Bedingungen, wie du jetzt hast, wirst du nie wieder bekommen!« Ein einziger Freund bestärkte Moshé in seinen scheinbar unvernünftigen Zukunftsplänen. Wenn Geld ein Problem sei, so versprach er Moshé, werde er arbeiten und ihm Geld schicken. Wichtig sei nur, dass Moshé etwas aus seinen besonderen Fähigkeiten mache. »Wenn du jetzt nicht gehst«, so rief er, »und weitere zwei Jahre hierbleibst, dann wirst du doch niemals gehen! Hör also nicht auf die anderen, pack deine Sachen und gehe fort von hier!«[16]

Doch wo sollte Moshé studieren? Die vernünftigste Wahl schien England zu sein. Moshé hatte seine englischen Sprachkenntnisse enorm verbessert, während sein Schulfranzösisch für einen Universitätsbesuch nicht ausreichen würde. Doch nach seinen Erfahrungen mit der britischen Mandatsregierung verspürte er nicht die geringste Lust, ausgerechnet in England zu studieren.[17] Frankreich schien eine unvernünftige Wahl, doch gleichzeitig die einzige, der ein Versprechen von Freiheit und Schönheit innewohnte. Viele hebräische Dichter waren nach Paris gereist und hatten bei ihrer Rückkehr nach Palästina begeistert vom Leben der Boheme an der Seine berichtet. Allerdings, so erfuhr Moshé, würde sein Erspartes nicht für ein Medizinstudium ausreichen.

Also beschloss er, stattdessen in Paris Ingenieurwissenschaften zu studieren.[18] Einen Reisepass hatte er sich bereits ein Jahr zuvor besorgt. Dann ging alles sehr schnell: Anfang Oktober 1930 erhielt er ein Visum für Frankreich.[19] Zwei Wochen später kündigte er seine Arbeit als Landvermesser und übergab einem Verlag das Manuskript seines Jiu-Jitsu-Handbuchs. Das Buch würde zwar erst erscheinen, wenn er Palästina verlassen hatte, aber vielleicht war das auch besser so. Er traute den Briten zu, dass sie ihm nach Erscheinen des Buchs unangenehme Fragen zu seiner Mitgliedschaft in der Haganah stellen würden. Und Yona? Sie würde, sobald sie es konnte, ebenfalls zum Studium nach Frankreich reisen. Und dann würden sie und Moshé endlich zusammenleben können.

Am 22. Oktober 1930 schiffte sich Moshé Feldenkrais nach Italien ein. Von dort aus würde er einen Zug nach Paris nehmen.[20] Und dann würde er noch einmal ein neues Leben beginnen.

9 | Monsieur Feldenkrais

Ein Jahr bevor Feldenkrais Tel Aviv verließ, hatte sich der Ullstein-Korrespondent Arthur Koestler auf den Weg von Jerusalem nach Paris gemacht. »Nach dreijähriger kultureller Verbannung und Sinnenaskese«, so Koestler, »musste der erste Kontakt mit Paris im Alter von vierundzwanzig Jahren unvermeidlich die Intensität einer chemischen Reaktion auslösen. Das war auch tatsächlich der Fall; aber die Reaktion war eine ganz andere, als ich erwartet hatte.«[1] Auf Koestler wartete der eher langweilige und graue Alltag eines Korrespondenten, der die meiste Zeit vom Büro aus arbeiten musste. Zudem musste Koestler feststellen, dass zumindest das Paris des Mittelstandes ein hermetisch abgeschlossenes und provinzielles Milieu war. Der Fremde blieb ausgeschlossen. Georg Stefan Troller machte eine ähnliche Erfahrung, nachdem er Ende der dreißiger Jahre mit den Eltern nach Paris geflohen war. Die Stadt, so Troller, »schien keinerlei Interesse daran zu besitzen, von mir erfasst, ausgefühlt oder geliebt zu werden«. Erst im Nachhinein erkannte Troller dies als »eine Herausforderung, an der man reifen konnte, ja, die einen dazu zwang, erwachsen zu werden, was ich heute für grandios halte«[2]. Dies war, was jetzt mit Moshé geschah: Im harten, aber überschaubaren Palästina hatte er zuerst in der Baranowicze-Gruppe das Leben eines ungebundenen Jugendlichen im Schutz des Kollektivs geführt. Danach hatte er als Angestellter der britischen Krone ein abgesichertes, sorgloses Leben in einer Stadt genossen, in der er kaum einen Schritt gehen konnte, ohne auf Freunde und Bekannte zu treffen. In Paris war Moshé vollkommen allein, in einem fremden Land, dessen Sprache er kaum beherrschte. Wenn er in der Millionenstadt Paris strauchelte, würde ihn niemand aufheben.

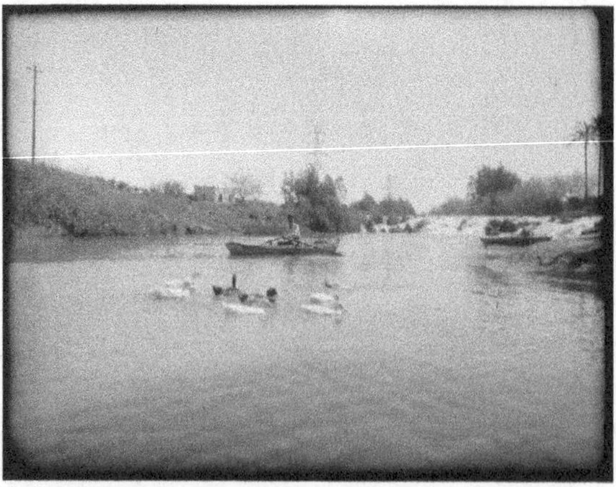

Vom kleinen Fluss Yarkon ...

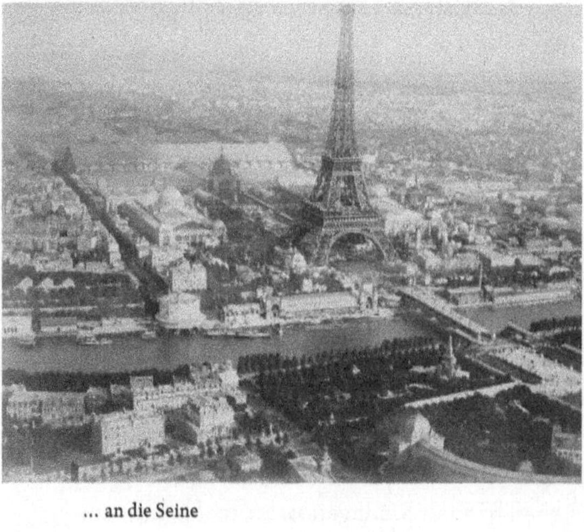

... an die Seine

Dazu kam, dass Moshé in Tel Aviv fast vergessen hatte, dass er Jude war. Doch die Wunde, die ihm sein Erlebnis mit dem Lehrer in Slawuta zugefügt hatte, »war nie verheilt«[3]. In Paris lebte er wieder in der Diaspora, hier war er ein zweifacher Außenseiter.

Vielleicht war es Instinkt, vielleicht aber auch nur die Freude am Neuanfang, dass er in Paris sein Äußeres verändern wollte: Er ließ sich einen Schnurrbart wachsen. »Als ich in den Spiegel sah, erkannte ich mich nicht mehr«, erzählte er seinen Studenten Jahrzehnte später lachend, »ob ihr's glaubt oder nicht: Ich sah aus wie ein ukrainischer Kosak oder so was in der Art. Absolut nichts an mir war noch jüdisch!«[4]

Das ging Moshé dann doch zu weit. Er rasierte den Schnurrbart wieder ab.

Feldenkrais hatte weder Zeit noch Geld, sich zuerst die Sprache anzueignen, er sprang sofort ins kalte Wasser. Das Schwimmbecken befand sich am Boulevard St. Germaine und trug den Namen »École Spéciale des Travaux Publics, du bâtiment et de l'industrie«, kurz ESTP. Die private Technische Hochschule war von dem Politiker und Unternehmer Léon Eyrolles gegründet worden. Das Studium an der von Eyrolles selbst geleiteten ESTP dauerte drei Jahre und endete mit der Erlangung eines Diploms.

Moshé wohnte wahrscheinlich in der 1925 erbauten »Cité Internationale Universitaire de Paris« im Studentenwohnheim, wo Franzosen und Ausländer jeweils unter sich blieben.[5] Zusammen mit dreihundert anderen Studenten studierte er Ingenieurwissenschaften mit dem Schwerpunkt Mechanik. Wie schon auf dem Hebräischen Gymnasium war er der Älteste seines Jahrgangs. Auf der ESTP hatte Moshé nicht nur das Problem, dass er kaum ein Wort Französisch verstand, er hatte im Gegensatz zu den anderen Studenten auch nicht die geringste Ahnung vom technischen Zeichnen. Und am Ende des ersten Trimesters musste Moshé zum ersten Mal in seinem Leben die Erfahrung machen, der Student mit den schlechtesten Noten zu sein. Auch wenn er wusste, dass dies an seinen mangelnden Sprachkenntnissen lag, war diese Erfahrung doch sehr frustrierend. Aber Moshé gab nicht auf: Schon im nächsten Trimester lagen seine Noten im Durchschnitt, und am Ende des ersten Jahres war er unter den ersten zehn Studenten. Im zweiten und dritten Jahr lag Moshé Feldenkrais dann endlich unangefochten an der Spitze seines Jahrgangs.[6]

Die Ausstattung der modernen Schule mit eigenen Werkhallen im Pariser Vorort Cachan raubte Moshé den Atem: »Die konnten dort fast alles bauen, mit eigenem Schienennetz und Lokomotiven!«[7] Einem Studenten aus Palästina musste dies alles »wie Zauberei« erscheinen. Doch auch an der paradiesisch anmutenden Schule war sich Moshé »stets empfindlich der Tatsache bewusst« dass er »ein Jude unter lauter Christen war«.[8] Der Mathematiklehrer, Monsieur Gaudiot, schien es besonders auf den jüdischen Studenten Feldenkrais abgesehen zu haben. Als die Examen anstanden, musste jeder Student eine einzige Aufgabe lösen, doch Moshé bekam gleich drei Aufgaben gestellt. Damit nicht genug, musste er an die Tafel und wurde vom Lehrer ins Kreuzverhör genommen. Nachdem Moshé auch diese Hürde genommen hatte, blickte ihn Monsieur Gaudiot an und fragte: »Sind Sie zufällig derselben Nationalität wie Monsieur Rosenblum?« Moshé wusste genau, worauf der Lehrer hinauswollte, und sein Gesicht rötete sich vor Zorn. Natürlich kannte er den Kommilitonen Rosenblum, der ebenfalls aus Palästina kam. Doch er sagte: »Ich kenne Rosenblum zwar nicht, aber ich bin sicher, dass wir derselben Nationalität sind.« Worauf Gaudiot lächelte und Moshé fortschickte. Moshé war sicher, dass er null Punkte von Gaudiot erhalten würde. »Ich bin nun einmal ein Jude«, dachte er sich, »daran ist nichts zu ändern.« Als er am nächsten Tag den Aushang der Prüfungsnoten durchsah, entdeckte er seinen Namen an der Spitze der Liste. Mit Gaudiots Vermerk »außergewöhnlicher Fortschritt«. »Was für eine Art Antisemit ist das denn?!«, fragte sich Moshé verwirrt. Gaudiot hatte alles versucht, den jüdischen Studenten scheitern zu lassen – und dessen Leistung dann doch anerkannt!

Obwohl Gaudiot nach dem Vorfall immer wieder zaghaft mit Moshé ins Gespräch zu kommen versuchte: solange er nicht »auf den Knien sein Fehlverhalten bekannte«, würde Moshé keinen Frieden mit ihm machen.[9]

Im Mai 1933 schloss Feldenkrais sein Studium mit Auszeichnung ab. Er trug nun den Titel eines Diplom-Ingenieurs. Seine Freude war allerdings getrübt, denn wegen der Abwertung des englischen Pfunds hatte er viel Geld verloren und schuldete der ESTP einen Teil der Studiengebühren. Als Monsieur Eyrolles Moshé am Ende des Studienjahres in sein Büro am Boulevard St. Germaine bestellte, glaubte der frischgebackene Ingenieur zu ahnen, was der Leiter der ESTP von ihm wollte. Eyrolles begrüßte Moshé und verkündete ihm dann gutgelaunt, dass ein neues Gesetz es den besten Studenten der Technischen Hochschulen ermögliche, an der Sorbonne den Doktorgrad zu erwerben. Es wäre eine Ehre für die ESTP, so Eyrolles, wenn Moshé diesen Weg einschlagen wolle.[10]

> *Und ich hatte mir beinahe in die Hose gemacht! Ich war ja überzeugt gewesen, dass ich nun meine Schulden bezahlen müsse! Ich sagte ihm: ›Ich schulde Ihnen Geld!‹ Doch er sagte nur: ›Vergessen Sie das. Wir möchten, dass Sie auf die Sorbonne gehen!‹ Ich warf ein, dass ich nicht an der Sorbonne studieren könne, da ich kein Geld hätte. ›Ich muss*

nach Hause. Ich kann nicht in Paris bleiben und an die Sorbonne gehen. Ich habe kein Geld für Essen, für ein Hotel, ich habe ja noch nicht einmal das Geld, meine Schulden zu bezahlen. Die Idee ist ja schön, aber was hilft es, wenn ich kein Geld habe?‹ Da sagte er: ›Machen Sie sich keine Sorgen, wir geben Ihnen Geld.‹[11]

Der junge Mann erschrak. Im Fach Ingenieurwissenschaften an der altehrwürdigen Sorbonne zu promovieren war natürlich eine wunderbare Sache. Doch hatte er seinen Lebensunterhalt nicht immer selbst bestritten? Wie konnte er sich für den Besuch der Universität bezahlen lassen? Er war doch kein Parasit! So lehnte er Eyrolles' Angebot eines Stipendiums dankend ab. Er könne allerdings, so schlug Moshé vor, seinen eigenen Lebensunterhalt bestreiten, wenn er einen Raum hätte, in dem er abends Jiu-Jitsu unterrichten dürfe. Eyrolles begriff sofort, was zu tun war. »Suchen Sie sich doch bitte hier einen Raum aus. In unserem Gebäude!«

Moshé sprang auf und machte sich auf die Suche. Im achten Stock des riesigen Backsteingebäudes fand er schließlich einen geeigneten Raum. Er war nicht sehr groß, aber der Blick aus den Fenstern war umwerfend: Er hatte sein eigenes Studio über den Dächern von Paris![12] Um möglichst viele Schüler zu gewinnen, musste er die Gründung seines Studios natürlich in ganz Paris bekanntmachen. Aber wie sollte er dies anstellen?

Dann geschah etwas, was Moshé völlig aus der Fassung brachte: Während er noch darüber grübelte, ob es ihm gelingen würde, seinen Lebensunterhalt als Jiu-Jitsu-Lehrer zu bestreiten, traf er eines Morgens seinen Mathematiklehrer Gaudiot auf der Straße, der ihn freudig mit den Worten »Monsieur Feldenkrais! Wie geht es Ihnen?« begrüßte. Moshé erzählte ihm, dass er nun an der Sorbonne studieren werde und dass er Schüler für sein

Kampfsportstudio suche. Der Professor nahm Moshé mit in sein Büro und rief von dort aus ehemalige Studenten an, die inzwischen bei den großen und kleinen Zeitungen der Stadt arbeiteten. Schon bald, versicherte Gaudiot, würde sich Moshé nicht mehr um mangelnde Schülerzahlen sorgen müssen.[13]

Moshés Weltbild wurde vollkommen auf den Kopf gestellt: Antisemiten hatten ihn im Laufe seines Lebens immer wieder verletzt. Und so fair Gaudiot ihn auch letztendlich im Studium benotet hatte, so hasste Moshé den Professor doch nach wie vor. Und dieser Antisemit musste ihn doch auch hassen, weil er Jude war. Und nun so etwas!

Monsieur Gaudiot hatte aus Moshé nicht nur einen exzellenten Mathematiker gemacht, er hatte ihn auch gelehrt, dass man sich, gerade wenn es um den einzelnen Menschen geht, auf kein Konzept verlassen kann – selbst nicht auf den Judenhass eines Antisemiten.

Feldenkrais wohnte nun nicht mehr im internationalen Studentendorf, sondern in der Nähe der Place d'Italie in einem kleinen Hotel. Und allein war er auch nicht mehr: Seine Freundin Yona war ihm endlich nach Paris gefolgt, wohnte mit ihm zusammen und studierte Kinderheilkunde.

Als Moshé am frühen Abend des 26. September 1933 nach Hause kam, zeigte ihm der ungarische Portier des Hotels eine Anzeige in der Sportzeitung: An der École Nationale Supérieure d'Arts et Métiers sollte am selben Abend eine Veranstaltung mit Jigoro Kano, dem Erfinder einer Kampfkunst namens »Judo« stattfinden. Moshé zuckte nur mit den Schultern. Er hatte nun wirklich genug Arbeit. Und was hatte diese Veranstaltung überhaupt mit ihm zu tun?

»Hör mal, du gibst doch die ganze Zeit mit deinem Jiu-Jitsu an!«, rief der Portier aus. »Und dann willst du dir so etwas nicht ansehen?«[14] Er erklärte, dass dieses Judo doch fast dasselbe wie Jiu-Jitsu sei. Moshé war nicht überzeugt. Aber da der Veranstaltungsort zu Fuß gut und schnell zu erreichen war, beschloss er, sich diese Sache zumindest einmal anzusehen.

Als er die Hochschule erreichte, war Moshé völlig überrascht: Überall standen Polizisten herum, Pariser Bürger in feiner Abendgarderobe und hochrangige ordengeschmückte Militärs eilten in das Gebäude. Als Moshé, wie immer in der für ihn typisch lässigen Straßenkleidung, das Gebäude betreten wollte, wurde er sofort aufgehalten. In diesem Aufzug und ohne Einladung würde er die Veranstaltung nicht besuchen können, verkündete man ihm. Moshé packte die Wut. Wollte man ihn wieder so herablassend behandeln wie an jenem Opernabend in Tel Aviv? Das würde er sich nicht noch einmal bieten lassen. Schnellen Schrittes ging er zurück ins Hotel und steckte ein Exemplar seines Jiu-Jitsu-Buchs ein, das 1931 in Tel Aviv erschienen war. Dann eilte er so rasch wie möglich zurück zur Hochschule. Wieder am Eingang angekommen, bat Moshé darum, mit einem Mitglied der japanischen Delegation zu sprechen. Und wirklich tauchte nach einigen Minuten ein Japaner auf, der Moshé durch eine Abfolge höflicher Verbeugungen etwas verwirrte. Schließlich gelang es ihm, dem Mann sein Jiu-Jitsu-Buch in die Hand zu drücken, mit der Bitte, es Monsieur Jigoro Kano als Geschenk zu überreichen. Der Japaner verschwand mit dem Buch. Und es geschah – nichts. Moshé wartete und wartete. Irgendwann hatte er genug und wollte gerade gehen, als der Japaner zurückkam und den jungen Mann hineinbat. »Sieh an«, sagte er sich, »was für ein Glück, dass du nicht aufgegeben hast!«

Zu seiner Erleichterung wies man ihm keinen Platz in der ersten Reihe des Saals an, wo die fein gekleideten Herrschaften saßen, sondern er durfte weiter hinten sitzen. Und dann wartete er. Worauf er allerdings wartete, davon hatte er nicht die ge-

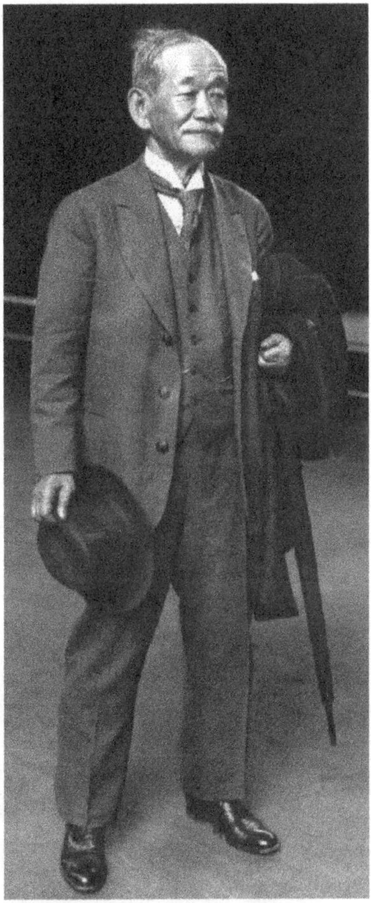

Kämpferischer Humanist – Jigoro Kano, der Vater des Judo (1860–1938)

ringste Ahnung. Und er begann sich zu fragen, warum er sich überhaupt so angestrengt hatte, zu der Veranstaltung zugelassen zu werden. Auf der Bühne saß ein kleiner, drahtiger japanischer älterer Herr mit elegantem Schnurrbart. Wie sich bald herausstellen sollte, war dieser Herr Jigoro Kano, der Hauptgast des Abends.

Neben Kano saß der japanische Botschafter Yotaro Sugimura, ein riesiger, etwas fülliger Mann in schwarzem Smoking. Moshé war verblüfft. Nie hatte er gedacht, dass es so große Japaner gibt! Und dann betraten zwei Judo-Kämpfer in traditioneller japanischer Kleidung den Raum. Auf Matten begannen sie etwas, was in Moshés Augen wie ein wunderschöner Tanz aussah. Ein Tanz, bei dem die Tänzer abwechselnd flogen und fielen. Die Anmut der fließenden Bewegungen, die Eleganz des Fallens – Moshé war sprachlos. Es schien, als würden die Judo-Kämpfer sich in einem Raum bewegen, in dem die Gesetze der Schwerkraft aufgehoben waren. Und dabei sah es überhaupt nicht wie ein Kampf aus!

So beeindruckt und hingerissen Moshé von der Schönheit der Darbietung auch war, so dachte er doch bei sich: »Wenn ich wollte, ich könnte beide umbringen!« Als richtige Kämpfer konnte Moshé die beiden Männer beim besten Willen nicht ernst nehmen.

Nach der Darbietung stand Kano auf und hielt einen Vortrag – in französischer Sprache. Auch der Botschafter erhob sich. Offensichtlich wollte er nicht sitzen, wenn der kleine Japaner stand. Er setzte sich erst wieder, nachdem Kano Platz genommen hatte. Es ging auf und ab. Ein Spiel, das Moshé mehr faszinierte als die Ausführungen Kanos.

Schließlich war die Veranstaltung vorbei. Moshé fühlte sich unwohl beim Anblick all der vornehm gekleideten Gäste, die zum Ausgang strömten. So blieb er noch ein wenig sitzen und wartete. Als einer der letzten Gäste ging er schließlich Richtung Ausgang. Plötzlich stand wieder jener Japaner vor ihm, dem Moshé am Eingang sein Buch überreicht hatte. »Warten Sie bitte, Professor Kano möchte gerne mit Ihnen reden.«

Moshé gehorchte und wartete. Und schließlich kam nicht Kano, sondern der japanische Botschafter Sugimura höchstpersönlich auf Moshé zu. In fließendem Französisch sagte er: »Professor Kano würde sich geehrt fühlen, wenn Sie Zeit hätten, mit ihm zu sprechen.« Jetzt fühlte Moshé, wie ihm der Schweiß auf die Stirn trat. Ein Botschafter sprach zu ihm? Zu Moshé Feldenkrais? »Wo denn?«, schaffte er es schließlich zu fragen. »In der japanischen Botschaft«, antwortete Sugimura und führte Moshé auf die Straße, wo eine schwarze Limousine wartete. Neben dem Wagen stand Kano und begrüßte den jungen Mann mit Handschlag. Wenige Sekunden später saß Moshé eingezwängt zwischen Kano und Sugimura auf dem Rücksitz. Der junge Mann fühlte, dass der kalte Schweiß an seinem Hemd klebte. Botschafter machten ihn nun einmal nervös. Bislang hatte er doch immer nur mit Menschen aus seiner eigenen Gesellschaftsklasse zu tun gehabt.

Nach einigen Minuten hielt der Wagen vor der japanischen Botschaft, und Moshé wurde von Kano in einen riesigen Raum geführt, in dem Judo-Matten lagen. Da Kano nicht nur fließend Deutsch und Englisch, sondern auch Französisch sprach, war die Verständigung immerhin kein Problem für Moshé.

Kano lud Moshé ein, mit ihm zu Abend zu essen. Er könne bestellen, was immer er wolle. Moshé war der Hunger gründlich vergangen. »Was essen Sie denn?«, fragte er Kano. Zu Moshés Pech wählte Kano eine Forelle. Das nächste Problem! Er hatte noch nie Forelle gegessen. Wie aß man denn Forelle? Mit Messer und Gabel? Hoffentlich. Aber wie? Es blieb ihm nichts anderes übrig, als Kano beim Essen genau zu beobachten und es ihm gleichzutun.

Als Moshé das Essen überstanden hatte, kam Kano zur Sache. Er legte Moshés Buch auf den Tisch und erzählte seinem Gast, wie es gekommen war, dass er ein halbes Jahrhundert zuvor seine eigene Kampfmethode entwickelt habe: Judo. »Aber was ist Judo überhaupt?«, fragte Moshé. »Oh«, antwortete Kano, »Judo ist nichts anderes als die Lehre von der Beherrschung des Körpers durch den Geist.« »Das ist Judo?«, fragte Moshé erstaunt. »Ja, das ist Judo.«

Und dann blätterte der Professor in Moshés Jiu-Jitsu-Buch, bis er jene Übung fand, die er gesucht hatte: die Entwaffnung eines mit dem Messer angreifenden Gegners. Diese Grifftechnik war der Grund dafür, dass Moshé Feldenkrais aus Baranowicze nun in der japanischen Botschaft in Paris saß. Denn selbst Kano, der alle Kampfmethoden seiner Heimat studiert hatte, kannte diesen von Moshé entwickelten Bewegungsablauf nicht. »Wo haben Sie diesen Trick bloß her?«, fragte er seinen Gast. Dem jungen Mann war nicht klar, wie erstaunlich seine Entdeckung für Kano war. Er erzählte in aller Unschuld, wie er sich darangemacht hatte, seine eigene Form des Jiu-Jitsu zu entwickeln. »Zeigen Sie mir den Trick«, bat Kano und nahm ein Messer zur Hand. Ohne sich auch nur zu erheben, führte Moshé die Bewegung aus und Kano war entwaffnet. »Irgendwas stimmt daran nicht«, murmelte Kano. »Sonst wüsste ich nicht, wie es sein kann, dass niemand von uns diese Bewegung kennt.« Er bat Moshé, die Bewegung noch einmal auszuführen, dieses Mal in Zeitlupe. Und wieder entwaffnete der 29-Jährige den Erfinder des Judo. Moshé, der zu Beginn noch so schüchtern und unsicher gewesen war, platzte jetzt fast vor Stolz. Offenbar hatte er, ohne es zu wissen, etwas sehr Bedeutendes herausgefunden. Und noch einmal musste Moshé seinen Trick vorführen, dieses Mal gegen einen Mann, der ihm als Ausbilder des Kodokan, der japanischen Judo-Schule, vorgestellt wurde. Und wieder flog das Messer in hohem Bogen fort.

Kano war jetzt überzeugt, dass er einem höchst ungewöhnlichen Mann gegenübersaß. Er nahm Moshés Buch zur Hand und demonstrierte seinem jungen Gast an einigen ausgewählten Beispielen, dass das Buch voller Fehler steckte. Moshé war verwirrt, als Kano einen Würgegriff als untauglich bezeichnete, den er doch selbst so oft erfolgreich angewandt hatte. »Probieren Sie das an mir aus«, schlug ihm Kano vor.

> *Und da ich viel stärker als dieser kleine Mann war, dachte ich, mit so einem alten Mann muss ich behutsam umgehen. Also probierte ich es langsam, stellte dabei aber fest, dass ihm das überhaupt nichts ausmachte, und drückte daher so stark ich konnte. Und ob Sie's mir glauben oder nicht, ich begann plötzlich das Bewusstsein zu verlieren. Ich hatte keine Ahnung, was mir geschah.*[15]

Auch Kano behielt diese Szene in lebhafter Erinnerung:

> *Mit der Faust drückte er mit aller Macht gegen meine Kehle. Da er ziemlich stark war, schmerzte meine Kehle etwas, doch mit den Händen presste ich von beiden Seiten gegen seine Halsschlagadern, sodass das Blut nicht mehr in seinen Kopf gelangen konnte, und da gab er auf.*[16]

Kano fand den jungen Gelehrten »faszinierend« und hatte den Eindruck, dass Moshé ungeachtet der vielen Fehler in seinem Buch ein ungewöhnlich tiefes Verständnis für die Theorie des Jiu-Jitsu besaß.[17] Natürlich würde man, so versicherte Kano, Moshés Entdeckung im Kodokan lange prüfen und ausprobieren. Doch allein die Tatsache, dass Moshé eine Bewegung gefunden hatte, die man in der Judo-Schule untersuchen wollte, war eine ungeheure Ehre. Kano erklärte sich sogar dazu bereit, ein Vorwort für die von Moshé geplante französische Übersetzung des Jiu-Jitsu-Handbuchs zu schreiben. Bis drei Uhr morgens unterhielten sich die beiden Männer angeregt.[18] So hatte Kano genug Zeit, Moshé zu erklären, warum er durch die westliche Welt reiste und Vorträge über die Kunst des Judo hielt: Für Kano war diese Kunst, sich gegen einen stärkeren Gegner zu behaupten, nicht Zweck, sondern Mittel. Ein Mittel, um die eigenen körperlichen und geistigen Kräfte harmonisch zu vervollkommnen, sodass man einen größtmöglichen Beitrag zur Verbesserung der Gesellschaft leisten konnte. Schon seit 1911, so konnte Kano seinem Gast berichten, sei Judo fester Bestandteil des Curriculums an japanischen Schulen.[19] Als Moshé schließlich darum bat, ihm ein Taxi zu rufen, winkte Kano ab. Die Limousine der Botschaft stand doch für den Gast bereit! Als vor dem kleinen Hotel der schwarze Rolls-Royce mit der japanischen Flagge vorfuhr und Moshé aus dem Wagen kletterte, verstand der Portier die Welt nicht mehr. Moshé wohl auch nicht. Er war so aufgekratzt, dass er Yona noch bis fünf Uhr morgens mit seinen Erzählungen von schwerelosen Japanern, schwierigen Forellen und fliegenden Messern wachhielt.[20]

So hatte Moshé erst wenige Stunden geschlafen, als er zum Telefon gerufen wurde. Sugimura war am Apparat. »Monsieur Feldenkrais«, sagte der Botschafter, »Professor Kano ist sehr interessiert an Ihrer Arbeit. Bitte betrachten Sie sich als Gast unserer Botschaft. Sie sind bei uns immer willkommen.« Und dann lud er Moshé sogleich zum Auftritt einer koreanischen Tanzgruppe in die Botschaft ein. Nach einigem Zögern nahm Moshé die Einladung an. Sugimura behandelte seinen Gast wieder mit vollendeter Höflichkeit und setzte sich sogar neben ihn.

Die Vorstellung der koreanischen Tänzer war anders als alles, was Moshé bislang gesehen hatte, denn sie bewegten sich auf dem Boden liegend. Und als Sugimura seinem Gast erklärte, dass viele der Bewegungen Judo-Elemente enthielten, war Moshé klar, warum der Botschafter ihn eingeladen hatte. Staunend verfolgte Moshé die Bewegungen der Tänzer, bei denen jeder die Absichten der anderen zu spüren schien. Als sie sich schließlich erhoben, geschah dies so schnell und elegant, dass Moshé nicht erkennen konnte, wie sie das überhaupt getan hatten. Und obwohl er sich vorgenommen hatte, gegenüber dem Botschafter höfliche Zurückhaltung zu wahren, erlag er bald der Freundlichkeit des Judoka Sugimura. Er sollte einer der besten Freunde Moshés während der Pariser Jahre werden.[21]

Bereits wenige Tage nach seiner ersten Begegnung mit Kano erhielt Moshé einen Brief des Professors, in englischer Sprache und kunstvoll vollendeter Handschrift. Kano versicherte Moshé noch einmal, wie froh er sei, ihn getroffen zu haben. Er versprach, nach seiner Rückkehr nach Japan Moshé einige Bücher zum Thema Judo zu schicken. Und nicht nur das: Der Professor teilte Moshé mit, er könne sich den Text des Vorworts zur französischen Ausgabe des Jiu-Jitsu-Buchs in den nächsten Tagen in der japanischen Botschaft abholen.[22]

Dass Kano Moshés Bitte so schnell nachgekommen war, hat den jungen Mann sicher tief beeindruckt. Kano schien es überhaupt nicht zu interessieren, welchen gesellschaftlichen Status ein Mensch innehatte, welcher Nation er angehörte, welche Religionszugehörigkeit er besaß. Und so hatte er den unbekannten Studenten Moshé Feldenkrais, der keine Judo-Erfahrung aufweisen konnte und dessen Jiu-Jitsu-Buch voller offensichtlicher Fehler war, sofort als bedeutenden Gelehrten akzeptiert.[23] Denn jeder Fehler, den der Autodidakt Feldenkrais bei der Entwicklung seiner Kampfmethode gemacht hatte, zeugte von einem einzigartigen, tiefen Verständnis. Und Moshés Entwaffnungstrick sollte schon bald fester Bestandteil des Lehrplans am japanischen Kodokan werden, etwas, das noch nie einem »Weißen« gelungen war.[24]

Kein Wunder also, dass es Kano sehr leicht fiel, Moshés Buch in seinem Vorwort zu loben: Zwar, so Kano, stimme das Buch nicht vollständig mit seiner Vorstellung vom wahren Judo überein, doch sei es »das beste nichtjapanische Werk zu diesem Thema«. Er sei davon überzeugt, »dass der Autor durch das Studium des wahren Judo bald zu einer perfekten Beherrschung dieser Methode kommen wird«.[25]

Kanos Respekt für Feldenkrais war offensichtlich. Und doch muss Moshé sehr verblüfft gewesen sein, als Kano ihm bei ihrem zweiten Treffen einen ungewöhnlichen Wunsch offenbarte: Er, Moshé Feldenkrais, sei genau der richtige Mann, um die Lehre des Judo zunächst in Paris und schließlich in ganz Frankreich zu verbreiten.[26]

Damit wurde Moshé eine Art Botschafter japanischer Kultur in Frankreich. Japan hatte nach Kanos Überzeugung so viel vom Rest der Welt gelernt, dass es seine Pflicht war, nun selbst etwas zur Verbesserung der Welt beizutragen. Er versprach Moshé, ihm einen Judo-Lehrer zu senden: Mikinosuke Kawaishi, so Kano, sei zwar privat ein eher unerfreulicher Zeitgenosse, aber ein sehr erfahrener Judoka. »Kano«, so Feldenkrais, »erklärte mir allerdings nicht, wie ein erfahrener Judoka ein so unerfreulicher Mensch sein konnte. Schließlich glaubte Kano doch, dass Judo einen Menschen besser macht.«[27]

Gleichwohl akzeptierte Moshé das Angebot, Kanos Judo-Botschafter in Frankreich zu werden. Und wann immer Kano nach Paris kam, freute er sich, Moshé zu treffen.[28] Wenn der Erfinder des Judo ihn auserwählt hatte, dann musste er wohl der Richtige für diese ungewöhnliche und verantwortungsvolle Aufgabe sein.

10 | Rasende Atome und fallende Judoka

Am Morgen des 15. Januar 1934 traf sich im Labor des Radium-Instituts in der Pariser Rue Pierre Curie eine kleine Gruppe von Wissenschaftlern, um ein Experiment zu beobachten, dessen Konsequenzen den Lauf der Weltgeschichte verändern sollten: Irène und Frédéric Joliot-Curie demonstrierten Marie Curie, Paul Langevin und ihrem Mitarbeiter Pierre Biquard die von ihnen entwickelte künstliche Erzeugung von Radioaktivität.[1] Wenige Tage später ging das Ehepaar Joliot-Curie mit seiner Entdeckung an die Öffentlichkeit und wurde so mit einem Schlag weltberühmt.

Zwei Jahre zuvor, als in Cambridge aufgrund der Erkenntnisse von Irène und Frédéric Joliot-Curie das Neutron entdeckt worden war, hatten sich die Forscher noch keine weitreichenden Gedanken über die letzten Konsequenzen ihrer Arbeit gemacht. Doch nun waren im mächtigen Nachbarland die Nationalsozialisten an die Macht gekommen, und damit erhielt jeder Fortschritt in der Kernforschung ein Janusgesicht: Alle in den demokratischen Staaten gewonnenen Erkenntnisse über die Atomenergie würden nach ihrer Veröffentlichung auch den Nazis zugutekommen. Und man musste davon ausgehen, dass die Deutschen ein Interesse daran haben würden, sich das destruktive Potenzial der Atome eines Tages nutzbar zu machen. Unter diesen Umständen wäre es verständlich gewesen, wenn Joilot seinen deutschen Mitarbeiter Wolfgang Gentner 1933 entlassen hätte, doch Joliot tat es nicht. Bis 1935 durfte der Deutsche mit ihm zusammenarbeiten. Vielleicht sogar mit der Gefahr einer einst möglichen deutschen Atombombe vor Augen warnte der Antifaschist Frédéric Joliot im August 1935, anlässlich der Verleihung des Nobelpreises für Chemie, vor der potenziell weltzerstörenden Kraft der Kernenergie. Wohl auch unter dem Eindruck der sich anbahnenden Bedrohung aus dem Nachbarland setzte das Ehepaar Joliot-Curie seine Forschungen engagierter denn je fort. Denn wenn die Entdeckung der Kernschmelze und die Erzeugung einer zerstörerischen Kettenreaktion nicht mehr aufzuhalten war, dann musste man den Nazis auf jeden Fall zuvorkommen. Das eigentlich auf friedliche akademische Forschung konzentrierte Radium-Institut wurde nun zum Zentrum des Taifuns.[2]

Im Sommer 1933 wurde der Promotionsstudent Moshé Feldenkrais, wahrscheinlich auf Empfehlung von Eyrolles, in das Team von Frédéric Joliot eingeladen. 1935 beteiligte sich Moshé in den Werkhallen seiner früheren Schule am Bau des ersten französischen Teilchenbeschleunigers, eines sogenannten Van-de-Graaff-Generators. Die von dem Generator hergestellten Radionuklide waren für die Verwendung in der biologischen und medizinischen Forschung bestimmt. Moshé fertigte die Entwürfe für den Bau des Generators in so kurzer Zeit an, dass Joliot tief beeindruckt war.

Er war gern bereit, Moshés Promotionsvorhaben zur »Messung sehr hoher Spannung« zu betreuen, und half dem jungen Mann, zwei Stipendien der Carnegie-Stiftung zu erhalten.[3] Zusammen mit dem Nobelpreisträger Joliot konnte Moshé sogar zwei wissenschaftliche Texte publizieren – für den Promotionsstudenten eine große Ehre.[4] Kamen Besucher ins Institut, war es oft der mehrsprachige Moshé, der sie herumführte. So begegnete er auch Enrico Fermi und Albert Einstein, den die breiten Schultern des Studenten Feldenkrais nicht weniger als der Anblick des Van-de-Graaff-Generators beeindruckten.[5]

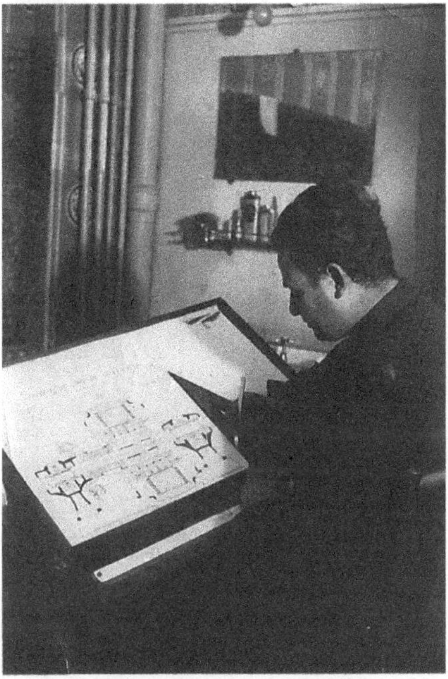

Das Zeichenbrett neben dem Waschbecken.
Moshé in seiner Pariser Wohnung

Im Juli 1934 ging Moshé mit seinem palästinensischen Pass zur deutschen Botschaft und ließ sich dort ein Visum für die Reise durch Deutschland ausstellen, um so zu seiner Familie in Polen zu gelangen.[6] Nun, da die Nazis in Deutschland herrschten, hielt Moshé es mehr denn je für ratsam, dass seine Eltern, Malka und Baruch nach Palästina auswandern sollten. Wahrscheinlich ahnte er auch, dass es angesichts der vielen deutschen Juden, die nun nach Palästina flohen, nur eine Frage der Zeit sein würde, bis der nächste arabische Aufstand losbrach. Und der Reflex der Briten war für diesen Fall hinlänglich bekannt: Einreisebeschränkungen für Juden.

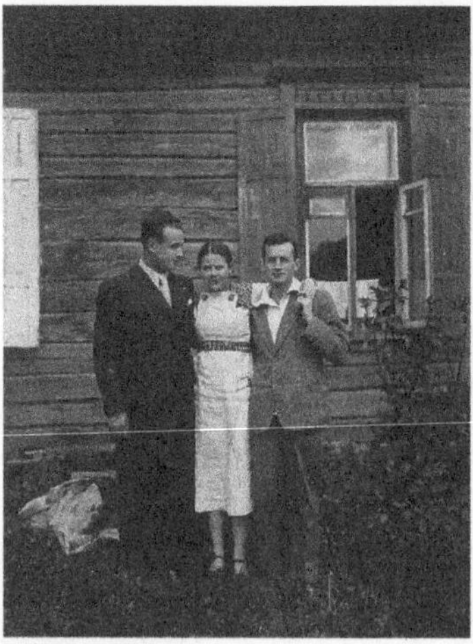

Rückkehr nach Baranowicze im August 1934 –
Moshé mit Malka und Baruch

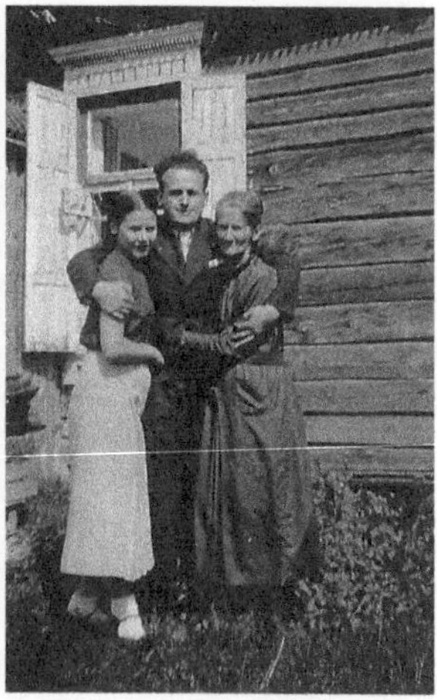

Moshé mit Malka und Sheindel

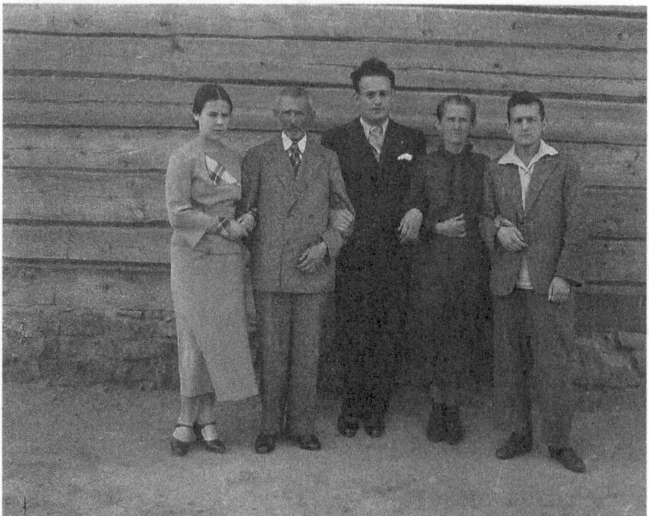

Familie Feldenkrais Arm in Arm und sehr ernst.
Ein letztes Foto mit Malka, Ariyeh, Sheindel und Baruch

Moshé hatte zwar genug Geld gespart, damit seine Eltern und Malka nach Palästina einreisen durften, doch reichte das Geld nicht für die Aliyah des Bruders Baruch. Für dessen Einwanderung bürgte daher Mrs Vera Solomons, eine wohlhabende Engländerin, die Moshé in Paris kennengelernt hatte.[7] Auch Malka, die eine Ausbildung zur pharmazeutischen Assistentin machte, sprach fließend Hebräisch, entschied sich jedoch, nach Frankreich anstatt nach Palästina zu gehen. Zwar kannte sie ihren Bruder kaum, da sie sich fünfzehn Jahren nicht gesehen hatten, doch war das Verhältnis der Geschwister zueinander unverändert liebevoll – wie man an den Fotos sieht, die während ihres Wiedersehens entstanden sind. Und es war klar, dass sich Moshé um seine kleine Schwester kümmern würde. Die Eltern und Baruch verließen Baranowicze, nachdem die Einreiseerlaubnis durch die britische Mandatsregierung Ende 1935 erfolgt war.

Moshé und Yona wohnten nun in der Avenue de la Soeur-Rosalie 12.[8] Moshé war täglich vierzehn Stunden beschäftigt: Tagsüber arbeitete er für Joliot-Curie, abends gab er in seinem »Jiu-Jitsu Club de France« in der Rue Thénard Nr. 1 Unterricht. 1936 wurde der zwei Jahre zuvor eröffnete Jiu-Jitsu-Club in Jigoro Kanos Anwesenheit »offiziell« gegründet. Ehrenmitglieder waren Kano, Joliot und Eyrolles.[9] Moshé gelang es sogar, das Ehepaar Joliot-Curie und weitere Mitarbeiter des Radium-Instituts als Schüler zu gewinnen.

Der große Erfolg bei seinen Schülern rührte nicht daher, dass Feldenkrais ein so erfahrener und einzigartiger Judoka gewesen wäre. Das Besondere war vielmehr, dass er den »sanften Weg« aus einer streng wissenschaftlichen, westlichen Perspektive vermittelte. Dabei setzte Moshé nicht nur sein pädagogisches Talent, sondern auch seine Kenntnisse der Mechanik und sein psychologisches Wissen ein. Selbst sein Lehrer Kawaishi ließ sich

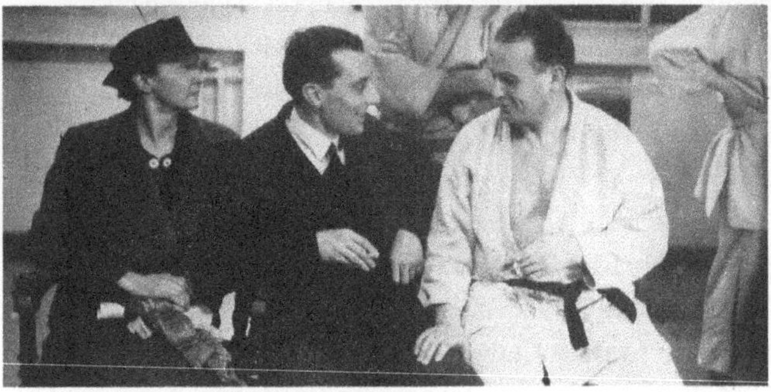

Zigarettenpause – Moshé und das Ehepaar Joliot-Curie in seinem Jiu-Jitsu Club de France

von der eigenwilligen Herangehensweise Moshés beeindrucken und hielt es auch nicht für nötig, die Artikel, die Feldenkrais für das »Judo Bulletin« schrieb, vorsorglich gegenzulesen.[10]

Dabei blieb natürlich immer klar, wer Lehrer und wer Schüler war. Und die Fähigkeiten Kawaishis verschlugen Moshé schon beim bloßen Zuschauen den Atem.

> *Mein Lehrer pflegte sich auf den Boden zu legen, ohne dabei seine Kehle zu schützen, und ein Stock wurde quer über seine Kehle gelegt, den zwei Leute dann auf seine Kehle drückten. Jeder andere wäre in einer Sekunde tot gewesen. Er aber lag da, und ehe man sich versah, war er unter dem Stock weggeschlüpft und hatte sich befreit. Er konnte das auch zehnmal hintereinander machen, und man konnte ihn daran nicht hindern.*[11]

Schon bei seiner ersten Begegnung mit Kano hatte Moshé am eigenen Leibe erfahren, dass nicht bloße Muskelkraft, sondern das »Wie«, die vollkommene Beherrschung der Technik, entscheidend ist. Vor allem erlebte Moshé, dass ein Mensch, der sich unter der Anleitung eines Lehrers darauf einlässt zu lernen, das Spektrum seiner Möglichkeiten nahezu grenzenlos zu erweitern vermag. Und je mehr Möglichkeiten der Mensch hat, so lernte Moshé, desto freier, selbstsicherer und unabhängiger ist er. Selbst die Gravitation schien Judokas weniger einzuschränken als andere Menschen, sie konnten sich leichter, mit weniger Anstrengung bewegen. Und noch etwas Überlebenswichtiges lernte Moshé während seiner Ausbildung: Er schulte seine Aufmerksamkeit im stummen Dialog zwischen seinem eigenen Körper und dem des Gegners. Er lernte, über Berührung zu verstehen, Absichten zu erahnen und sofort zu handeln. Moshé hatte das Versprechen gehalten, das er sich in Baranowicze gegeben hatte: Er konnte sich seiner Haut wehren!

Moshés zunehmende Begeisterung für die Entdeckung neuer Bewegungsabläufe und mentaler Fähigkeiten änderte allerdings nichts daran, dass ihm Kawaishi als Mensch etwas suspekt blieb. Nicht nur, dass der Japaner sein Geld bei Kartenspiel und Pferderennen verschwendete, er kam mitunter auch betrunken zum Unterricht.[12] Vor allem war es Moshé sehr unangenehm, wenn Kawaishi über Kano lästerte. Andererseits warf er sich vor Kano

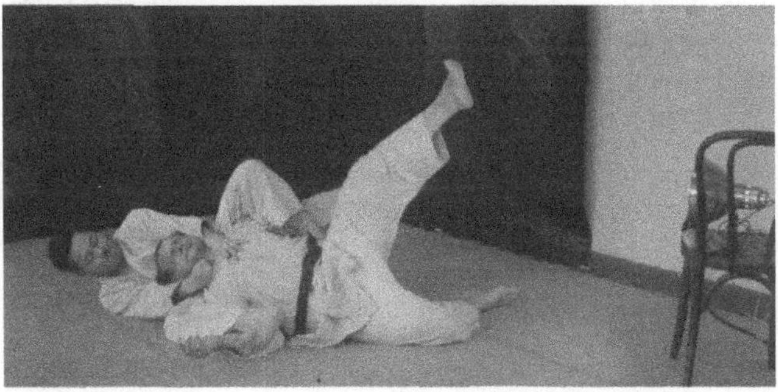

Unterricht bei Kawaishi

auf den Boden, wenn dieser den Club besuchte. Die Tradition, so vermutete Moshé, war letztlich stärker als persönliche Abneigung.[13] Was ihn auch immer an Kawaishis Persönlichkeit stören mochte, so schaffte dieser es doch, seinen Schüler auf die Prüfung zur Erlangung des schwarzen Gurts vorzubereiten. Für Moshé persönlich war der Tag der Prüfung eine weltbewegende Angelegenheit. Er hatte sogar eine Reihe von Gästen zu diesem Ereignis eingeladen: darunter natürlich das Ehepaar Joliot-Curie und Leon Eyrolles, aber auch den Erziehungsminister Jean Zay sowie Pierre Mendès-France (Zay sollte 1944 von Vichy-Milizionären ermordet und Mendès-France 1954 Ministerpräsident werden). Nach der Zeremonie lud Moshé seine Gäste in ein Restaurant ein. In der darauffolgenden Nacht tat er kein Auge zu. Erst am nächsten Tag, als er mit dem Bus zur Arbeit führ, schlief er ein – im Stehen.

Moshés Hochgefühl steigerte sich noch, als er bemerkte, dass er als Träger des schwarzen Gurts wirklich besser wurde. Schon die Judo-Würfe schienen leichter zu gehen.[14] Nach seiner Überzeu-

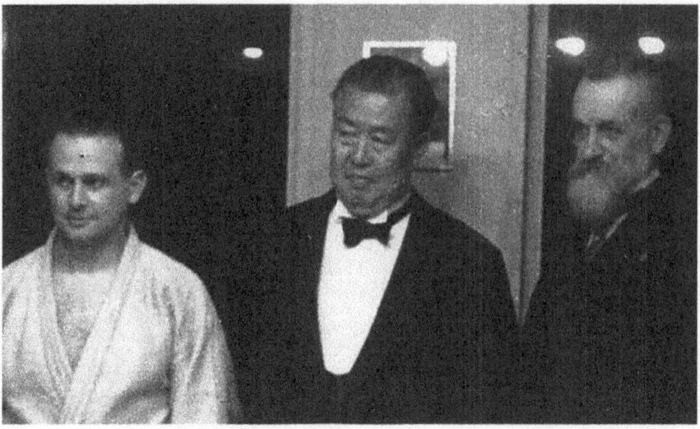

Moshé, Botschafter Sugimura und Eyrolles im Jiu-Jitsu Club de France

gung war dies ein psychologisches Phänomen: Allein die Tatsache, dass er sich als Gewinner fühlte, steigerte seine Leistung.

> *Ich war jetzt jemand. Halleluja! Der Club wurde immer größer, und ich war ein stolzer Hahn. Ich versuchte mir einzubilden, dass das alles wirklich wichtig ist. Aber man kann nun wirklich mehr erreichen. Und das gilt auch für die Welt des Judo. Ich habe mich dann ziemlich schnell wieder beruhigt – was von allen dankbar registriert wurde.*[15]

Außer der Verleihung des schwarzen Gurts gab es in jenen Tagen noch einen Grund zum Feiern: Moshé heiratete seine Freundin Yona, selbstverständlich nach dem jüdischen Ritus. Die standesamtliche Trauung konnte warten. Seine Familie in Tel Aviv hatte er per Telegramm sehr kurzfristig über die anstehende Trauung informiert: »Heiraten am Freitag. Sagt Rubinsteins Bescheid.«[16]

Moshé und Kawaishi gaben spezielle Selbstverteidigungskurse für Frauen, und auch Malka wurde bald eine begeisterte Judoka. Außerdem richteten Kawaishi und sein Schüler Judo-Klassen für Kinder ein.[17]

All das genügte Feldenkrais allerdings nicht: Ihn interessierte mehr und mehr, ob er sein im Judo-Unterricht gewonnenes Wissen nicht auch außerhalb des Clubs einsetzen könnte. So kam Moshé auf Empfehlung Joliots in Kontakt mit Prof. Paul Chailley-Bert, der in seinem Institut in der Rue Lacretelle versuchte, körperlich schwache Kinder durch Sport zu fördern.[18]

Als wäre die Doppelbelastung durch seine Arbeit im Labor und die Arbeit im Studio nicht schon genug, betätigte Moshé sich auch noch als Entwickler technischer Patente.[19] Einer von Moshés Schülern leitete eine Firma, die medizinische Geräte

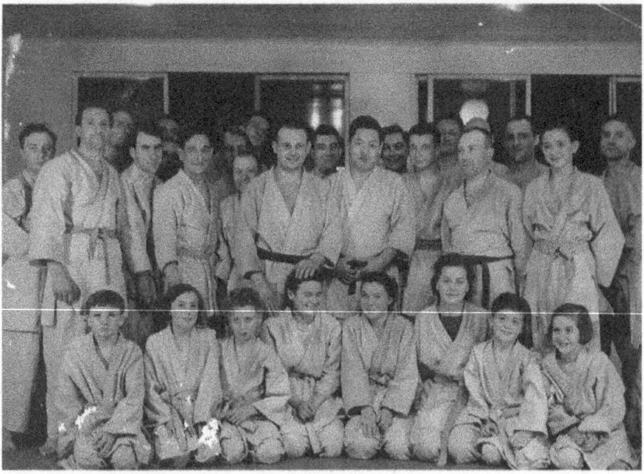

Moshé mit seinem japanischen Kollegen Kawaishi, Malka und den Schülern seines Jiu-Jitsu Club de France

baute. Als er seinen Lehrer eines Tages fragte, ob es nicht möglich sei, ein Gerät zur Sterilisierung von Operationsräumen zu erfinden, war Moshés natürliche Neugierde sofort geweckt. Und tatsächlich schaffte er es, ein Gerät zu erfinden, das die Luft in OPs sterilisierte. Moshés Hoffnungen in dieses Patent waren groß: Wenn alle französischen Krankenhäuser das Gerät kaufen würden, wäre er auch in finanzieller Hinsicht ein gemachter Mann! Und tatsächlich wurde Moshés revolutionäre Erfindung von einem neuen Krankenhaus in Lille eingekauft. Wäre nicht der Krieg gekommen, so mutmaßte Feldenkrais später, hätte seine Erfindung ihn reich machen können.[20] Und Geld hatte er bei allem gesellschaftlichem Erfolg ja nach wie vor dringend nötig. Gewiss hatte Malka im Mai 1937 eine Anstellung bei Irène Curie gefunden, wo sie in der Messabteilung des Labors arbeitete. Doch auch wenn sich die Schwester selbst finanzieren konnte, trug Moshé weiterhin die Verantwortung für die Familie in Palästina, wie natürlich auch für seine Ehefrau Yona, die noch immer Medizin studierte.

Aufgrund seiner bescheidenen finanziellen Möglichkeiten wurde Moshé sehr nervös, als die französischen Behörden ihn 1937 aufforderten, nach Palästina zu reisen, um danach mit einem neuen Visum nach Frankreich zurückzukehren. Es war Eyrolles, der diese Gefahr mit einem Schreiben an die Behörden abwenden konnte.[21] Wahrscheinlich war Feldenkrais auch deswegen ins Visier der Behörden geraten, weil inzwischen immer mehr Flüchtlinge, vor allem aus Deutschland, nach Paris strömten und sich die allgemeine Stimmung immer stärker gegen alle Fremden zu wenden begann.

In Spanien tobte seit Juli 1936 der Bürgerkrieg. Doch während sich die Volksfrontregierung unter Léon Blum nicht dazu entschließen konnte, der Spanischen Republik zu helfen, zögerte Joliot nicht, seinen persönlichen Beitrag zum erhofften Sieg über den katholischen Faschisten Franco zu leisten: Zusammen mit Paul Langevin experimentierte er mit Sprengstoff, den er der spanischen Armee zur Verfügung stellen wollte.[22] Schon Joliots Vater hatte auf Seiten der Pariser Kommune gekämpft, und auch Langevin hatte politisch stets links gestanden.[23] Wenn sich Moshé an den explosiven Experimenten der beiden Forscher auch nicht beteiligt haben mag, so teilte er doch deren politische Ansichten. Seinem Temperament nach war er ohnehin ein Rebell, ein stolzer palästinensischer Arbeiter. Und wenn er auch kein Mitglied der KP war, so sympathisierte Moshé doch durchaus mit der Idee des Kommunismus. Auch in späteren Jahren hat er sich dessen nie geschämt.[24]

Aber sosehr Moshé auch mit den Kommunisten als vermeintlichen Vorkämpfern einer modernen, humanistischen und von moderner Wissenschaft geprägten Gesellschaft sympathisierte –

sein Idol war nicht Stalin, sondern Jigoro Kano. Und als der Begründer des »sanften Wegs« im Mai 1938 plötzlich verstarb[25], verlor Feldenkrais einen Freund, dessen Persönlichkeit und Lehre seinen Lebensweg weiterhin entscheidend und nachhaltig beeinflussen sollte.

11 | Auf der Flucht

Am 15. März 1939 marschierte die deutsche Wehrmacht in Prag ein. Im Grunde genommen war dies bereits der Beginn des Zweiten Weltkriegs. Schon im Februar desselben Jahres hatte der aus Berlin emigrierte Kernforscher Léo Szilárd seine Kollegen aufgefordert, künftig auf die Veröffentlichung ihrer Untersuchungen zur Kernspaltung zu verzichten. Nazigegner wie er und der aus Wien geflohene Viktor Weißkopf waren sich bewusst, dass die deutschen Atomphysiker nicht davor zurückschrecken würden, im Dienste Hitlers die Atombombe zu bauen. Dies zu verhindern war den Antifaschisten jetzt noch wichtiger als der weltweite freie Austausch unter Wissenschaftlern. Aber Joliot, der seit zwei Jahren als Professor am Collège de France arbeitete und dessen Team große Chancen hatte, den Wettlauf um die Beherrschung der Atome zu gewinnen, lehnte ein selbstauferlegtes Publikationsverbot ab. Eine derartige Einschränkung wäre seiner Ansicht nach einer Kapitulation vor den Nazis gleichgekommen.[1] Die vertrauensvolle Zusammenarbeit mit ausländischen Wissenschaftlern gehörte für Joliot ohnehin zum Alltag. So hatte er im Radium-Institut mit dem chinesischen Physiker Tsien San-Tsiang zusammengearbeitet (dieser war mit Moshé und Malka eng befreundet und sollte später der Vater der chinesischen Atombombe werden)[2].

Dies bedeutete jedoch nicht, dass Joliot tatenlos zusehen wollte, wie deutsche Kollegen für Hitler die Atombombe bauen. Auf seine Initiative hin lieferte Norwegen seinen gesamten Vorrat schweren Wassers, insgesamt 200 Kilogramm, als Leihgabe an die Franzosen. Ohne Zugriff auf das norwegische schwere Wasser, so hoffte Joliot, würde der Bau einer deutschen Atombombe auf absehbare Zeit unmöglich sein.

1939 wurde auch Joliot in die Armee einberufen und forschte fortan als »Capitaine affecté spécial« in seinem neuen Labor in Ivry an den Verwendungsmöglichkeiten nichtexplosiver nuklearer Kettenreaktionen (die Ergebnisse dieser Arbeit veröffentlichte er erst 1949).[3]

Prinzipiell war auch Moshé bereit, seinen persönlichen Teil zum Krieg gegen Hitler beizutragen. Doch wollte er, ebenso wie Joliot, seinen Militärdienst nicht in der kämpfenden Truppe, sondern als Wissenschaftler ableisten. Und zwar trotz seines palästinensischen Passes nicht in der britischen Armee, sondern als Angehöriger der französischen Streitkräfte.

Im August 1939, wenige Tage vor Hitlers Angriff auf Polen und dem darauf folgenden Kriegseintritt der Briten und Franzosen, suchte Moshé daher zwei Ärzte auf, die ihm wahrheitsgemäß schriftlich bestätigten, dass er aufgrund einer »traumatischen Verstauchung« des Knies für den normalen Wehrdienst untauglich war.[4] Außerdem konnte Moshé den britischen Botschafter davon überzeugen, dass er den Kriegsanstrengungen der Alliierten besser in Frankreich als in England dienen könne. Die Briten erteilten Moshé die Erlaubnis, für Joliots Freund Langevin zu arbeiten.[5]

Paul Langevin hatte schon während des Ersten Weltkriegs eine Methode entwickelt, um mit Hilfe von Ultraschall U-Boote über deren Echo aufzuspüren. Er galt somit als einer der führenden Wissenschaftler auf dem Gebiet des Anti-U-Boot-Kriegs und stand in engem Kontakt mit britischen Kollegen wie Professor J. D. Bernal.[6]

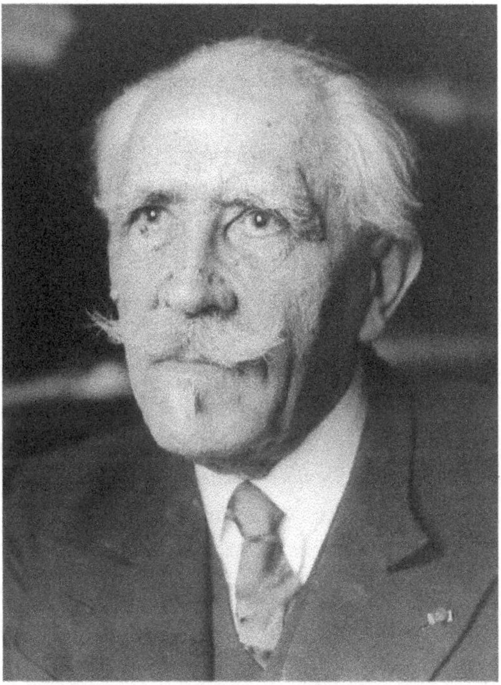

Paul Langevin, Physiker und engagierter linker Intellektueller

Für Feldenkrais war dies zwar ein neues Betätigungsfeld, doch er war zuversichtlich, dass es ihm gelingen würde, sich schnellstmöglich einzuarbeiten. Eile war durchaus geboten, denn da die Versorgung auf dem Seeweg für die Briten existenziell wichtig war, stellten deutsche U-Boote für sie eine noch größere Gefahr als die deutsche Luftwaffe dar.

Als Mitarbeiter Langevins erfuhr Moshé, dass die Deutschen laut Informationen des französischen Geheimdienstes eine akustische Mine entwickelt hatten. Bereits die magnetische Mine der Deutschen hatte den Alliierten Kopfschmerzen bereitet. Nachdem es den Briten gelungen war, ihre gesamte Flotte zu »entmagnetisieren«, schien diese Gefahr erst einmal gebannt. Die akustischen Minen waren jedoch eine tödliche Gefahr, der man schutzlos ausgesetzt sein würde.

Langevin beriet sich mit Pierre Biquard, und dieser bat Moshé, ihn beim Bau eines Gerätes zu unterstützen, das die akustischen Minen aufspüren könnte.[7] Ohne zu zögern machte sich Moshé im Frühling des Jahres 1940 an die Arbeit. Es gab keine Zeit zu verlieren: Am 10. Mai hatten die Deutschen mit ihrem Westfeldzug begonnen, in dessen Verlauf sie die Niederlande, Belgien und Luxemburg überfielen und Frankreich angriffen.

> *Wir arbeiteten viel, und wir arbeiteten schnell. Innerhalb weniger Wochen war der Prototyp des Gerätes fertig. Ich bekam den Auftrag, nach Toulon zu fahren, um das Gerät dort unter realistischen Bedingungen zu testen. Das war allerdings leichter gesagt als getan, denn schon am nächsten Morgen [am 14. Juni 1940] hörten wir Feuergefechte auf der anderen Seite der Seine. Unser Labor, die Universität, das war alles auf dem linken Ufer. Wir wussten nicht, was wir tun sollten. In ein paar Stunden würden die Deutschen den Fluss überquert haben.*[8]

Moshé eilte zum Radium-Institut. Vor dem Gebäude standen Lastwagen und Privatautos, Arbeiter beluden die Wagen eilig mit Material aus dem Institut. Von Irène und von Malka keine Spur.

Irgendwie schaffte Moshé es, einen Wagen zu organisieren, und schloss sich zusammen mit Yona dem Flüchtlingsstrom an, der sich beängstigend langsam auf der Landstraße nach Süden in Richtung Toulouse bewegte.[9] Die Flüchtlinge boten einen erschütternden Anblick, wie sich Sergeant William Harding erinnert:

Die Straßen waren völlig verstopft mit Zivilisten jeden Alters, die meisten sehr jung und sehr alt. Ich werde niemals den Anblick der alten Leute vergessen, denn das war etwas, was ich niemals zuvor gesehen hatte, niemals gedacht hatte, dass ich so etwas einmal sehen würde. Einige von ihnen müssen in ihren Achtzigern gewesen sein, sie gingen mit riesigen Bündeln auf dem Rücken, nach vorne gekrümmt, auf diesen heißen Straßen.[10]

Die Fahrt ging nur im Schritttempo vonstatten, und Moshé sagte sich, dass sie ebenso gut die Flucht zu Fuß hätten ergreifen können, statt wertvolles Benzin zu verschwenden. Immer wieder mussten sie Autos, denen das Benzin ausgegangen war, von der Straße wegschaffen. Und irgendwann kamen die deutschen Stukas. Sie flogen im Tiefflug heran, und ihre Maschinengewehre mähten zahllose wehrlose Flüchtlinge nieder. »Es war die

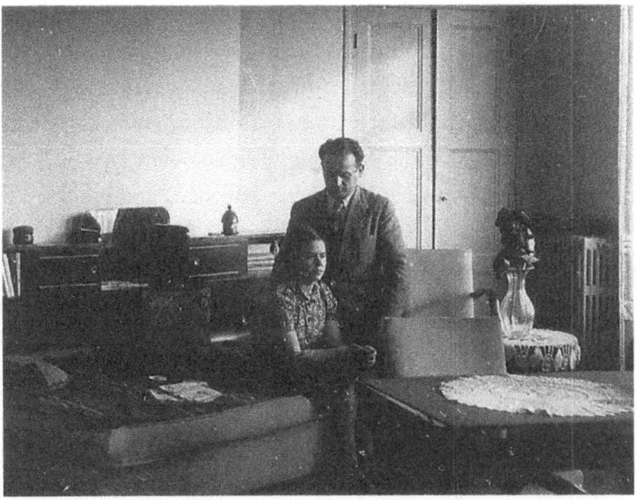

Bruder und Schwester

Hölle. An einem wunderbaren Tag. Und in einer wunderschönen Landschaft«, erinnerte sich Feldenkrais Jahre später. Auf ihrem Autodach hatten er und Yona zwei Matratzen festgezurrt. Doch auch wenn sie sich dadurch etwas sicherer fühlten, einen direkten Treffer hätten sie nicht überlebt.

Zwei Tage brauchten Moshé und Yona für eine Strecke, die sie in Friedenszeiten in einer halben Stunde mit dem Bus zurückgelegt hätten. Doch wenn Moshé sich auch mitunter fragte, ob er und Yona wirklich die richtige Entscheidung getroffen hatten – einen Weg zurück gab es nicht mehr.

Die beiden hatten keine Möglichkeit gehabt, Lebensmittel mitzunehmen. Also entschied Moshé irgendwann, dass es Zeit sei, ein Restaurant zu suchen. Sie parkten den Wagen und liefen mehrere Kilometer, bis sie ein entlegenes Gasthaus fanden. Als Moshé fragte, ob es möglich sei, etwas zu essen zu bekommen, bot man an, ein Huhn für ihn zu schlachten. Die Tochter des Hauses, ein etwa fünfzehnjähriges Mädchen, nahm ein Messer zur Hand, das nach Moshés Meinung selbst zum Schneiden von Brot zu stumpf war. Er befürchtete das Schlimmste, als das Mädchen vor sich hin summend in den Hof ging, ein Huhn ergriff und die Klinge ansetzte. Moshé beobachtete entsetzt den langsamen Todeskampf des Tieres. Zumindest was diese Mahlzeit betraf, war er Vegetarier geworden und brachte keinen Bissen herunter. Noch mehr als das grausame Schlachten selbst entsetzte ihn die völlige Gleichgültigkeit, die das Mädchen an den Tag legte. »Sie ist bestimmt eine gute Ehefrau und Mutter geworden«, befürchtete Feldenkrais in Erinnerung an das erschreckende Schauspiel.

Es war schon später Nachmittag, als Moshé und Yona – die sich im Gegensatz zu ihrem Mann den Appetit nicht hatte verderben lassen – zum Wagen zurückkehrten und ihre Reise fortsetzten. Das langsame Abschlachten des Huhns erschien Feldenkrais noch Jahrzehnte später als das eindrücklichste Erlebnis während seiner Flucht über die staubigen Landstraßen Richtung Toulouse.[11] Vielleicht symbolisierte es für ihn, mehr noch als die Fliegerangriffe der Deutschen, das langsame und brutale Sterben seiner doch gerade erst neu gewonnenen Heimat Frankreich.

Die Universität von Toulouse war der vereinbarte Treffpunkt der Wissenschaftler aus Langevins Gruppe. Als Moshé und Yona dort endlich völlig erschöpft ankamen, erhielten sie Verpflegung und suchten sich einen Schlafplatz. Mehrere Tage blieben sie dort. Moshé wusste zwar nicht, was mit Malka nach der Eroberung von Paris geschehen war, musste aber annehmen, dass sie mit Joliot, dessen Frau und anderen Wissenschaftlern auf dem Weg nach Bordeaux war, wohin sich die französische Regierung geflüchtet hatte. Doch es würde gewiss nicht mehr lange dauern, bis die Deutschen Toulouse und schließlich auch Bordeaux erreichten. Dann wäre Yona und ihm der Weg nach England endgültig versperrt. Auch wenn er nur über einen palästinensischen und keinen »richtigen« britischen Pass verfügte, so war Moshé gleichwohl sicher, dass die Engländer ihn, Yona und Malka aufnehmen würden. Doch was würde nach dem Fall Frankreichs mit Langevin geschehen, der mit seinen Kollegen in Toulouse festsaß? Moshé bezweifelte nicht, dass die Deutschen seinen 68-jährigen Freund sofort verhaften würden. Nicht nur weil Langevins antifaschistisches Engagement bekannt war, sondern auch weil er den Briten sein Gerät zur Ortung von U-Booten zur Verfügung gestellt hatte.

Moshé versicherte Langevin, dass die Engländer einen Mann, der doch »zwei Divisionen« wert sei, sofort aufnehmen würden. Der Wissenschaftler verstand, warum der junge Mann sich um sein Schicksal sorgte, teilte Moshé jedoch mit, dass er auf jeden Fall in Frankreich bleiben werde. Er müsse sich doch erst einmal um all die Leute kümmern, die für ihn arbeiteten. »Das sind doch alles Regierungsbeamte!«, rief Moshé aus. »Für die wird ohnehin gesorgt sein, ob Sie hierbleiben oder nicht! Warum fahren Sie nicht zusammen mit uns Richtung Bordeaux?« Moshé hatte seinen Satz noch nicht beendet, als er begriff, dass er Langevin nicht würde überzeugen können. Doch der Freund wollte Moshé nicht gehen lassen, ohne etwas für ihn zu tun. So setzte Langevin ein Empfehlungsschreiben an seinen Kollegen Professor Bernal auf, der im britischen Ministry of Home Security arbeitete. Damit nicht genug, stellte Langevin Moshé und Yona seinen französischen Chauffeur samt Automobil zur Verfügung. Dieser solle das Ehepaar nach Bordeaux bringen und den Wagen anschließend nach Paris zurückfahren.

Langevins Chauffeur war, so erinnerte sich Feldenkrais, »ein wunderbarer Kerl. Ein richtiger Pariser. Er brachte uns immer wieder zum Lachen, trotz unserer Lage.« In Bordeaux angekommen, begab sich Moshé sofort zum britischen Konsulat. Vor dieser letzten britischen Vertretung in Frankreich warteten lange Schlangen von Hilfesuchenden in der Mittagshitze. Als Moshé schließlich zum Konsul vorgedrungen war, versprach ihm dieser, dass Moshé und Yona wie alle anderen Briten an Bord des nächsten Schiffes gehen würden.

Moshé eilte zur Universität von Bordeaux, wo die aus Paris geflohene Regierung von Ministerpräsident Reynaud nun ihren Sitz hatte. Er war sicher, hier endlich Joliot, Irène und Malka anzutreffen! Doch zu seiner großen Enttäuschung erfuhr er, dass Irène erkrankt war und Joliot sie und die Kinder in ihr Landhaus in Clairvivre gebracht hatte.[12]

Wo mochte Malka sein?

Entgegen Moshés Vermutungen hatte seine Schwester Paris nicht verlassen, als die Deutschen die Stadt eroberten. Doch war sie sich der Gefahr, die ihr als Jüdin drohte, sehr wohl bewusst. Als sie eines Mittags kurz nach dem Einmarsch der Deutschen das Institut verließ, erregte etwas in ihrem Blick und Verhalten die Aufmerksamkeit ihres chinesischen Kollegen Tsien. Er eilte ihr schließlich nach, doch als er an ihre Wohnungstür klopfte, öffnete Malka nicht. Kurz entschlossen brach Tsien die Tür auf, stürzte in die Wohnung und fand Malka regungslos auf dem Boden liegend vor. Sie hatte versucht, sich mit einer Überdosis Tabletten das Leben zu nehmen. Tsien brachte sie sofort ins Krankenhaus und rettete so ihr Leben.[13]

Als die Gestapo wenige Tage später das Radium-Institut besetzte und den Mitarbeitern befahl, sich im Hof zu versammeln, schlich Malka zur Garderobe der Kollegen und sammelte die Identitätsausweise ein. Dann steckte sie die Dokumente in die Tasche ihres Kittels und ging scheinbar seelenruhig in den Hof. So hatte sie sich und ihren jüdischen Kollegen eine kurze Atempause verschafft.[14] Eine letzte Frist, die ihnen jetzt noch zum Untertauchen blieb.

Zwei Tage nachdem Moshé das britische Konsulat in Bordeaux zum ersten Mal aufgesucht hatte, war noch immer kein englisches Schiff aufgetaucht. Währenddessen rollten die deutschen Panzer unaufhaltsam Richtung Süden. Es blieb Moshé und Yona nicht mehr viel Zeit, ihr Leben zu retten.

In dieser angespannten Situation traf Feldenkrais eine der wohl schillerndsten Persönlichkeiten, denen er in seinem Leben begegnen sollte – den Earl of Suffolk, Charles Henry George »Jack« Howard.[15] Schon äußerlich schien der Earl einem Abenteuerroman entsprungen: Er war kräftig gebaut, seine Arme waren tätowiert, er trug einen Trenchcoat und hatte sich offensichtlich schon seit längerer Zeit nicht mehr rasiert. An den Hüften trug er zwei Revolver, die er »Oscar« und »Genevieve« nannte.

Schon in Paris hatte der 33-jährige Earl als Verbindungsoffizier der britischen Regierung in ständigem Kontakt mit den französischen Wissenschaftlern um Joliot gestanden. Hier in Bordeaux stand ihm das britische Kohlenschiff *Broompark* zur Verfügung. Und nicht nur das: Die französische Regierung hatte ihm auch die von Joliot organisierten Kanister schweren Wassers übergeben. Der Geheimauftrag des Earls bestand jedoch nicht nur darin, das schwere Wasser, sondern auch Joliot und dessen Kollegen nach England zu bringen[16] – sofern sie Bordeaux lebend erreichten.

Moshé hätte mit dem Earl auf die Freunde warten und dann ebenfalls an Bord der *Broompark* gehen können, doch wollte er Yona möglichst schnell auf ein rettendes britisches Passagierschiff bringen. Und Malka? Wo blieb seine Schwester?

Moshé eilte zurück in die Universität und traf dort die Sekretärin des Erziehungsministers, von der er erfahren musste, dass bisher weder Joliot noch Malka in Bordeaux eingetroffen waren. Moshé teilte der Frau mit, dass er für Langevin gearbeitet habe, einen britischen Pass besitze und so schnell wie möglich nach London flüchten wolle. Die Sekretärin bat Moshé zu warten – und bloß nicht wegzulaufen!

Moshé wartete ungeduldig, bis er schließlich in den Innenhof der Universität geleitet wurde. Offensichtlich rechnete die Regierung damit, dass die Deutschen jeden Augenblick in Bordeaux einmarschieren könnten, denn die Beamten hatten im Innenhof ein Feuer entzündet, dessen Flammen sie zahllose Akten übergaben. Der Leiter des Centre national de la recherche scientifique (CNRS) begrüßte Moshé und führte ihn an eine Seite des Innenhofes, wo drei große Koffer standen. An ihnen waren Siegel angebracht, die den Inhalt als Staatsgeheimnis klassifizierten. Da Moshé nach London fuhr, wäre es ihm vielleicht möglich, diese Koffer bei der französischen Botschaft abzugeben? Moshé hob die Koffer kurz an: Einer war schwerer als der andere! Wie sollte er diese Koffer mit hochgeheimen Dokumenten jemals nach London bringen? Der Leiter des CNRS blieb unbeeindruckt und bat Moshé, den Erhalt der Koffer vor Übernahme zu quittieren. Dieser weigerte sich: Der erste französische Uniformierte, der ihn mit den versiegelten Koffern sehe, würde ihn doch sofort verhaften![17] Ein Einwand, der dem Beamten einleuchtete. So stellte man Moshé einen Schein aus, der ihn nicht nur als britischen Untertan und Kurier der Koffer auswies, sondern auch die Aufforderung enthielt, ihm und natürlich auch seiner Familie behilflich zu sein, unverzüglich nach England zu gelangen.[18]

Wieder machte sich Moshé auf den Weg zum britischen Konsulat. Als er sich dem Gebäude näherte, war von der üblichen Warteschlange nichts mehr zu sehen. Er rannte zur Tür des Konsulats und entdeckte dort einen Anschlag, der bekanntgab, dass in einer Stunde ein Zug von Bordeaux aus Richtung spanischer Grenze nach Saint-Jean-de-Luz fahre. Vom dortigen Hafen aus werde ein Schiff Richtung England ablegen.

Doch als Moshé, Yona und der Chauffeur den Bahnhof erreichten, war der Zug gerade abgefahren. Also mussten sie die Koffer mit einem Wagen zum Hafen von Saint-Jean-de-Luz bringen. Der Soldat, der ihnen die schweren und unhandlichen Koffer im Auftrag der Regierung zum Bahnhof gebracht hatte, beharrte darauf, dass er mit dem Lieferwagen zu seiner Garnison zurückmüsste. Moshé versuchte einen Ersatzwagen zu finden, doch ohne Erfolg. Schließlich zuckte der Soldat mit den Schultern und erklärte: Wenn man ihn mit Waffengewalt – ein Messer würde hier schon reichen – dazu zwinge, den Lieferwagen nach Saint-Jean-de-Luz zu fahren, dann habe er natürlich keine Wahl. Einen Soldaten samt Lieferwagen entführen? Das war eine pragmatische Lösung, die Feldenkrais gefiel.

Und so befanden sie sich schon bald auf der Straße Richtung Saint-Jean-de-Luz.[19]

12 | Rettung in den *Blitz*

Am späten Abend des 16. Juni 1940 trat Paul Reynaud als französischer Ministerpräsident zurück, und wenige Stunden später bat dessen Nachfolger Philippe Pétain die Deutschen um einen Waffenstillstand. Jetzt stand England unter der Führung Churchills der hochmodernen deutschen Kriegsmaschinerie ganz allein gegenüber. Nachdem es dem britischen Premier gelungen war, die britischen Landstreitkräfte aus Dünkirchen zu evakuieren, folgte nun die Operation »Ariel«: die Ausschiffung der restlichen britischen, polnischen und belgischen Militärangehörigen und jener französischen Soldaten, die entschlossen waren, unter de Gaulle von England aus weiterzukämpfen.[1] Die Ausschiffung der Flüchtlinge aus Bordeaux in Saint-Jean-de-Luz war Teil dieser Operation.

Als Moshé und Yona die französisch-baskische Stadt erreichten, war die Evakuierung bereits seit einigen Tagen in vollem Gang. Dementsprechend groß war das Chaos am Hafen.[2] Auch wenn es nicht allen Flüchtlingen klar war, so befanden sie sich doch in großer Gefahr: Am 17. Juni hatten die Deutschen den britischen Truppentransporter *Lancastria* im Hafen der bretonischen Stadt St. Nazaire bombardiert. Dreitausend Soldaten waren dabei umgekommen. Sogar im Wasser treibende Schiffbrüchige hatten die Deutschen mit Maschinengewehrsalven ermordet. Offensichtlich wollten die Nazis den Exodus kampffähiger Männer aus Frankreich mit allen Mitteln verhindern.[3]

Und so war noch längst nicht gerettet, wer in Saint-Jean-de-Luz ein Schiff Richtung England bestieg. Andererseits war die Evakuierung die letzte Chance der wartenden Soldaten und Zivilisten am Kai.

Moshé wurde wegen der ihm anvertrauten Geheimunterlagen zunehmend nervös. Und so fasste er den Entschluss, die Siegel am Koffer aufzubrechen und zu entfernen. Damit er später dennoch in der Lage sein würde, sein Gepäck auf den ersten Blick zu erkennen, befestigte er einige Stücke Draht an den Handgriffen der drei Koffer. Während er noch mit seinem Gepäck beschäftigt war, traten einige Soldaten auf ihn zu und teilten ihm mit, dass er die Koffer an Land zurücklassen müsse. Auf den ohnehin überfüllten Schiffen sei kein Gepäck erlaubt. Moshé sah sich um und erblickte in einiger Entfernung einen riesigen Berg von Koffern, die von den Passagieren zurückgelassen worden waren.

Doch für Moshé kam es nicht in Frage, sich von den ihm anvertrauten Geheimpapieren zu trennen: Dann konnte er sie auch direkt den Deutschen übergeben! Also würde er wohl mit den Koffern nach Bordeaux zurückkehren müssen. Moshé schlug Yona vor, allein an Bord des Schiffes zu gehen, doch sie weigerte sich. Sollte er sich jemals gefragt haben, ob seine Frau ihn wirklich liebe – jetzt wusste er es sicher. Jetzt, da sie nur wenige Meter vom englischen Schiff entfernt in der Falle saßen. Beide beschlossen zu warten, bis das Schiff in See gestochen war und der Hafen menschenleer sein würde. Dann war es sicher leichter, die Rückreise anzutreten.

Nachdem ihn anfänglich die Verzweiflung gepackt hatte, überkam Moshé nun, da die Würfel gefallen waren, eine merkwürdige Ruhe. Und während er das chaotische Schauspiel am Hafen noch wie ein unbeteiligter Zuschauer beobachtete, fiel sein Blick plötzlich auf einen Mann, der inmitten der hektischen

Szenerie völlig ruhig dastand. Dieser Mann und Moshé selbst schienen die einzigen Menschen zu sein, die von der angsterfüllten Unruhe nahezu unberührt blieben.

War dieser Mann, der auf einen handgeschnitzten Stock gestützt lässig dastand, der Kapitän des englischen Schiffes? Oder hatten die Nazis bereits die Stadt erreicht, und dieser Mann war ein deutscher Offizier? Auch Jahrzehnte später konnte Feldenkrais nicht erklären, was ihn dazu veranlasst hatte, instinktiv auf den Mann zuzugehen und ihm das Dokument zu zeigen, das ihn als Kurier französischer Unterlagen auswies. Der Mann überflog das Papier, stieß ein »my God!« hervor, und Moshé atmete augenblicklich auf. Der Unbekannte versprach, dass er sich um die Koffer kümmern würde. Doch Moshé bezweifelte, dass dies so einfach zu bewerkstelligen war, da jene Flüchtlinge, die ihr Gepäck zurücklassen mussten, doch kaum akzeptieren würden, dass für ihn eine Ausnahme gemacht wurde. »Keine Sorge«, sagte der Engländer, »sechs meiner Matrosen werden die Koffer beschützen.«

Tatsächlich tauchten kurze Zeit später die sechs Matrosen auf und schleppten die Koffer fort. Moshé und Yona gingen an Bord des Truppentransporters *Ettrick*, der bei Anbruch der Nacht in See stechen sollte. Nachdem Moshé beim Betreten des Schiffes gebeten worden war, seine Papiere vorzulegen, erwartete ihn eine böse Überraschung: Er wurde zu einem Verhör abgeführt. Der Grund für das Misstrauen der Briten war, dass Moshés Papiere einfach zu gut waren, um echt zu sein. Welcher Flüchtling besaß schon Empfehlungsschreiben von Paul Langevin und der Regierung in Bordeaux?

Es dauerte Stunden, bis der Kapitän, der anwesende britische Botschafter und ein Polizeibeamter schließlich überzeugt waren, dass Moshé kein Spion sei. Erleichtert erfuhr Moshé schließlich, dass sich nun auch seine Koffer sicher an Bord des Schiffes befanden.

In dieser Nacht, nachdem Moshé sich und Yona schon verloren geglaubt hatte und sie dann doch gerettet worden waren, wurden seine Haare grau.[4]

Nach einer lebensbedrohlichen Reise durch die Biskaya und den Ärmelkanal, immer in Gefahr, zum Ziel deutscher U-Boote zu werden, legte die *Ettrick* am 27. Juni 1940 endlich in Southampton an.[5] Ausgerechnet England, dessen Mandatsregierung er in Palästina fast gehasst hatte, war nun Moshés Rettung in höchster Not geworden. Ein Land, dessen Premier nach der französischen Kapitulation nun erst recht entschlossen war, es mit den Nazis aufzunehmen. Und ein Land, dessen Bürger auf den drohenden Sturm innerlich gut vorbereitet schienen. Wie Beobachter des Ministry of Information am Tag von Moshés Ankunft notierten, wurden die Bombenalarme von der Bevölkerung meist ruhig aufgenommen – man schien sie eher als »Belästigung« denn als »Terror« zu empfinden.[6]

Man brachte die ausländischen Flüchtlinge mit dem Zug nach London und quartierte sie in einem für sie geräumten Gebäude ein. Dort wurden sie in Abständen immer wieder ebenso höflich wie ausführlich befragt.[7] Moshé hatte Glück, dass er einen palästinensischen Pass besaß, denn als deutscher oder österreichischer Staatsbürger wäre er wahrscheinlich in ein Internierungslager geschickt worden.[8] So aber lernte er seine neue Heimat von einer eher angenehmen Seite kennen.

Sofort nach seiner Ankunft schrieb Moshé einen Brief an Langevins Freund J. D. Bernal. Da er den Brief an Bernals Privatadresse statt direkt an dessen Büro im Ministry of Home Security schickte, musste Moshé zwei Wochen warten, bis der Professor den Brief schließlich erhielt. Doch dann half er sofort.[9]

Bernal und sein Kollege Solly Zuckerman waren die wichtigsten wissenschaftlichen Berater des britischen Kriegskabinetts.

Darüber hinaus war Bernal in der kriegswichtigen »Association of Scientific Workers« tätig.[10] So genügte eine kurze Unterredung Bernals mit dem zuständigen Vernehmungsbeamten, und schon öffneten sich alle Türen für Moshé. Er durfte sich nun außerhalb der Flüchtlingsunterkunft weitgehend frei bewegen. Allerdings musste er sich jeden Tag bei der Polizei melden und durfte abends nicht das Haus verlassen.

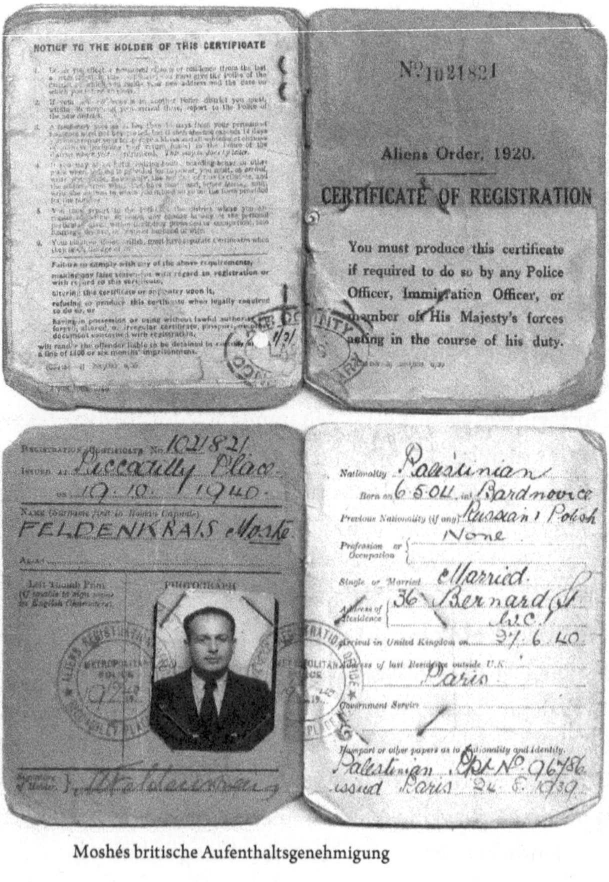

NOTICE TO THE HOLDER OF THIS CERTIFICATE
No. 1021821
Aliens Order, 1920.
CERTIFICATE OF REGISTRATION
You must produce this certificate if required to do so by any Police Officer, Immigration Officer, or member of His Majesty's forces acting in the course of his duty.
FELDENKRAIS Moshe
Piccadilly Place
19.10.1940
Nationality Palestinian
Born on 6.5.04 in Bardnovice
Previous Nationality (if any) Russian / Polish
None
Single or Married Married
36 Bernard St
Arrival in United Kingdom on 27.6.40
Paris
Palestinian
issued Paris 24.8.1939

Moshés britische Aufenthaltsgenehmigung

Bernal schlug Moshé vor, den Earl of Suffolk aufzusuchen, den Moshé bereits in Bordeaux getroffen hatte. Er war ein Kollege Bernals und für die Entschärfung von Bomben zuständig. Im Fall dieses abenteuerlustigen Mannes bedeutete dies natürlich, dass er mit seinem Chauffeur und seiner Sekretärin höchstpersönlich loszog, um sich um die Blindgänger zu kümmern, die bei deutschen Luftangriffen abgeworfen worden waren. Der Earl of Suffolk, so vermutete Bernal, könne Moshé in Zukunft sicher bei einigen wichtigen Angelegenheiten behilflich sein.

Moshé besuchte den Adligen gegen Abend, bevor die Ausgangssperre in Kraft trat.[11] Der Earl konnte seinem Besucher berichten, dass Joliot kurz nach Moshés Abreise tatsächlich in Bordeaux eingetroffen war. Natürlich habe er Joliot aufgefordert, Frankreich sofort mit ihm zu verlassen: »Machen Sie sich keine Sorgen um Ihre Frau und die Kinder. Ich werde dafür sorgen, dass sie morgen in der Bretagne sind und über den Kanal gebracht werden.« Der Earl hatte Joliot nicht erzählt, dass die Reise der *Broompark* sehr gefährlich sein würde und dass er die Kanister mit schwerem Wasser mit Sprengstoff versehen hatte, damit sie auch im Falle eines deutschen Angriffs auf keinen Fall in die Hände der Nazis fielen. Doch Joliot und seine Ehefrau wollten entgegen den ausdrücklichen Befehlen ihrer Regierung partout nicht mit nach England. Sie sahen ihren Platz in Frankreich. Außerdem zweifelte Joliot nicht daran, dass Hitler bald die Sowjetunion angreifen und dies der Anfang vom Ende der Nazis sein würde. Wäre Joliot so unvorsichtig gewesen, sich an Bord der *Broompark* von seinen Kollegen zu verabschieden, hätte der Earl wohl keine Sekunde gezögert, ihn zur Mitreise zu zwingen. Natürlich erzählte der Earl nicht, wohin das schwere Wasser verbracht worden war: Man hatte das kriegswichtige Material inzwischen sicher in Windsor Castle versteckt, wo es bis zum Ende des Kriegs bleiben sollte.[12]

Dem Rebellen in Moshé gefiel es, dass der Earl die Füße auf den Tisch legte, wenn er in seiner Gegenwart mit dem Leiter von Scotland Yard telefonierte. Und vor allem gefiel ihm, dass der Earl wusste, wo seine Koffer waren! Man hatte sie zusammen mit Tausenden anderer in einer Turnhalle in London zwischengelagert. Als Moshé in Begleitung des Earls dort ankam, stockte ihm der Atem: Wie sollte er unter diesen vielen Gepäckstücken seine drei Koffer finden? Doch der Earl war guten Mutes: Ihnen stand ja die ganze Nacht zur Verfügung. Und tatsächlich graute bereits der Morgen, als sie endlich die Koffer entdeckten und anschließend zurück in das Haus des Earls fahren konnten.

Der Fund musste nun gebührend gefeiert werden. Der Earl ging zu einem Schrank und entnahm ihm eine schwarze Tasche. Er öffnete sie, und der verblüffte Moshé erblickte die Kriegsbeute des Earls: ein Dutzend Flaschen Rémy Martin. Der Earl ließ Gläser kommen und dann begannen die beiden Männer, sich zu betrinken. Als es hell war, erschien Bernal. Er freute sich, dass Moshé die Koffer gefunden hatte, und schloss sich dem Gelage der beiden Männer an. Moshé war tief beeindruckt von ihrem Gastgeber, der auch unter Alkoholeinfluss mehrere französische Dialekte sprach und zwischen den Drinks wichtige Telefongespräche führte.

Als Bernal und Moshé den Earl gegen Mittag verließen, bemerkte der Professor: »Jetzt weißt du, was die englische Redensart ›betrunken wie ein Earl‹ bedeutet. Ich glaube, das war tatsächlich das beste Beispiel seit einigen Jahren!«[13]

Im Mai 1941 wurde dem Earl seine Kaltblütigkeit zum Verhängnis: Beim Entschärfen einer deutschen Bombe fanden er, seine Sekretärin und sein Chauffeur den Tod.[14]

Nach diesem feuchtfröhlichen Ereignis besuchten Bernal und Moshé den Wissenschaftsjournalisten James Gerald Crowther.

Moshé kannte Crowther noch aus seinen Jahren im Radium-Institut: Als der Journalist die Forschungseinrichtung besucht hatte, war es Moshés Aufgabe gewesen, ihn dort herumzuführen. Crowther war hocherfreut, Moshé wiederzusehen, und erwies sich, so erinnerte sich Feldenkrais, »als ein sehr praktisch veranlagter Mann. Bevor ich ihn verließ, hatte ich wieder Geld in der Tasche. Er lieh es mir sofort, ohne großes Aufheben davon zu machen.«

Dank Crowthers Darlehen konnten Moshé und Yona sich nun endlich auf die Suche nach einer eigenen Bleibe machen. In der Bernard Street 36, nahe der U-Bahn-Station Russell Square, konnte das Paar schließlich ein Zimmer anmieten.

Was Moshé jedoch nach wie vor zu schaffen machte, war seine Verantwortung für die Koffer. Er traute sich kaum, sie unbeaufsichtigt im Zimmer zu lassen. Zwar kannte er ihren Inhalt nicht, wusste aber, dass dieser von großer Wichtigkeit sein musste. Als er erfuhr, dass die französische Botschaft geschlossen war und selbst Churchills Büro zögerte, die Geheimunterlagen zu übernehmen, war seine Geduld am Ende. Doch dann fand Moshé heraus, dass Angehörige des Centre national de la recherche scientifique in London waren. So wurde er endlich die Koffer los und konnte sich wieder frei bewegen. Natürlich wollte er wissen, welche Geheimnisse er unter Einsatz seines Lebens nach England gebracht hatte! Doch die Mitarbeiter des CNRS dachten gar nicht daran, Moshé darüber aufzuklären. Er hatte seinen gefährlichen Kurierdienst verrichtet, und damit war sein Dienst für Frankreich beendet.

Erst nach dem Krieg sollte Feldenkrais zumindest ein brisantes Detail erfahren: Er hatte unter anderem Baupläne für Brandbomben nach England gebracht[15], eine besonders zerstörerische Waffe, die die Deutschen bereits 1940 beim Angriff auf britische Städte eingesetzt hatten.[16]

Moshé war überzeugt, dass er die kriegswichtige Forschung, die er in Frankreich betrieben hatte, in England würde fortsetzen können. Mit Langevins Empfehlungsschreiben in der Hand und den Plänen für sein noch unerprobtes Gerät zur Ortung akustischer Minen im Kopf, machte er sich auf die Suche nach einem neuen Arbeitgeber. Doch weder bei der Armee noch der Luftwaffe wusste man so recht, wo man den so engagierten Flüchtling einsetzen könnte. Auch auf seine Briefe an andere Regierungs- und Militäreinrichtungen erhielt er entweder keine positive oder überhaupt keine Antwort.

Schwankend zwischen Verzweiflung und Ärger rätselte Moshé, wohin er sich noch wenden könne. Während er noch hektisch nach einer Arbeit suchte, wurde sein Nachbarhaus in der Bernard Street von einer Bombe getroffen, die zum Glück der Bewohner jedoch nicht explodierte.[17]

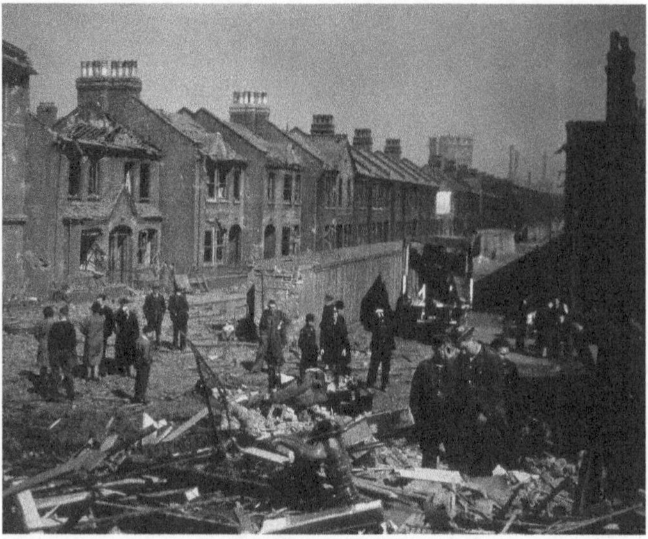

Eine Londoner Straße nach dem täglichen *Blitz*

Der *Blitz*, das deutsche Terrorbombardement, hatte im August 1940 begonnen. »In den ersten Wochen«, erinnert sich Feldenkrais,

> *war es so, dass man bei Alarm die Straße verließ und einen Luftschutzraum aufsuchte. Es hieß, man solle sich ruhig verhalten, einen Bunker aufsuchen, und dann sei man sicher. Das ging ungefähr einen Monat so. Es bedeutete, dass während eines Fliegeralarms die Maschinen in den Fabriken stillstanden und die Geschäfte geschlossen waren.*[18]

Natürlich konnten die Londoner dies nicht lange durchhalten. Also kehrten sie trotz der täglichen Angriffe zum »business as usual« zurück, und »Aktivität wurde über Sicherheit gestellt«.[19]

Feldenkrais war tief beeindruckt vom Durchhaltewillen und Mut der Londoner. Da der Palästinenser trotzdem noch immer viele Vorbehalte gegen sein Gastgeberland hegte, war er sehr erstaunt, als er zahllose »gebildete, intellektuelle, außergewöhnlich angenehme« Engländer kennenlernte.[20] Und so verliebte er sich geradezu in das Land und seine Bewohner. Diese im *Blitz* erblühte Liebe bewahrte er sich bis zum Ende seines Lebens.

> *Was die Rechte des Einzelnen, die Menschenrechte betrifft, gibt es kein Land auf der Welt, das den Vergleich mit England aushält, auch nicht Amerika! Es gibt kein Land auf der Welt, wo du als Individuum sicherer leben kannst. Und es ist völlig egal, ob du ein Fremder bist, es wird dir Gerechtigkeit widerfahren! Und wenn die Justiz dich nicht gerecht behandelt, dann wird die Öffentlichkeit, werden die Zeitungen den Sieg der Gerechtigkeit erzwingen!*[21]

Bis die Bombe entschärft sein würde, evakuierte man vorübergehend alle Bewohner der Bernard Street und wies ihnen neue

Unterkünfte zu. Moshé und Yona bezogen ein Zimmer in einem Altenheim. Von dort aus ging Moshé nun jeden Morgen zum Postamt, in der Hoffnung, dass er vielleicht doch eine Einladung für ein Vorstellungsgespräch vorfinden würde.

Eines Tages erreichte ihn ein Brief der Admiralität. Verblüfft stellte Moshé fest, dass das Schreiben bereits vor zwei Wochen verschickt worden war, allerdings an Moshés Adresse in der Bernard Street. Kein Wunder also, dass der Brief ihn nicht erreicht hatte! Die Einladung kam vom Sekretär des Schiffes *Osprey*. Aber wie sollte er mit einem Schiff Seiner Majestät in See stechen, wenn er sich immer noch jeden Abend bei der Polizei melden musste?

Moshé beschloss, zum Sitz der Admiralität zu gehen, wo sich diese Frage sicher klären würde. Als er das Gebäude gerade betreten hatte, ertönten die Sirenen. Die Londoner erlebten ihren »täglichen *Blitz*«. Zu dieser Zeit war es noch Pflicht, bei Luftalarm sofort einen Schutzraum aufzusuchen, doch Moshé ging unbeirrt weiter die Flure entlang und fragte nach dem Büro des Sekretärs der *H.M.S. Osprey*. Vom Trafalgar Square her hörte er die Explosionen der Brandbomben. Erstaunt stellte er fest, dass er keinen Argwohn erregte, obwohl er »weder englisch aussah noch wie ein Engländer gekleidet war«. Je weiter Moshé in das Gebäude der Admiralität vordrang, desto sicherer war er, dass man ihn jeden Augenblick als Spion verhaften werde. Als bereits Entwarnung gegeben worden war und sich die Gänge des Gebäudes wieder mit Menschen füllten, fand er endlich das Büro des Sekretärs. Dieser begrüßte ihn freundlich und fand es offenbar völlig normal, dass sein Besucher erst Tage nach dem festgesetzten Termin in seinem Büro erschien. Es war eben Krieg. Seinen Beitrag im Kampf gegen die Deutschen, so erfuhr Moshé nun, würde er zwar an Bord der *H.M.S. Osprey* leisten, doch handele es sich dabei nur dem Namen nach um ein Schiff zur See.

Tatsächlich sei die *Osprey* ein Forschungszentrum in Portland, in dem moderne Anti-U-Boot-Waffen entwickelt werden. Ab September 1940, so teilte ihm der Sekretär mit, könne Feldenkrais dort seinen Dienst als temporärer Wissenschaftsoffizier antreten. Moshé war einverstanden.[22] Endlich zog er in den Krieg.

13 | Entdeckungen in Schottland

Seitdem die Deutschen die französischen Atlantikhäfen übernommen und den Code der britischen Marine geknackt hatten, fiel es ihren U-Booten relativ leicht, britische Kriegs- und Handelsschiffe zu orten und zu versenken. Die britischen Verluste wurden im Herbst 1940 so hoch, dass die Versorgung mit amerikanischen Waffen, Rohstoffen und Lebensmitteln ernsthaft gefährdet schien.[1] Daher war die Arbeit des Anti-Submarine Experimental Establishment auf der *H.M.S. Osprey* im südenglischen Hafen Portland wichtiger denn je. Und da die Deutschen dies wussten, wurde Portland mehr denn je zum Ziel ihrer Luftwaffe.

Als Moshé zum ersten Mal seinen neuen Arbeitsplatz aufsuchte, hatten die Docks gerade wieder einmal einen Luftangriff überstanden. Tatsächlich verging kein Tag ohne erneute Bombardements, und als die Wissenschaftler eines Morgens zu den Docks kamen, standen sie vor den rauchenden Trümmern ihres Arbeitsplatzes. Da weitere wissenschaftliche Arbeit in Portland unmöglich war, wurde beschlossen, das Forschungszentrum nach Fairlie in der schottischen Grafschaft Ayrshire zu verlegen.[2]

Als Feldenkrais in dem westschottischen Dorf ankam – Yona war unterdessen von einem Glasgower Krankenhaus als Kinderärztin angestellt worden –, fand er zunächst Unterkunft bei einer Mrs Quay.[3] Schon bei der Begrüßung dämmerte es Moshé, dass es ihn in eine eigenartige Gegend mit einem besonderen Volk verschlagen hatte. Obgleich es ein kalter, wenn auch sonniger Novembertag war, rief seine Vermieterin aus: »Heute haben wir wirklich schönes Sommerwetter!« Moshé hielt das für einen Witz und lachte. Doch schon bald begriff er, dass das schottische Wetter eine besondere Herausforderung sein kann. Ihn bedrückten der Nieselregen und die Kälte allerdings überhaupt nicht, so begeistert war er vom Grün der schottischen Landschaft. Kein Flecken Erde, davon war er überzeugt, war grüner als Schottland! Moshé fand hier einfach alles wunderbar: ob es nun die malerischen Lochs waren, das Gebäck zum Tee oder die Ochsenschwanzsuppe. Außerdem entdeckte er bald, dass Fairlie überhaupt nicht so sehr vom Rest des Landes abgeschnitten war, wie man glauben mochte. Wollte Moshé etwa ein bestimmtes Yoga-Buch lesen, ging er einfach zum nächsten Postamt, füllte einen Fernleihe-Schein aus und konnte das gewünschte Buch nur zwei Wochen später abholen! Eine Einrichtung, so erfuhr er, die von der Stiftung des verstorbenen schottischstämmigen US-Tycoons Andrew Carnegie finanziert wurde.

Moshé war auch völlig verblüfft, dass im kleinen Fairlie begeistert Theater gespielt wurde. Sogar manche älteren Bewohner des Dorfs ließen es sich nicht nehmen, in Shakespeare-Dramen aufzutreten. Nördlich von Fairlie, in dem Ort Largs, gab es sogar ein Kino. Und wenn das Dorf und dessen Bewohner ihn schon begeisterten, so liebte Moshé seine Ausflüge nach Edinburgh, wo ihn vor allem die Mischung aus Tradition und Moderne in ihren Bann schlug.[4] Die überwiegende Zeit verbrachte er jedoch in Fairlie, denn schließlich war er ja nicht zu seinem Privatvergnügen nach Schottland versetzt worden.

Im Anti-U-Boot-Krieg stand den Briten zu Anfang des Kriegs in erster Linie das ASDIC-System zur Verfügung. Es sendete Impulse aus, die als Echo zurückkamen, sobald sie unter Wasser auf

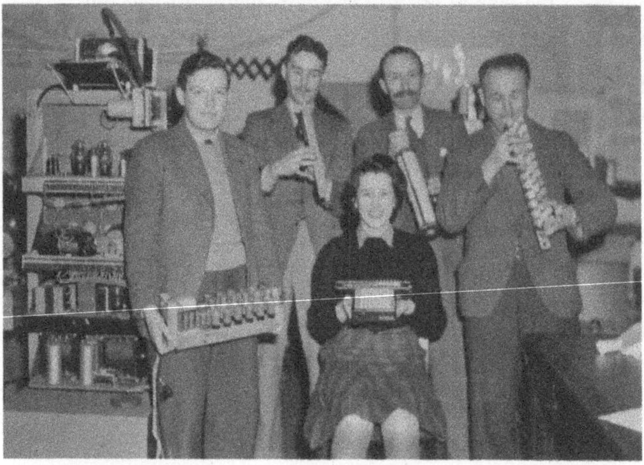

Moshés (lautlose) Swing-Band in Fairlie

einen Gegenstand getroffen waren. ASDIC war in seinem Radius allerdings eingeschränkt und störanfällig.

Doch bald gelang es den Briten, Radiosignale deutscher U-Boote zu empfangen und so ihren Aufenthaltsort zu bestimmen. Einen weiteren Fortschritt erzielten die Briten, als sie schließlich in der Lage waren, Wasserbomben in geringer Tiefe detonieren zu lassen. Im Frühsommer 1941 kam es dann zum Durchbruch, als Churchills Marine die deutsche Chiffriermaschine »Enigma« in die Hände fiel.[5]

Auf der *H.M.S. Osprey* kümmerte man sich auch um die Ausbildung jener Operateure, deren Aufgabe es war, mit ASDIC unter den vielen unterschiedlichen Unterwassergeräuschen jene der feindlichen U-Boote auszumachen. Sie benötigten dafür eine extrem hohe Aufmerksamkeit, Lernbereitschaft und grundsätzliche Neugierde. Und so beschäftigte man sich auf der *Osprey* mit der Entwicklung von Lernmethoden, welche Aufmerksamkeit, Hörvermögen und Differenzierung schulen können.[6]

All diese Eigenschaften wurden auch von Moshés Arbeitsteam erwartet, das unter der Leitung von Bill Halliday an einer Weiterentwicklung von ASDIC arbeitete. Es dürfte den Druck auf Moshés Team verringert haben, als die Briten durch die Dechiffrierung des Enigma-Codes und eine neue eigene Codeverschlüsselung 1941/42 schließlich einen entscheidenden Vorsprung im U-Boot-Krieg erzielen konnten. Und so nahm man es gelassen hin, wenn Moshé während der Arbeitszeit auch an seiner Dissertation für Joliot weiterarbeitete.[7]

Moshé hat wohl keinen Augenblick daran gezweifelt, dass er eines Tages nach Paris zurückkehren werde, um an der Sorbonne zu promovieren. Von seiner Schwester Malka hatte er seit seiner Flucht nach England nichts mehr gehört, wusste also nicht, dass sie mit Irène Curies Hilfe in Frankreich untergetaucht war. Doch nicht nur um seine kleine Schwester, auch um seine Eltern im fernen Tel Aviv musste sich Moshé Sorge machen. Erst nachdem Hitlers General Rommel Ende 1942 zum Entsetzen der Araber von den Briten bei El Alamein endgültig geschlagen worden war, konnten sich die Juden Palästinas vor den Deutschen sicher fühlen.[8]

Nachdem Moshé zunächst bei Mrs Quay gewohnt hatte, bezog er ein Zimmer bei der Familie McNeil, wo er bis zum Ende seines Aufenthalts in Schottland bleiben sollte.[9] Yona besuchte ihn dort regelmäßig, denn Glasgow liegt nicht allzu weit von Fairlie entfernt.

Schon bald nach seiner Ankunft, so erinnert sich Bill Halliday[10], begann Moshé seinen Kollegen faszinierende Judo-Geschichten zu erzählen. Mit einer Matte unter dem Arm erschien er bei ihnen zu Hause, um einige Judo-Techniken vorzuführen und sie so für die Kampfkunst zu interessieren. Sogar die leitenden Offiziere der Forschungseinrichtung lagen binnen kürzes-

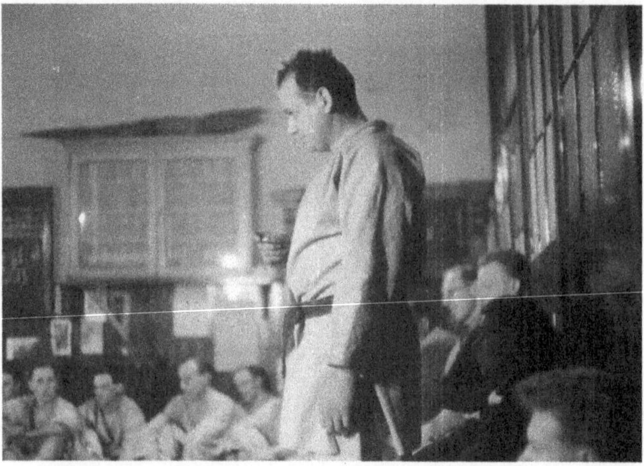

Moshé und sein Judo-Kurs in Fairlie

ter Zeit auf den Matten und trainierten unter Moshés Anleitung Judo.

Angesichts des großen Interesses bekam Moshé in der Schule von Fairlie einen Raum zur Verfügung gestellt, wo er Judo unterrichten durfte. Jeden Abend räumte er die Schulbänke beiseite und schleppte die Matten in das Klassenzimmer.[11] Und da viele seiner Schüler Wissenschaftler waren, begriffen sie sehr schnell, was Moshé ihnen über die Mechanik und Psychologie der Judo-Übungen erzählen konnte.

Auch für seine Kameraden aus der Home Guard in Fairlie, Largs, West Kilbride und Ardrossan organisierte er bald Kurse in unbewaffnetem Nahkampf.[12] Es war natürlich mehr als unwahrscheinlich, dass die Deutschen jemals in der Grafschaft Ayrshire landen würden, dennoch nahm die Home Guard ihre Aufgabe sehr ernst. Schließlich erhielt Moshé sogar den Auftrag, Kommandos auf ihren Einsatz im besetzten Frankreich vorzubereiten. Er muss dies in zumindest einem Fall sehr erfolgreich getan

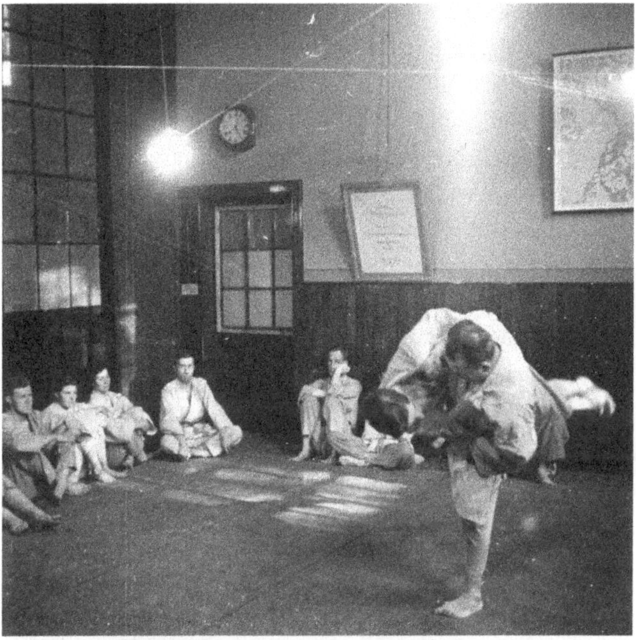

Weil er weiß wie – Moshé unterrichtet trotz verletztem Knie

haben, da sich der Anführer des Kommandos nach Durchführung der Operation noch einmal schriftlich bei ihm bedankte.[13]

Feldenkrais verarbeitete seine Erfahrungen bei der Ausbildung der Home Guard in seinem Handbuch *Practical Unarmed Combat,* das 1942 in London erschien. Darin weist er ausdrücklich darauf hin, dass eine auch nur passable Beherrschung des Judo mindestens fünf Jahre regelmäßiges Lernen voraussetzt. Das Buch könne also nur so etwas wie eine »Erste Hilfe«, eine »Notfall-Ausbildung« für Soldaten darstellen.

Deswegen entschied sich Moshé praktischerweise für eine einzige Bewegung, die in ihren verschiedenen Variationen auf viele unterschiedliche Fälle anwendbar sein soll: den Würgegriff. Wie Feldenkrais betont, kann diese Bewegung von Menschen unterschiedlichen Alters und ohne den Einsatz großer Muskelkraft angewendet werden. Die dem Buch vorangestellten »Warnungen« basieren auf Feldenkrais' langjähriger Erfahrung als Judoka: Wenn man etwas zu hastig erreichen will, wird dies auf Kosten der Geschwindigkeit gehen. Wirkliche Geschwindigkeit erreicht man nur durch weiche, ausbalancierte und einfache Bewegungen. Niemals soll man seine volle Kraft einsetzen. Wenn man den Gegner nicht mit geringer Anstrengung bezwingen kann, hat man die Bewegung nicht richtig ausgeführt. Allerdings sollte man auch nicht sanfter als notwendig vorgehen! Und wenn die

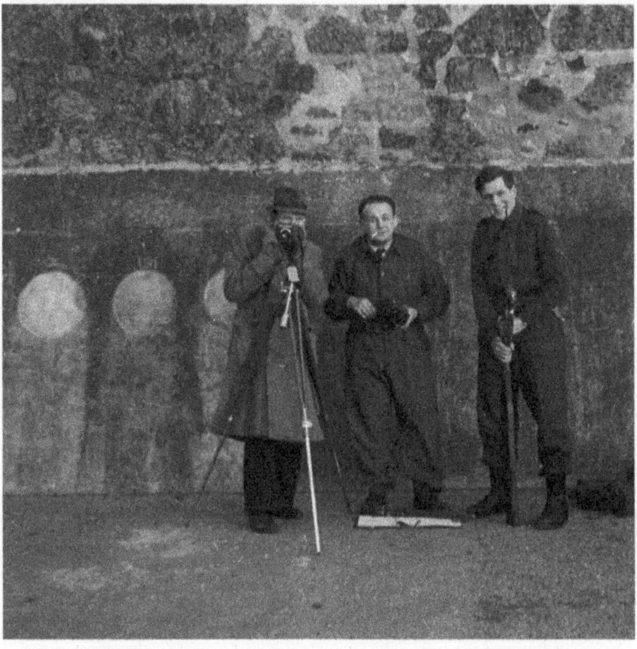

Bei den Fotoaufnahmen für Moshés Buch *Practical Unarmed Combat*

Bewegungen auch einfach aussehen mögen, so wird wahres Können doch nur erzielt, wenn man sie so oft wie möglich übt. Auch der Psychologe Feldenkrais hat ein Wort mitzureden: Üben mit stumpfen Waffen bereitet einen Menschen nicht auf den Ernstfall vor. Er muss sich an den Anblick einer tödlichen Stahlklinge, die ihn bedroht, erst einmal gewöhnen. Und noch etwas schärft Moshé seinen Lesern vorab ein: Der letztliche Wert einer Übung liegt darin, dass der Körper die notwendige Bewegung spontan, ohne bewusstes Bemühen vollziehen wird. Nicht die Bewegung, die man im Kopf hat, sondern nur jene, die man oft geübt hat, wird vom Körper unwillkürlich vollzogen.[14]

Dank seiner Judo-Erfahrung war Feldenkrais auch noch mit vierzig Jahren in seinen Bewegungen jung geblieben. Ungeachtet seiner früheren Knieverletzung bereitete es ihm offensichtlich keine Mühe, im Training »richtig« zu fallen. Zwar hatte sich im Ge-

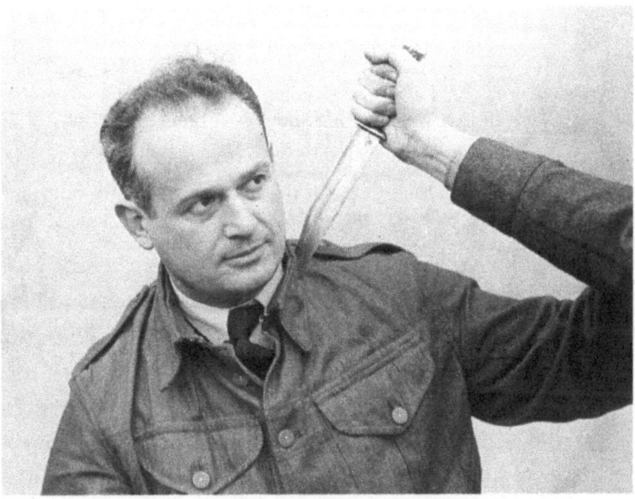

Man muss sich an den Anblick einer Stahlklinge erst einmal gewöhnen.

lenk in Abständen immer wieder Wasser angesammelt, doch damit hatte sich Moshé arrangiert, indem er sich auf eine Art und Weise bewegte, die das Knie schonte.

Und dann, eines Tages, rutschte Moshé urplötzlich aus und fiel ausgerechnet auf sein chronisch gestauchtes Knie. Im Moment eines überraschenden Sturzes hatte er offensichtlich keine Chance, sein problematisches Knie zu schützen.

> *Das schockierte mich, denn bis dahin dachte ich, ich würde nur tun, was ich zu tun beschlossen hatte. Nun entdeckte ich, dass ich im Moment des Fallens meine Theorie vergaß und das Falsche tat. Ich rutschte aus wie jeder gewöhnliche Mensch. Es war neu für mich, dass trotz meiner Bewusstheit Dinge in mir geschahen, die meiner eigenen Entscheidung zuwiderliefen. Ich erkannte, dass ich mich bewegte, ohne zu wissen, was ich tat. Ich hatte mich in eine Krise hineinmanövriert. Damals wurde mir klar, dass die meisten Menschen nicht wissen, was sie tun; sie wissen bloß nicht, dass sie es nicht wissen.*[15]

Nach dem Sturz fuhr Moshé sofort nach Glasgow, um dort einen Facharzt aufzusuchen. Dieser stellte fest, dass das Kreuzband gerissen war. Doch den Rat des Arztes, das Knie operieren zu lassen, lehnte Moshé ab. Auch die Prophezeiung, dass die Schmerzen im Knie unerträglich werden würden, konnte Moshé nicht umstimmen. Das Risiko, dass sein Knie nach dem Eingriff steif bleiben könnte, war ihm einfach zu groß.[16] Doch was war zu tun?

Der Judo-Kämpfer in Moshé wusste, dass man sich im Extremfall nicht auf den Willen, sondern nur auf eingeübte und schließlich unbewusste Reflexe verlassen konnte. Deswegen hatte es ihm im Ernstfall auch nichts genützt, dass er sein Knie seit Jahren bewusst geschont hatte. Moshé beschloss, wieder von vorne anzufangen, sich zunächst also wieder so zu bewegen, wie er es vor dem Unfall in Palästina getan hatte. Dabei merkte er, dass er nicht nur Schmerzen hatte, sondern auch etwas mit seiner Stabilität nicht in Ordnung war. Offensichtlich musste er nicht nur sein Bein, sondern seinen ganzen Körper anders bewegen. Doch wie anders? Wenige Monate nach dem Kreuzbandriss, während er noch über eine Lösung seiner Bewegungsprobleme nachgrübelte, stürzte Moshé erneut, doch dieses Mal fiel er auf sein gesundes Knie.

> *Ich spürte, wie mein Knie sich beinah ausrenkte; aber zuletzt glitt es in seine Lage zurück, und ich hüpfte nach Hause. Ich hatte zwei Treppen zu steigen und war froh, als ich mich endlich hinlegen konnte. Ich spürte, wie mein gutes Bein allmählich steif wurde und die Synovialflüssigkeit anschwoll. Mein ursprünglich verletztes Knie war noch immer fest einbandagiert und schmerzte zu sehr, als dass ich auf einem Fuß hätte stehen können. Ich hopste daher auf einem Bein herum, dessen Knie ich mir beinahe ausgerenkt hatte, und dachte, dass ich wahrscheinlich bald überhaupt nicht mehr würde aufrecht stehen können, sondern das Bett hüten müsste. Schweren Herzens schlief ich ein.*[17]

Nachdem Moshé erwacht war, versuchte er ins Badezimmer zu gehen. Zu seiner Überraschung ging dies leichter, als er erwartet hatte, denn sein bandagiertes Knie schmerzte plötzlich nicht mehr. »Irgendwie hatte das Trauma des bisher guten Knies«, so vermutete Moshé, »das verletzte Bein brauchbarer gemacht. Wäre es schon früher so gut gewesen, ich hätte niemals hüpfen müssen.« Nach der ersten Erleichterung fragte sich Moshé, ob er gerade den Verstand verlor. »Wie konnte ein Bein, dessen Knie mich mehrere Monate lang gehindert hatte, darauf zu stehen, plötzlich brauchbar und beinahe schmerzfrei werden?« Schließlich hatte die Röntgenuntersuchung in Glasgow doch unzweifelhaft bewiesen, dass sein verletztes Knie anatomische Schäden aufwies. Schäden, die unmöglich so schnell, wenn überhaupt, hatten heilen können! Gut, er war noch nicht in der Lage, das Knie durchzustrecken, musste auf den Zehenspitzen stehen, doch das Bein trug sein Gewicht.

Moshé beschloss, niemandem davon zu erzählen. Er würde sich doch nur lächerlich machen. Und vielleicht war er ja tatsächlich dabei, seinen Verstand zu verlieren?[18]

Nachdem der erste Schock verflogen war, war die Neugierde des Wissenschaftlers geweckt. Als Judo-Kämpfer wusste er, dass man die erstaunlichsten Bewegungsabläufe erlernen kann – wenn man weiß, wie man es machen muss. Und verstand er nicht auch die Gesetze der Mechanik, die den Judo-Bewegungen zugrunde lagen? Hatte er nicht gerade erlebt, dass der Körper sich mitunter zu helfen wusste, auch wenn der Mensch noch nicht verstand, wie so etwas geschehen konnte?

Moshé bestellte sich über das Postamt von Fairlie all jene Bücher zur Physiologie und Psychologie, von denen er hoffte, dass sie ihm Aufschluss über die Funktionsweise des Körpers geben würden. Nach zahllosen Stunden der Lektüre musste er zu seinem Erstaunen erkennen, »dass in Bezug darauf, wie der gesamte Mensch für Aktivität gebraucht wird, Unwissenheit, Aberglaube und vollkommener Schwachsinn verbreitet wurde. Es gab kein einziges Buch, das sich damit befasste, wie wir funktionieren.«[19]

In diesem Punkt hatte sich Feldenkrais nicht verändert, seit er in Palästina begonnen hatte, ein eigenes System des Jiu-Jitsu zu entwickeln: Er verfügte immer noch über ein grandioses, naives Selbstvertrauen. Ein Selbstvertrauen, das sich allerdings oft als begründet erwiesen hatte. Hatte nicht er, Moishe Feldenkrais aus Baranowicze, etwas herausgefunden, was Jigoro Kano und Generationen von Jiu-Jitsu-Meistern übersehen hatten? Und abgesehen davon, welche Chance blieb ihm sonst? Wenn ihm die Ärzte nicht helfen konnten, dann musste er, der Ingenieur und Judoka, der Wissenschaftsoffizier Seiner Majestät, sich eben selbst helfen.

14 | Moshé öffnet die Fenster

Feldenkrais musste davon ausgehen, dass er den Kreuzbandriss nie würde heilen können. Es ging ihm darum herauszufinden, ob er durch Umlernen in der Lage sein würde, all das mit dem verletzten Knie zu tun, was er wollte. Um eine Lösung zu finden, musste er – geradeso wie ein Techniker, der auf U-Boot-Signale horcht – mit allen Sinnen aufmerksam sein, in sich hineinhorchen. Und so fand er schließlich heraus, dass er, um einen Fortschritt in seiner Entwicklung zu erzielen, erst einmal gleichsam mehrere Schritte in seiner Entwicklung zurückgehen musste: Er versuchte wieder auf die Art und Weise zu lernen, wie dies Kleinkinder tun – ohne Sprache denkend, ohne Erwartungshaltungen und Konzepte einfach auszuprobieren, was möglich ist. Denn »kein Neugeborenes«, erkannte Moshé, »kann sich bewegen wie ein Erwachsener; es muss die Bewegungen erst erlernen, indem es sich entwickelt und wächst.« Er musste also »als Erwachsener das neu lernen«, was er »früher nicht besser erlernt hatte«.[1]

Und so lernte Moshé tatsächlich, experimentierend »mit einem solchen Knie umzugehen«. Er begriff, »wie unabdingbar es ist, das Lernen schlechthin zu erlernen«.[2]

Leider hat Feldenkrais seinen Entdeckungsprozess nicht in einem Tagebuch festgehalten. Fest steht allerdings, dass er in der Tat lernte zu lernen, dass er nach zahlreichen Rückschlägen schließlich in der Lage war, sich auch ohne funktionierendes Kreuzband im linken Knie und trotz des gestauchten rechten

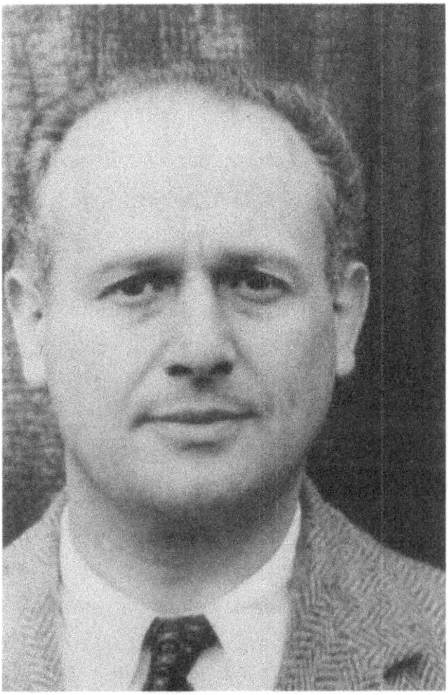

Wissenschaftsoffizier Seiner Majestät

Knies frei zu bewegen. Er lernte, »halb-automatisch« so zu gehen, wie es für ihn am besten war. Das bedeutet, er hatte seinen Schongang so harmonisch in seine anderen Bewegungsabläufe integriert, dass er schließlich willentlich richtig gehen konnte, ohne vor jedem Schritt nachdenken zu müssen. Das alte Bewegungsmuster war zwar nicht verschwunden, aber er hatte eine Möglichkeit gefunden, sich intelligenter zu bewegen. Rückblickend schrieb Feldenkrais hierzu:

> *Ich habe trotz meiner beiden schadhaften Knie so gut wie alles mit mir tun können, und zwar nur, weil ich mir dessen,*

was ich zu tun vorhabe, und der Art, wie ich es tun werde, inne bin, bevor ich eine nicht wieder gutzumachende, fehlerhafte Bewegung machen würde. Unter normalen Umständen aber habe ich meist meinen einfachen absichtlichen Gang wie zu der Zeit, als ich noch nicht innegeworden war, wie mit schadhaften Knien zu gehen sei.[3]

Damals in Fairlie, als Feldenkrais mit seinen Möglichkeiten experimentierte, war das langfristige Ergebnis seiner Bemühungen noch nicht absehbar. Er verstand zwar allmählich immer besser, was er tat und wie er es tat. Doch die Erklärung und die Konsequenzen seiner ersten Erfolge lagen für ihn noch im schottischen Nebel verborgen.

Eines Tages bat mich ein Kollege, ein Physiker, an dem, was ich da mit mir trieb, teilhaben zu dürfen. Ich musste also meine Erfahrung jemandem mitteilen. Mich nachzuahmen, fand er unbefriedigend, da er ja nicht wusste, wie und worauf er achten sollte, und auch nicht unterscheiden konnte, worauf es ankam und was nebensächlich war. Je mehr Fragen er mir stellte, desto mehr ging er mir auf die Nerven, denn mein Unvermögen, ihm in wenigen Worten zu erklären, was ich da tat, irritierte mich.[4]

Also beschloss Moshé, erst einmal seine »Gedanken zu ordnen«. Er las alles, von dem er vermutete, dass es ihm bei seiner Suche nach Antworten weiterhelfen könne: von Charles Darwins *Der Ausdruck der Gemütsbewegungen bei dem Menschen und den Tieren* über John Hughlin Jacksons Schriften zur Entwicklung des Nervensystems bis hin zu den Arbeiten von Charles Sherrington, der 1932 für seine Erforschung des kinästhetischen Sinns mit dem Nobelpreis ausgezeichnet worden war. Vor allem aber entdeckte Moshé ein Buch, das für ihn wegweisend sein sollte: Alexei Dimitrijewitsch Speranskis 1935 veröffentlichte *Grundlage einer Theorie der Medizin.* Verwundert konnte Moshé im Buch des experimentellen Pathologen lesen, »dass der Körper physiologisch fast wie eine neue Entität reagiert, wenn das Nervensystem auf bestimmte Weise gereizt wurde«.[5] Das Nervensystem! Moshé schien sich hier ein unbekanntes Forschungsfeld zu öffnen. War Speranskis Entdeckung die Erklärung dafür, dass sich der Zustand seines zuerst verletzten Knies gebessert hatte, nachdem er auf das andere Knie gestürzt war? Und falls ja, konnte dies durch den Unfall geschehen sein? Unfälle auszuprobieren konnte ja wohl kaum eine praktikable Lösung sein. Aber was war der richtige Reiz? In den Untersuchungen von Speranski und anderen Wissenschaftlern schien sich sogar zu zeigen, dass sich »das gesamte somatische und psychische Leben« tatsächlich »einigermaßen zufriedenstellend erklären lässt, wenn man die Entwicklung der Körperfunktionen des Menschen untersucht«.[6] Eine zumindest interessante These: Alles schien mit allem zusammenzuhängen, und auf eine »bestimmte Weise« ließ sich das Ganze über die Körperfunktionen beeinflussen und verändern. Nur auf welche Weise?

Da Moshé in der privilegierten Lage war, mit jungen und interessierten Wissenschaftlern zusammenzuleben, beschloss er, die ersten Ergebnisse seiner Nachforschungen und Überlegungen mit ihnen zu diskutieren. So begann er 1943 im Rahmen der Association of Scientific Workers in Fairlie abendliche Vorträge zu halten. Diese Vorträge bildeten die Grundlage für sein Buch *Body & Mature Behaviour. A Study of Anxiety, Sex, Gravitation & Learning.*[7] Der Originaltitel seines Buchs über den »Körper und reifes Verhalten« und der Verweis auf »Angst, Sex, Gravitation und Lernen« deutet bereits an, dass Moshé begann, Zusammenhänge zu erkennen, die bislang auch von ihm selbst übersehen worden waren.

Schon 1938 hatte Feldenkrais formuliert, dass Judo die Kunst sei, den Körper in seiner Gesamtheit zu gebrauchen. Judo, davon war er überzeugt, verbessere das allgemeine Wohlbefinden und das Gefühl für Rhythmus und fördere die Koordination der Bewegungen besser, als es jede andere Methode oder jeder andere Sport vermochte. Wer die Kunst des Judo beherrschte, hatte Moshés Überzeugung nach einen Zustand körperlicher und mentaler Reife erreicht, eine Art »Reifeprüfung« abgelegt.[8] Anders gesagt: Hätte er bereits in Palästina die Kunst des Judo und nicht lediglich die Kunst des Straßenkampfes beherrscht, hätte er sein Knie nicht ruiniert. Denn dann hätte er sich beim Fußballspiel intelligenter verhalten, hätte nicht auf unüberlegten Einsatz von schierer Kraft, sondern auf Technik gesetzt. Er hatte zum Zeitpunkt des Unfalls also noch nicht gelernt, sich wie ein »reifer Mensch« zu verhalten. Und hier liegt nach Moshés Überzeugung der wesentliche Unterschied zwischen Menschen und anderen hoch entwickelten Säugetieren: nicht etwa darin, dass der Mensch über eine Sprache oder vielleicht sogar eine Seele verfügt, sondern dass er eine fast unbegrenzt erscheinende Fähigkeit zum Lernen besitzt. Fast sämtliche Funktionen, die der Mensch zum Leben und Überleben braucht, muss er erst innerhalb des Gravitationsfeldes erlernen.[9] Hierin liegen Glanz und Elend des Menschen verborgen: Denn wenn er nahezu alle funktionalen Bewegungen erst erlernen muss, dann kann es auch passieren, dass er durch Einflüsse von außen, durch Eltern und Lehrer, etwas lernt, was ihm nicht entspricht, nicht effizient ist, ihm langfristig sogar Schaden zufügt.

Als Judokämpfer hatte Moshé gelernt, den Körper dem Geist unterzuordnen. Jetzt war er immer mehr überzeugt, dass »Körper und Geist« nicht nur zusammenwirken, sondern dass das dualistische Konzept an sich falsch ist. Dass Körper und Geist vielmehr eine untrennbare Einheit, nur zwei Seiten derselben Münze sind. So gehen nach Moshés Überzeugung

> *alle neurotischen Störungen in irgendeiner Form mit Angst, Übelkeit, Schwindel, Muskelverspannungen, Störungen der Verdauung, der Atmung und der Sexualität einher. Solange diese Beschwerden nicht verschwinden, kann sich auch der Gesamtzustand nicht verbessern – und umgekehrt.*[10]

Moshé vermutete, dass sich deswegen auch seelische Störungen über bestimmte Bewegungen positiv beeinflussen lassen mussten. Denn er wusste, dass man schon »im Altertum versucht hatte, seelische Krankheiten durch körperliche Betätigung zu behandeln«.[11] Nicht dass er sich besonders für die Probleme kranker Menschen interessiert hätte. Als Feldenkrais einige Jahre später von seiner Freundin Dalia Lamdani über *Body & Mature Behaviour* (»Der Weg zum reifen Selbst«) befragt wurde, machte er denn auch deutlich, dass ihn der heilende Aspekt bestimmter Bewegungen »nur nebenbei« interessiere: »Das, was mir am wichtigsten ist, das ist die Erziehung von Lehrern und anderen Menschen, die das Bild der nächsten Generation prägen werden.« Entscheidend sei, dass »jene Fehler vermieden werden, die zu Störungen führen. Das ist auf jeden Fall wichtiger, als einige Kranke zu behandeln, denen man vielleicht auch mit anderen Methoden helfen kann.«[12]

Um die untrennbare Einheit zwischen Körper und Geist zu untersuchen, beschäftigte sich Moshé vor allem mit dem Phänomen der Angst. Als Judo-Kämpfer hatte er erfahren, dass man lernen kann, die Fallangst zu überwinden. Und schließlich hatte er sogar gelernt, wie sein Lehrer Kawaishi aus zwei Metern Höhe »richtig« auf den Steinboden zu fallen, ohne sich zu verletzen.[13]

Nun war Moshé überzeugt, dass die Fallangst »die größte, erste Angst« im Leben des Menschen ist, eine Angst, die er schon wenige Sekunden nach seiner Geburt spürt. In seinen Vorträgen in Fairlie erklärte Moshé »zum ersten Mal, dass das Gefühl und der Aufbau, die Organisation und die Anatomie des Gehirns beweisen, dass alle Formen von Angst Ausdruck der Fallangst sind«.

Und daraus schloss Moshé, dass »die Angst verbunden ist mit der Anpassung des Körpers an die Schwerkraft«. Er war stolz auf seine Entdeckung, »dass eine Verbindung besteht, zwischen Gefühl und physikalischen Gegebenheiten«.[14] An diese Erkenntnis schloss sich fast zwangsläufig Moshés nächste Frage an: War vielleicht sogar »die Bewusstheit« mit der Erdanziehung verbunden? Bewusst*heit*, nicht Bewusst*sein*. »Der Begriff ›Bewusstsein‹«,

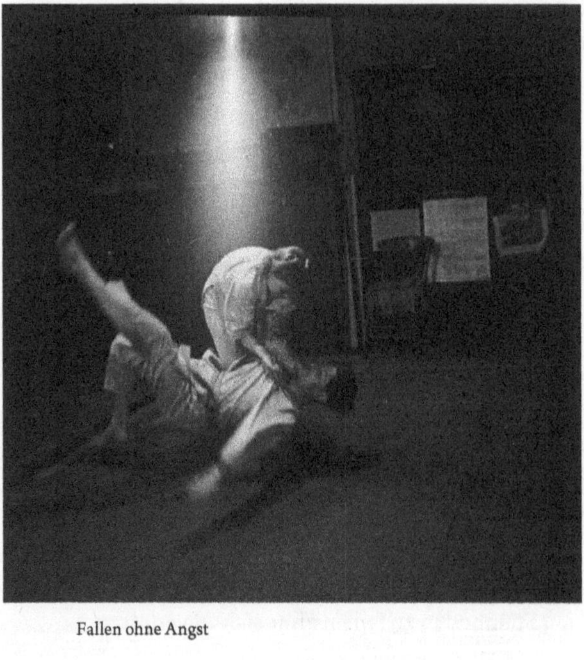

Fallen ohne Angst

so Moshé, »beschreibt einen Zustand des Wachseins. Bewusstheit ist hingegen ein besonderer Zustand des Nervensystems, der uns ein deutliches Wissen darüber vermittelt, was in uns geschieht, wenn wir bei Bewusstsein sind.«[15]

Und dann entdeckte Moshé, dass man eine höhere Bewusstheit erreichen kann, wenn man liegt. Ganz einfach deswegen, weil der Einfluss der Gravitation auf die Muskulatur dann auf ein Minimum reduziert und das Nervensystem, nicht mehr mit Aufrichtung und Gleichgewicht des Zweibeiners beschäftigt, spürbar entlastet und aufmerksamer ist.[16] Wer also durch Erfahrung lernen will, wie er am besten mit einem verletzten Knie umgehen soll, der muss dabei liegen, nicht laufen. Liegen – wie es die Kinder tun, wenn sie ihre ersten Bewegungen ausprobieren.

Dies alles waren nur einige der Hypothesen und Entdeckungen, die Feldenkrais seinen Kollegen in Fairlie in Vorträgen und Diskussionen mitteilte. Aber der Zweck seiner Vorträge lag ja nicht nur darin, sich und seine Zuhörer nach Feierabend mit Gedankenspielen zu vergnügen. Moshé wollte unbedingt herausfinden, ob seine Ideen im Experiment zu belegen waren und ob sich für seine Beobachtungen eine wissenschaftliche Erklärung finden ließ. Und selbst wenn sich seine Thesen noch nicht beweisen ließen, würden die Ergebnisse ihm gleichwohl recht geben? Würde es ihm gelingen, seine »abstrakten Ideen in sensomotorische Fakten«[17] zu übersetzen? War jeder erwachsene Mensch grundsätzlich in der Lage, wieder auf eine Art zu lernen, wie er es im Alter bis zu zwei Jahren vermocht hatte? Bevor ihm die Sprache und die Eltern in die Quere gekommen waren? Besaß der Mensch die Fähigkeit, sich über bestimmte Bewegungen im Ganzen so »nachzuentwickeln«, wie es ihm naturgemäß entsprach? Und würde er danach in der Lage sein, das neu Erlernte in seine übrigen Funktionen zu integrieren? Und wenn Geist und Körper tatsächlich eine Einheit bilden, war es dann wirklich möglich, emotionale Störungen über bestimmte Bewegungen und nicht durch psychoanalytische Sitzungen zu beheben? Aber über welche Bewegungen? War es möglich, dem Menschen zu helfen, das Lernen zu erlernen, sodass er wird, wie er im Grunde sein soll?

1944 machte sich Feldenkrais an die Arbeit. Die Matten in der Schule wurden jetzt nicht mehr nur für reguläre Judo-Stunden verwendet – jetzt wurde experimentiert. David Boston, einer der ebenfalls in Fairlie beschäftigten Wissenschaftler, erinnert sich, dass Moshé seinen Unterricht anfangs mit einer Variation von Yoga-Übungen begann.[18] Wahrscheinlich hatte Moshé diese Übungen jenen Büchern entnommen, die er sich in London bestellt hatte. Auch Schriften des Körpertherapeuten F. M. Alexander hatte er sich kommen lassen, war aber nicht besonders davon beeindruckt.[19] Von Bewegungslehrern wie Mabel Todd oder Gerda Alexander hatte Moshé während der Jahre in Fairlie wahrscheinlich noch nichts gelesen, und so blieb ihm verborgen, dass seine Arbeit durchaus Berührungen mit dem Zeitgeist besaß.

Die Yoga-Übungen wurden Moshés Hypothese zufolge im Liegen durchgeführt. So würden die Teilnehmer, wie Moshé hoffte, eher in der Lage sein, auch noch die kleinste Bewegung und Veränderung wahrzunehmen. Aber er ließ seine Schüler nicht nur liegen, sondern experimentierte auch mit Judo-Falltechniken. Nur ging es jetzt nicht mehr um die Erlernung der Selbstverteidigung an sich, sondern darum, dass seine Kollegen die »Fallangst« besiegen würden. Wenn diese die Ur-Angst des Menschen war, inwieweit würde sich der Sieg über diese Angst auf andere Verhaltensweisen, auf das generelle Befinden auswirken? Die Antwort auf diese Frage musste sich allerdings jeder der Teilnehmer selbst geben. Moshé konnte nur eines tun: die Bedingungen für individuelle Selbsterforschung schaffen.

Eines Tages erschien ein Kollege, der von Moshés ungewöhnlicher Arbeit gehört hatte. Sein Name war John Cleveland, er war ein überzeugter Kommunist und offenbar schon aus Prinzip neuen, ungewöhnlichen Methoden gegenüber aufgeschlossen. Nachdem er fünf Jahre lang erfolglos psychotherapeutische Sitzungen besucht hatte, wollte er Moshé die Gelegenheit geben, ihm zu helfen. Doch der winkte ab: »Ich habe doch keine Ahnung, wie ich so etwas machen soll! Ich weiß nur, dass das, was wir tun, falsch ist. Gut, ich habe es geschafft, mich selbst zu korrigieren, aber ich habe keine Ahnung, wie ich das mit einer anderen Person machen soll.« Cleveland war jedoch fest entschlossen. »Ich komme zu dir«, erklärte er, »und dann versuchen wir es zusammen.« Und das taten sie, geleitet von Moshés einzigem Prinzip – dass es keine Prinzipien geben darf. Die meiste Zeit über wusste Moshé allerdings nicht einmal, was und warum er etwas tat. Und dann kam der Moment, da Cleveland plötzlich innerlich gelöst durchatmen konnte. Und diese unwillkürliche Bewegung löste tatsächlich etwas aus: Cleveland erinnerte sich auf einmal an eine Operation im Genitalbereich, der er als Kind unterzogen worden war. Er erinnerte sich wieder an die Angst, dass man ihn durch die Operation entmannen würde. Moshé war perplex: »Willst du mir etwa erzählen, dass du während der ganzen Jahre, die du mit deinem Psychiater Morgan gearbeitet hast, niemals erzählt hast, dass du nicht unter einem Kastrationskomplex, sondern unter Kastrationsangst leidest? Das ist doch ein gewaltiger Unterschied!« »Oh, wir haben über den Kastrationskomplex geredet«, gab Cleveland zu, »aber ich habe das nie mit dieser Angst in Verbindung gebracht, die ich damals vor der Operation empfunden hatte!« Seine Art zu stehen, zu atmen, so erkannte Cleveland jetzt, war mit dieser alten Angst verbunden. Mit der Veränderung seiner Atmung schien jene Angst verschwunden zu sein, die ihn seit der Operation begleitet hatte. Schon am nächsten Tag begrüßte Cleveland Moshé mit der freudigen Nachricht, dass nun endlich all seine sexuellen Probleme, unter denen er und seine Frau so sehr gelitten hätten, verschwunden seien.

Für Moshé war das ein Schock.[20] Es war eine Sache, an die Einheit von Körper und Geist zu glauben, doch jetzt war er tatsächlich dort erfolgreich gewesen, wo ein anerkannter Psychiater sich jahrelang ohne Ergebnis abgearbeitet hatte. War er, Moshé Feldenkrais, denn wirklich der Einzige, der deutlich sah, was allen anderen bislang verborgen geblieben war? Oder war allein schon dieser Gedanke ein Indiz dafür, dass er langsam, aber sicher verrückt wurde? Doch blieb die Tatsache, dass Moshés nonverbale Arbeit mit dem Schüler funktioniert hatte.

Einzelbehandlungen wie im Falle Clevelands, bei denen er den Schüler berührte, waren noch eine Ausnahme, in der Regel arbeitete Moshé nur mit seinen Gruppen. Aufs Geratewohl und konzeptlos, aber basierend auf seinen Erfahrungen und immer bereit, eine gerade aufgestellte Theorie im Licht neuer Beobachtungen wieder zu verwerfen.

> *So hat die ganze verdammte Sache angefangen. Aber leicht war es natürlich nicht. Es hat Jahre gedauert, bevor ich bei jeder neuen Entdeckung, die ich machte, das Gefühl hatte, in einem dunklen Haus ein Fenster aufgerissen zu haben. Und immer wenn ich etwas herausgefunden hatte, kamen gleichzeitig die Zweifel. Wie konnte es denn sein, fragte ich mich dann, dass ich gelebt hatte, ohne es zu wissen?*[21]

Vierzig Jahre war Moshé Feldenkrais alt, als er seine Kollegen in Fairlie zu unterrichten begann. Seine jüngeren Kollegen David Boston und Bill Halliday waren damals bereits anerkannte Wissenschaftler. Wenn er seine ungewöhnliche Forschungsarbeit fortsetzen wollte, ohne zu riskieren, von der Wissenschaftswelt mit

Misstrauen oder Spott betrachtet zu werden, musste er zumindest seine Promotion abschließen. Aber nachdem die Alliierten im Juni 1944 in der Normandie gelandet waren, konnte es ja nicht mehr lange dauern, bis er ins befreite Paris zurückkehren würde. Und dann würde er auch endlich seine Schwester Malka wiedersehen. Wenn sie noch lebte.

15 | Belsize Grove Nummer 8

Am Abend des 8. Mai 1945 verkündete Churchill über die BBC die bedingungslose Kapitulation Nazideutschlands. Für die meisten Mitglieder der Familie Feldenkrais kam der »Victory in Europe Day« zu spät. Bei der Goldenen Hochzeit seiner Großeltern in Slawuta hatte Moshé noch 103 Verwandte gezählt. Fast alle waren von den Deutschen ermordet worden.[1]

Malka hatte die Besatzungszeit in Frankreich überlebt. Es war ihr gelungen, sich mit Hilfe von Irène Joliot-Curie auf dem Bauernhof der Familie Lhuissier in Savigné-l'Évêque bei Le Mans zu verstecken. Nach einigen Monaten konnte man ihr schließlich falsche Papiere besorgen, und so hatte sie es sogar gewagt, ins besetzte Paris zurückzukehren. Dort nahm sie ihre Arbeit am Radium-Institut unter dem Namen Louise Mathieu wieder auf.[2] Ein so verzweifelter wie mutiger Schritt, denn seit dem Fall von Paris gingen die Deutschen im Institut ein und aus. Doch Malka arbeitete nicht nur direkt unter der Nase der Besatzer, sie wurde wie Joliot, der an der Sorbonne unterrichtete und in seinem Labor für Nuklearchemie arbeitete, auch in der Résistance aktiv.[3]

Joliots Frau Irène war es 1944 gelungen, gemeinsam mit den Kindern in die Schweiz zu flüchten. Auch Langevin hatte überlebt und war nach der Befreiung nach Paris zurückgekehrt.

Mit einem der ersten Schiffe reiste Malka nun nach Schottland, um ihren Bruder zum ersten Mal seit fünf Jahren wiederzusehen. Weder sie noch Feldenkrais haben später über dieses

Treffen gesprochen. Hat sie verstanden, warum es Moshé im Juni 1940 nicht gelungen war, nicht gelingen konnte, außer Yona auch sie zu retten? Fest steht nur, dass Bruder und Schwester bis zu Moshés Tod ein unverändert enges Verhältnis verbinden sollte.

Yona beendete ihre Arbeit am Krankenhaus von Glasgow und kehrte nach Palästina zurück. Vielleicht weil sie ihre Familie wiedersehen wollte, vielleicht aber auch, weil Moshé und sie spürten, dass sie sich auseinandergelebt hatten. Wie Malka sich erinnert, war Yona während ihrer Jahre mit Moshé oft »furchtbar eifersüchtig«[4] gewesen – und dies durchaus nicht immer grundlos. Im Rückblick witzelte Feldenkrais gerne darüber, dass Yona in der Lage gewesen sei, im Nachhinein zu riechen, wann er welche Frau umarmt habe.[5] Gleichwohl blieben die beiden nach ihrer Abreise zunächst weiterhin verheiratet und gingen nicht im Streit auseinander.

Schon einen Monat nach dem Sieg über Hitler beendete Feldenkrais offiziell seine Arbeit in Fairlie.[6] Im Herbst 1945 machte er sich mit dem Manuskript seiner Dissertation im Gepäck auf den Weg nach Paris. Bei seinem Wiedersehen mit Joliot erfuhr Moshé, dass auch er selbst auf der Liste der Gestapo ganz oben gestanden hatte: Die Deutschen hatten Joliot immer wieder gefragt, wo sich sein Mitarbeiter Feldenkrais befand. Doch der ebenso kaltblütige wie mutige Joliot hatte sie genauso über den Aufenthaltsort des Freundes wie über den Verbleib des schweren Wassers täuschen können.[7]

Moshé hatte seine Dissertation offenbar sehr gut vorbereitet, denn schon Ende November 1945 wurde ihm der Titel »Ingénieur-Docteur« verliehen, seine Arbeit erhielt die Bestnote.[8] Bereits im Dezember kehrte er nach Fairlie zurück. Anfang 1946 beschloss er dann, das schottische Dorf endlich zu verlassen und gleich seinen Freunden Halliday und Boston wieder nach London zu ziehen.

Natürlich hätte er auch nach Tel Aviv zurückkehren können. Doch es wäre ihm unmöglich gewesen, seine wissenschaftlichen Studien in Palästina fortzuführen, denn dort gab es noch keine Bibliotheken, die es mit der British Library hätten aufnehmen können. Im Kampf um den eigenen Staat, um ihr physisches Überleben brauchte die jüdische Gemeinschaft in Palästina ohnehin junge, kampffähige Männer und keine älteren Herren mit Erfahrungen im Anti-U-Boot-Krieg. Und wovon hätte Moshé in Palästina auch leben sollen?

Im April 1945 war Ariyeh Feldenkrais verstorben.[9] Und so entschlossen sich Moshé und Malka im April 1946, anlässlich seines Todestages zur Familie nach Palästina zu reisen. Bei ihrer Rückkehr nach Tel Aviv konnten sie feststellen, dass sich Sheindel nicht verändert hatte: Noch immer war das soziale Engagement ihre Leidenschaft. Hunderte von Flüchtlingen aus Baranowicze, denen bei Ausbruch des Kriegs die Flucht nach Sibirien geglückt war, gelang die illegale Einreise in das immer noch von den Briten verwaltete Palästina. Und natürlich meldeten sie sich sofort nach ihrer Ankunft bei Moshés Mutter, der inoffiziellen Konsulin von Baranowicze im Heiligen Land. Sheindel nahm die Neuankömmlinge in ihrem Haus auf oder fand für sie anderweitig Unterkunft, sie besorgte ihnen Arbeit und stiftete Ehen. Und so konnte sich Sheindel noch in hohem Alter über rund sechshundert Karten freuen, die sie als »Mutter von Baranowicze« regelmäßig zu den Festen erhielt.[10] Natürlich feierte Moshé bei seiner Rückkehr nach Palästina auch ein Wiedersehen mit seinem alten Freund Aharon Meskin, der ihm nun endlich seinen Sohn Amnon vorstellten konnte. Zum letzten Mal hatte Moshé Meskin im Oktober 1937 getroffen, als dieser mit den Schauspielern der Ha-Bimah auf Europa-Tournee gewesen war.[11]

Auf der politischen Ebene war Moshés Besuch in Palästina eher frustrierend: Die von ihm während des Kriegs so bewunderten Briten führten nun einen erbitterten Kampf gegen die Angehörigen des jüdischen Untergrunds, der seinerseits versuchte, so viele Shoa-Überlebende wie möglich ins Land zu schmuggeln und sich für den bevorstehenden Krieg gegen die Araber zu rüsten. Juden wurden in englischen Gefängnissen gehenkt, und im Gegenzug richteten Menachem Begins Irgun-Kämpfer britische Soldaten hin. Moshés Entscheidung, schnell wieder nach England zurückzukehren, war vielleicht auch widersprüchlichen Gefühlen angesichts dieses teilweise sehr schmutzig geführten Kriegs geschuldet.

Aber auch in London holte ihn der Palästina-Konflikt bald wieder ein: Die von den Briten als »Terroristen« betrachteten Kämpfer der linksgerichteten Haganah schickten 1946 Agenten nach England, um Freiwillige für den drohenden Krieg mit den Arabern zu rekrutieren. Man empfahl den Agenten, sich an Feldenkrais zu wenden, der ja nicht nur ein Haganah-Kämpfer der ersten Stunde, sondern auch ein erfahrener Judo-Lehrer war. Ohne zu zögern erklärte sich Moshé bereit, die Rekruten der Haganah auszubilden.[12] Auch wenn er sicher überzeugt davon war, dass er keine Rekruten unterrichtete, die eines Tages gegen seine neue Heimat kämpfen würden, so hätte der britische Inlandsgeheimdienst MI5 doch wenig Verständnis gezeigt, wenn er von Moshés Unterstützung der »Terroristen« erfahren hätte. Und dann wäre es selbst seinen prominenten Freunden J. D. Bernal und Solly Zuckerman schwergefallen, ihn vor der Ausweisung zu schützen.

In London standen die Zeichen nach dem Krieg auf Neuanfang. Selbst der auch in der Arbeiterklasse beliebte Kriegspremier Winston Churchill hatte nicht verhindern können, dass das Land schon im Juli 1945 an die Labour Party fiel. Eine junge Generation von Politikern, Intellektuellen, Künstlern und Wissenschaftlern machte sich in den zerbombten Städten daran, die britische Gesellschaft mit ihrem morschen Klassensystem zu modernisieren und zu revolutionieren.

Die Aufbruchsstimmung und die Zukunftssehnsucht waren natürlich besonders in der Hauptstadt spürbar. Dort konnte sich Moshé jederzeit mit Bernal und David Boston treffen, den Anatomen und Zoologen Solly Zuckerman um Rat fragen, den Psychiater George Douglas Morgan und dessen Frau Betty Tylden in deren Kommune besuchen oder mit dem jungen Computer-Pionier Sidney Michaelson stundenlang über dessen Theorien diskutieren.[13] Außerdem gab es in London eine Institution, die für Moshés Arbeit mindestens so wichtig war wie die British Library: das Budokwai. Dieses Judo-Zentrum war bereits 1918 ge-

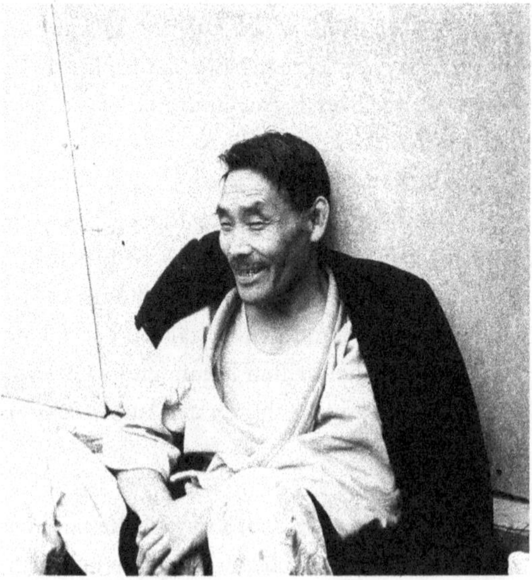

Moshés Freund und Judo-Lehrer Gunji Koizumi

gründet worden und konnte mittlerweile eine beachtlich hohe Anzahl auch weiblicher Mitglieder aufweisen. Den Unterricht leiteten Tani Yukio und Gunji Koizumi.

Der anerkannte Kunstexperte Koizumi lebte seit 1906 in London, war glücklich mit einer Engländerin verheiratet und führte ein Antiquitätengeschäft. Damit nicht genug, hatte der Wahlengländer sogar eine Privatklinik in London gegründet, in der er Patienten mittels der Erwärmung bestimmter Körperpunkte und ausgewählter Judo-Übungen behandelte. Mit dieser »Spinoculture« genannten Kur suchte er auch Haltungsschäden zu beheben. G.K., wie Koizumi in London genannt wurde, war wohl der einzige Japaner in London, der nach dem Angriff auf Pearl Harbour nicht interniert worden war. Man hatte ihn sogar mit der Aufgabe betraut, Piloten der Royal Air Force im Nahkampf auszubilden.[14] Ein Gentleman vom Scheitel bis zur Sohle, immer ein freundliches Lächeln im Gesicht, hatte Koizumi auch freien Zugang zum Sportclub der Londoner Polizei in der Nähe des Piccadilly Circus. Oft nahm er seinen Schüler Moshé mit dorthin, um in der Sauna des exklusiven Clubs zu entspannen. Manchmal gingen die Freunde auch in ein chinesisches Restaurant in der Greek Street, wo G.K. Stammgast war. Feldenkrais erinnerte sich an Koizumi stets als an einen der »bemerkenswertesten Menschen, die ich kannte und die mich stark beeinflusst haben«.[15] Wie Jigoro Kano betrachtete auch G.K. Judo nicht als Sport, sondern als eine Lebenseinstellung. Im Sommer 1948 lud er zur Gründung der Europäischen Judo Union ein, in deren Rat der Spezialisten auch Feldenkrais berufen wurde.[16] Diese Ehre war kein Freundschaftsdienst, denn Koizumi war sehr beeindruckt davon, wie Moshé die Judo-Bewegungen »im Licht der Physik, der Physiologie und der Psychologie« erklären und vermitteln konnte.[17] Diese wissenschaftliche Betrachtungsweise war nach Koizumis Überzeugung genau das, was man brauchte, um der Kunst des Judo im Westen gebührende Anerkennung zu verschaffen.

Der Budokwai zog bald vom Lower Grosvenor Place nahe Victoria Station in die Gilston Road, unweit Earls Court. Moshé wurde dort weiterhin von Koizumi unterrichtet, der ihn mitunter darum bat, den Kursteilnehmern einen Bewegungsablauf aus wissenschaftlicher Sicht zu erklären.[18] Gleichwohl stand immer außer Frage, wer in Sachen Judo Schüler und wer Meister war. Ein Freund Moshés wurde eines Tages Zeuge, wie dieser und G.K. zum Kampf miteinander antraten:

> *Und dann kriegte ich den Mund nicht mehr zu, denn der dicke Moshé segelte plötzlich durch die Luft, während der betagte, dünne Koizumi nur dastand und lächelte. Und Moshé? Der fiel, ohne sich etwas zu brechen!*[19]

Samstagabends nach dem Judo-Unterricht leitete Moshé im Budokwai Kurse, in denen er seine in Fairlie begonnenen Bewegungsexperimente fortsetzte. Noch immer hatte er keinen Namen für seine im Werden begriffene Methode, die sich in erster Linie nicht etwa an Menschen mit Beschwerden wandte, sondern an jene, die ihre Möglichkeiten kennenlernen, reifen wollten. Vielleicht lag es auch am Aufbruchsgeist jener Jahre, dass Menschen bereit waren, für etwas zu bezahlen, das keinen Namen besaß und in keine bekannte Schublade passte. Doch sosehr die von Moshé entwickelten Bewegungsabläufe immer noch Experimentalcharakter besaßen, so müssen sie bei den Teilnehmern bereits eine positive Wirkung gezeigt haben, jedenfalls blieben Moshé die meisten seiner Schüler treu. Bill Halliday, den Moshé schon in Fairlie unterrichtet hatte, gehörte zusammen mit seiner Ehefrau zum »harten Kern« des Budokwai-Kurses. Eine weitere regelmäßige Teilnehmerin war die junge Architekturstudentin Allison Downes, mit der Feldenkrais eine lebenslange Freundschaft verbinden sollte. Sie empfand Moshés Unterricht im Budokwai, bei dem sich die Teilnehmer über einen längeren Zeitraum auf bestimmte Bewegungsabläufe konzentrieren sollten, als so anstrengend, dass sie tags darauf kaum noch Energie hatte, für ihr Studium zu arbeiten. Als sie dies Moshe zu erklären versuchte, ließ er keinen Zweifel daran, was seiner Überzeugung nach Priorität hatte: »Studieren kannst du später immer noch. Das hier, das ist jetzt wichtiger für dich.«[20]

Auch wenn Moshé in seinem Unterricht nur verbal arbeitete, so war er, wie sich David Boston erinnert, durchaus schon damals in der Lage, Menschen durch wenige Handbewegungen

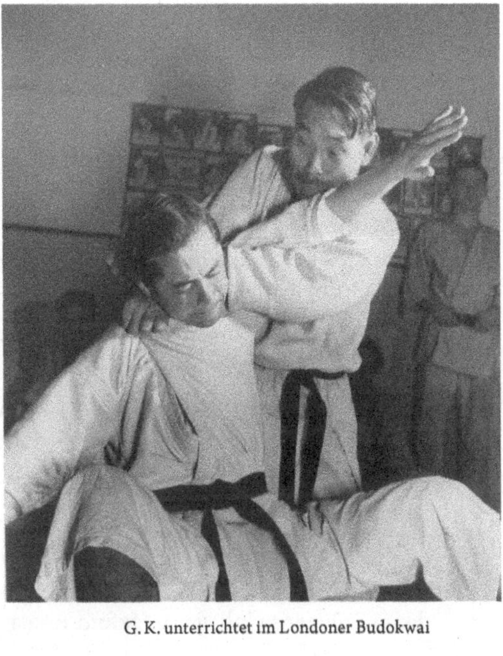

G. K. unterrichtet im Londoner Budokwai

von Schmerzen zu befreien.[21] Allerdings zog Moshé es vor, wenn die Schüler selbst herausfanden, wie sie sich bewegen mussten, damit die Schmerzen verschwinden würden.

Koizumi selbst nahm an Moshés Unterricht zwar nicht teil, doch sicher hat sein Schüler ihm bei ihren gemeinsamen Mittagessen im chinesischen Restaurant erklärt, wie er in seinen Kursen unterrichtete. Eines Tages überraschte G. K. Moshé damit, dass er zur Eröffnung der regulären Judo-Stunde eine Anzahl Kissen in den Übungsraum brachte. Er arrangierte sie so, dass man sehr entspannt und bequem darauf liegen konnte, in einer Position, die der des Ungeborenen im Mutterleib glich. Moshé war erstaunt, dass Koizumi offen für derartige Experimente war. Aber am meisten erfreute ihn, dass sein Projekt des Umlernens durch Selbsterforschung von seinem Lehrer ernst genommen wurde.[22] Mochte er selbst immer wieder am Sinn seiner Arbeit zweifeln – Koizumi tat dies offenbar nicht.

In London wohnte Moshé zunächst bei seinem Freund Stanley Byard in Primrose Gardens 44. Im Juni 1946 zog er dann in das Haus Belsize Grove Nr. 8 in der Nähe von Belsize Park.[23] Seine Vermieterin war eine Französin. Sie verdiente das Geld, und ihr englischer Ehemann verspielte es dann umgehend beim Pferderennen. Ein Umstand, der dafür sorgte, dass es mitunter turbulent im Haus Belsize Grove zuging.[24]

1947 bezog der deutschsprachige Dichter Franz Wurm das Zimmer neben Moshé. Wurm, 1926 in Prag geboren, war 1939 mit einem Kindertransport nach England gekommen. In letzter Minute war es seinen Eltern so gelungen, das Leben ihres einzigen Kindes zu retten. Sie selbst konnten nicht mehr fliehen und wurden in Auschwitz ermordet. Wie Moshé sprach auch Wurm, der am Queens College in Oxford Romanistik und Germanistik studiert hatte, fließend Französisch.[25] Eines Abends[26] klopfte Moshé an die Tür seines neuen Nachbarn. Und wie es seine Art war, kam er sofort zur Sache: »Haben Sie vielleicht englische Wörterbücher? Ich schreibe gerade ein Buch, und mein Englisch ist nicht besonders gut.« Ohne eine Antwort abzuwarten, fügte Moshé hinzu: »Sie haben wieder einmal Migräne und lesen ein Buch, das Sie sehr bewundern, aber von dem Sie glauben, dass Sie es nicht verstehen. Womit befassen wir uns zuerst?« »Verblüfft«, so erinnerte sich Wurm, »optierte ich für die Migräne. Eine halbe Stunde später war ich sie los.«

So machte Wurm seine erste Erfahrung mit Feldenkrais' Einzelbehandlung. Wortlos spürte Moshé mit seinen Händen nach, wo Wurm verspannt war, und ließ ihn dann spüren, welche Bewegungen, welche Haltung leichter und schmerzfrei sein würden. Wurm musste während der »Behandlung« durch seinen Nachbarn nur eines sein: entspannt.

Natürlich wollte Wurm wissen, wie es Moshé gelungen war, ihn so schnell von seinen akuten Schmerzen zu erlösen – dass er sich selbst von den Schmerzen befreit hatte, und zwar für immer, sollte er erst später begreifen. Und Moshé war sicher glücklich, jemanden gefunden zu haben, der nicht nur ehrliches Interesse an seiner Arbeit zeigte, sondern offenbar auch so intelligent war, dass er schließlich verstehen würde, worum es ihm bei dieser Arbeit ging. Also eilte er zurück in sein Zimmer und kam mit Matjesheringen, Brot, Zwiebeln und einem Stapel Manuskriptseiten zurück. Der Dichter kochte Tee und der Judo-Kämpfer las vor.

> *Ich verstand von seiner Arbeit so wenig wie er von meiner, es entstand ein Kreuzfeuer von Fragen. Ob die Papiere das Manuskript von »Body und Mature Behaviour« oder das von »Das starke Selbst« waren, weiß ich nicht mehr. Er schrieb ja an beiden abwechselnd.*[27] *In »Body and Mature*

Behaviour« untersucht Feldenkrais, wie körperliches Verhalten sich auch auf den inneren Menschen (aufs Denken und Fühlen) auswirkt; in »Das starke Selbst« umgekehrt, wie Denken und Fühlen sich auf den Körper und sein Verhalten auswirken.[28]

Auch wenn Wurm anfangs noch kaum etwas von Moshés Arbeit verstand, so begriff er als Dichter doch sofort, dass sich sein neuer Freund einem fast unlösbaren sprachlichen Problem gegenübersah: Wie konnte man Lesern begreiflich machen, dass Körper und Geist eins sind, wenn doch schon die Begriffe »Körper« und »Geist« nahelegen, dass dem nicht so ist? Wie konnte Moshé das traditionelle Denken aufbrechen, für das Ganze einen ungeteilten Begriff finden?

Moshé wiederum war Dichtung ebenso fremd wie Musik. »Der Dickschädel« war zu Wurms Erstaunen tatsächlich der Meinung, dass Gedichte »wie Volkslieder« sein müssten.[29] Doch eine Sache hatte Moshé durchaus begriffen: Es führt zu nichts, so klärte er seinen Nachbarn auf, wenn ein Autor sich vornimmt, ein »Meisterwerk« zu schreiben. Der einzige Weg, ein Buch zu schreiben, ist – es zu schreiben. Aber ob das, was man in die Tasten der Schreibmaschine hämmert, schließlich ein »Meisterwerk« wird, das wird sich erst später herausstellen.[30] Hauptsache ist, man bewegt sich! Denn nicht nur der Akt des Schreibens, auch das Denken, davon war Moshé überzeugt, ist Bewegung.[31] Das eine geht nicht ohne das andere, Leben bedeutet Bewegung. Bewegt sich ein Mensch nicht mehr, ist er tot. »Die Summe individueller Erfahrungen«, so lernte Wurm von seinem Besucher, »macht jeden von uns zu einem einmaligen Einzelwesen, deren keines einem anderen gleicht. Unsere Individualität liegt in der Art des Gebrauchs, den wir von unseren Erfahrungen machen.«[32] Feldenkrais, so erkannte Wurm, *war es darum zu tun, dass jeder Einzelne auf seine Weise lernen könne. Er musste also auf dem aufbauen, was ausgangs allen gemeinsam ist: auf dem Körper und seinen basischen Funktionen, vornehmlich der, die allen Funktionen, auch den sogenannt »abstrakten« der Sinnesempfindung, des Fühlens und Denkens, gemeinsam ist, nämlich Bewegung, und die jeder an sich nachprüfen kann.*[33]

Und schon bald nahm auch der Dichter am Unterricht im Budokwai teil. Moshés dort erteilte Lektionen waren, so erinnerte sich Wurm später, sehr direkt und klar.[34] Ohne große Erklärungen oder ausufernden Kommentar. Die Schüler legten sich zu Beginn jeder Stunde entspannt auf den Rücken, und Moshé gab seine ersten Anweisungen. Mehr oder weniger so, wie er es noch Jahrzehnte danach tun sollte:

Schließen Sie die Augen und versuchen Sie die Körperstellen zu spüren, die mit dem Boden in Berührung sind; beachten Sie, wie Ihre Fersen auf dem Boden liegen, ob beide den Boden gleich stark drücken und ob die Stelle, mit der sie den Boden berühren, an beiden Stellen die gleiche ist; prüfen Sie auf die gleiche Weise, wie ihre beiden Waden den Boden berühren, Ihre Kniekehlen, Ihre Hüftgelenke, die kurzen Rippen, die anderen Rippen und die Schulterblätter; beachten Sie, ob und wie weit die Schultern, die Ellbogen, die Handgelenke vom Boden entfernt sind …[35]

Nach der Durchführung der Bewegungsabläufe konnten Wurm und die anderen Teilnehmer dann bei einem »Durchkämmen« des Körpers im Liegen jeweils nachprüfen, was sich geändert hatte. Mit dem Boden als Referenz nachforschen, ob und wo und wie sie nun anders lagen als zu Beginn der Unterrichtsstunde.

Und da keine Lektion der anderen glich, lernten sie jedes Mal etwas Neues. Ganz so wie ein- oder zweijährige Kinder, die jeden Tag durch Experimentieren selbst herausfinden müssen, welche Bewegung leicht und angenehm ist, deren Nervensysteme sich laut Moshé mit jeder neuen funktionalen Bewegung, mit jeder neuen Differenzierung weiterentwickeln, neu vernetzen.

Wenn Moshé bei seiner Arbeit auch so erfolgreich war, dass seine Schüler ihm die Treue hielten und durch eine Reihe von »Aha-Erlebnissen« offenbar Freude an den Kursen hatten, so stand er doch noch immer am Anfang. So wie Feldenkrais immer, bei jedem Problem, bei jeder neuen nonverbalen »Behandlung« eines Schülers in einer Einzelsitzung am Anfang stand. Er musste dann geradeso wie ein Judo-Kämpfer, der einem fremden Gegner gegenübersteht, mit allem rechnen. Einmal war er von sich selbst und der Arbeit an einem Klienten so gelangweilt, dass er während der »Behandlung«, auf dem Hocker sitzend, einschlief. Umso größer war sein Erstaunen, als der Klient ihm im Anschluss mit Begeisterung mitteilte, dass dies die beste Stunde bis dato gewesen sei.[36] Wie viel musste Moshé noch lernen!

Sein Wissensdurst und seine Diskutierfreude wurden von einer jungen charismatischen Tänzerin geteilt, die von Palästina nach London gekommen war und eine von Moshés engsten Freunden werden sollte – Noa Eshkol. Die im Kibbutz Deganiah Beit als Tochter des späteren israelischen Ministerpräsidenten Levi Eshkol geborene Noa hatte in Tel Aviv an der Tehila Ressler Schule und in Manchester bei Rudolf Laban und Lisa Ullmann Tanz studiert.[37] In London bewohnte sie ein Zimmer im Untergeschoss der Randolph Avenue Nr. 74 im Maida-Vale-Viertel. Die Gemeinschaftsküche des Hauses wurde eine Art Salon, wo sich vor allem Noas Mitschüler aus Sigurd Leeders Londoner School of Modern Dance und die im selben Haus wohnenden Maler und

Freunde aus Palästina trafen. Der junge Tänzer John Harries, der hoffnungslos in Noa verliebte Schriftsteller und Geheimagent Dan Ben-Amotz, der Schauspieler und Sänger Theodore Bikel und sogar Ike Aronowicz, der 1947 als Kapitän der *Exodus* weltberühmt werden sollte – sie alle wurden von der Tänzerin mit den grünen Augen magisch angezogen.[38]

So unterschiedlich sich Moshé und die zwanzig Jahre jüngere Noa auch waren, so sehr verband sie doch das gemeinsame Interesse an der Entwicklung menschlichen Potenzials. Und so radikal-eigenwillig Noas Tanz auch war, so objektiv und universell sollte ihrer Überzeugung nach die Bewegungsnotation sein, an der sie arbeitete. Mochten andere Männer von Noahs erotischer Ausstrahlung geblendet sein, für Moshé war sie eine ihm ebenbürtige Erforscherin menschlicher Möglichkeiten. Dabei schien ihm der Weg wichtiger zu sein als das Ziel, eine Einstellung, die sich in Noas Augen sehr positiv von anderen Lernmethoden unterschied. »Ich traf Dr. Moshé Feldenkrais«, so erinnerte sie sich, »zu einer Zeit, als ich vom konventionellen Tanzunterricht und dessen ästhetischen Diktaten sehr enttäuscht war, ich fand das alles willkürlich und nicht körperorientiert.« Doch Noa wollte eine Bewegungsschule entwickeln, die sich aus den Gesetzen des Körpers und des Raumes ableitet. Moshés Idee »der Umerziehung des Körpers sowie sein persönliches Beispiel« gaben ihr das nötige Vertrauen, weiter in diese Richtung zu gehen.[39]

Natürlich gelang es Moshé, in Noas Küche auf dem Kopf stehend, einige Dinge zurechtzurücken, und er nahm sie und John Harries auch in die Royal Albert Hall mit, wo Koizumi die Kunst des Judo einem großen Publikum vorstellte. Moshé war es auch, der Noa mit den Prinzipien des Tai-Chi vertraut machte, eine Bewegungslehre, welche die Tänzerin fortan sehr interessierte.[40]

Der Salon in der Randolph Avenue war für Moshé ein Stück Heimat, denn mit Noa und vielen ihrer Besucher konnte er Hebräisch sprechen. Sicher hat er während der endlosen Diskussionen mit ihr und den Gästen aus Palästina neue hebräische Redewendungen kennengelernt, auch wenn er – der sonst mit unersättlicher Neugierde lernte – mit »seinem« Hebräisch vollauf zufrieden war. Wer es wagte, Moshés Hebräisch als »altmodisch« zu bezeichnen, biss auf Granit: Sein Hebräisch, im Cheder und am Strand von Tel Aviv erlernt, war nach wie vor ausgezeichnet![41]

Am 29. November 1947 stimmte die Vollversammlung der Vereinten Nationen der Teilung Palästinas in einen jüdischen und einen arabischen Staat zu. Auch wenn der östliche Teil Palästinas, den die Briten 1921 in »Transjordanien« umgewandelt hatten, beim Teilungsbeschluss nicht mitberücksichtigt wurde, war die Zustimmung der UNO zur Gründung eines jüdischen Staates doch ein Ereignis, das von Juden in der ganzen Welt gefeiert wurde. Noch in der Nacht der Abstimmung wurde die jüdische Gemeinschaft in Palästina angegriffen, und wenige Tage später brachen auch in den arabischen Nachbarländern antisemitische Pogrome aus. Der Krieg um Eretz Israel hatte begonnen. Am 14. Mai 1948 verließ der britische High Commissioner das Land, und noch am Nachmittag desselben Tages rief Ben-Gurion im Museum von Tel Aviv den Staat Israel aus.[42]

Erst jetzt, nachdem der Konflikt zwischen den palästinensischen Juden und Großbritannien ein Ende gefunden hatte und der Staat Israel gegründet war, entschloss sich Feldenkrais dazu, britischer Staatsbürger zu werden. Im Rahmen des langwierigen Einbürgerungsprozesses wurde er durch Inspector Fraser auch zu seinem Privatleben und seiner Zukunftsplanung ausführlich befragt.

> *Was seine Ehefrau, Yona FELDENKRAIS, geborene RUBINSTEIN betrifft: Diese Dame ist ein Doktor der Medizin, allerdings verfügt sie über keinen britischen Studien-*

abschluss. Sie hat das Vereinigte Königreich im Dezember 1945 verlassen, um zu Besuch nach Palästina zu reisen. Dort ist sie allerdings geblieben und hat in Tel Aviv, in der Mapu-Straße 20, eine Praxis eröffnet. Der Antragsteller sagt aus, dass es niemals häuslichen Streit gegeben habe, dass seine Ehefrau allerdings der Meinung sei, dass seine berufliche Situation vom finanziellen Gesichtspunkt aus zu prekär sei und er ebenfalls nach Palästina kommen solle, wo sie ihrem Beruf nachgehen kann. Er sei hingegen der Meinung, dass es für einen Mann mit seiner Ausbildung und seinen Fähigkeiten keine Zukunft in Palästina gebe und dass er immer noch hoffe, dass seine Frau zurückkomme, denn er selbst habe nicht vor, jemals wieder in Palästina zu leben. So sehe die Sache gegenwärtig aus, und der Antragsteller erklärt, wenn seine Ehefrau sich weiterhin weigere, zu ihm zurückzukehren, werde die Sache wohl mit Scheidung enden.[43]

Moshé hatte ganz offenbar nicht vor, sich seinen Traum von der britischen Staatsbürgerschaft durch übertriebene Wahrheitsliebe zerstören zu lassen: Abermals behauptete er, in Baranowicze geboren zu sein, und er war sicher sehr erfreut, dass der Inlandsgeheimdienst MI5 nichts von seiner Tätigkeit für die Haganah erfahren hatte. Gewiss war es auch hilfreich, im Gespräch mit Mr Fraser jeden Gedanken an eine Rückkehr nach Israel weit von sich zu weisen. Und wenn der Beamte allen Ernstes annahm, dass Moshés Ehe nach drei Jahren räumlicher Trennung noch immer mehr als eine formale Angelegenheit sei, sollte er es doch ruhig glauben!

Die Wahrheit war, dass Moshé es genoss, seit Yonas Rückkehr nach Palästina wieder für schöne Frauen verfügbar zu sein. Und natürlich litt er auch gleichzeitig an der wiedergewonnenen Freiheit. Aber all dies ging Mr Fraser nun wirklich nichts an.

16 | Falling in Love

Sie hieß Charlotte, aber Moshé nannte sie einfach »Lotte«. Er lernte die Israelin aus dem Kibbutz an einem Freitagabend im Haus eines gemeinsamen Freundes kennen, der für die Warenhauskette Marks & Spencers arbeitete. Moshé ging gerne zu diesen wöchentlichen Einladungen, da er bei diesen Gelegenheiten immer Menschen traf, die an seiner Arbeit Interesse und folglich nichts dagegen hatten, sich seine Vorträge anzuhören.[1] Lotte war die Ehefrau des israelischen Bildhauers Avraham Melnikoff, der schon seit 1934 in London lebte und bereits so illustre Persönlichkeiten wie Winston Churchill porträtiert hatte.[2] Sie erzählte Moshé, dass sie den Besuch ihres Mallehrers aus Paris erwarte und dieser sicher auch daran interessiert sein würde, sich mit ihm zu unterhalten. Moshé war froh, der »israelischen Schönheitskönigin« seine Telefonnummer geben zu dürfen, doch dann wartete er vergeblich auf ihren Rückruf. Als sie sich schließlich wiedersahen, behauptete Lotte, Moshé habe ihr die falsche Telefonnummer gegeben. Und Moshé, der nie eine Telefonnummer vergaß, auch nicht die eigene, war sogar geneigt, ihr zu glauben. Er hatte sich Hals über Kopf in Lotte verliebt.

Als er sie zum ersten Mal in ihrem Haus besuchte (sie lebte von ihrem Ehemann getrennt), glaubte er noch, dass Lotte es mit dem Verkauf ihrer Gemälde finanziert habe. Doch kurze Zeit später, als sie ein Paar waren, gestand ihm die Freundin, dass ihr ein

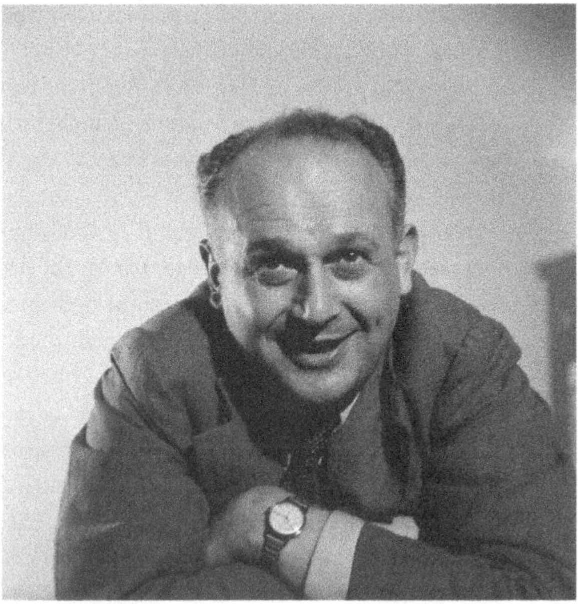

Moshé falling in love

Liebhaber das Haus finanziert habe. Moshé war es gleich. Nun war er es ja, der mit Lotte zusammen war! Für ihn zählte nur die Gegenwart: »Ich erinnere mich noch sehr gut daran, wie fröhlich ich in diesen Monaten und Jahren mit Lotte war«, notierte Feldenkrais Jahrzehnte später. »An regnerischen Tagen blieben wir zu Hause, wenn Schnee fiel, veranstalteten wir Schneeballschlachten, im Frühling machten wir unvergleichlich schöne Ausflüge.«

Dass sie mit Melnikoff eine siebzehnjährige Tochter namens Eva hatte, verschwieg Lotte ihrem neuen Freund zunächst. Moshé erfuhr erst von der Existenz der Tochter, nachdem diese aus ihrer Schule im Süden Englands fortgelaufen war und die Polizei sich bei Lotte gemeldet hatte. Er war erschüttert, dass seine

Geliebte ihm »so vollständig und so lange« die Existenz ihrer Tochter verheimlicht hatte. Dazu hatte es doch überhaupt keinen Grund gegeben. Im Gegenteil: Wie gerne hätte Moshé über genügend Geld verfügt, um Mutter und Tochter zu unterstützen! Später dachte er oft daran, dass dies seinem Leben bestimmt eine bessere Wendung gegeben hätte.[3]

Das Unvermögen, seine »Familie« großzügig zu unterstützen, war jedoch nicht das Einzige, was Moshé bedrückte: Lotte war angeblich, wie es ihre Freundin Betty formulierte, »everybody's girlfriend«[4]. Auch wenn dies vielleicht nur ein Gerücht war, so dürfte allein der Verdacht Moshé schlaflose Nächte bereitet haben. Mochte sein Freund Bernal auch die »offene Beziehung« propagieren und leben, für Moshé war so etwas indiskutabel. Zumindest wenn nicht nur er, sondern auch seine Freundin sich Freiheiten herausnehmen durfte.

Schließlich kam der Tag, an dem die Differenzen zwischen den Liebenden so tiefgreifend geworden waren, dass Moshé und Lotte schweren Herzens beschlossen, sich zu trennen. Doch lassen konnten sie dennoch nicht voneinander. Sie planten sogar, zusammen in die USA zu reisen.

Ende März 1949 erlitt Lotte scheinbar aus heiterem Himmel einen schweren Asthmaanfall. Moshé brachte sie sofort in eine Privatklinik, wo man feststellte, dass sie bereits als Kind an Asthma gelitten haben müsse, auch wenn sie selbst keine Erinnerung daran hatte. Moshé sagte einen zuvor vereinbarten Termin mit seinem französischen Übersetzer in Paris ab, denn er wollte Lotte auf keinen Fall in diesem Zustand allein lassen. Doch als sie sich schon nach wenigen Tagen erheblich besser fühlte, ließ er sich von ihr überreden, für zwei Tage nach Paris zu fliegen. Er bat die Ehefrau eines befreundeten Arztes, bei Lotte zu bleiben, bis er wieder zurück sein würde.

Vor der Abreise nach Frankreich wollte er sie noch einmal kurz im Krankenhaus besuchen, um sich von ihr zu verabschieden. Als er dort ankam, sagte man ihm, dass er Lotte nicht sprechen könne. Sie sei tot. Im ersten Augenblick dachte Moshé, dass er sich verhört habe. Er begriff einfach nicht, wie dies hatte geschehen können, war er doch nur wenige Stunden fort gewesen! Und sie hatte sich doch schon von ihrem Asthmaanfall erholt! Er eilte sofort zum Totenbett seiner Geliebten und »starb fast selbst« bei ihrem Anblick.

Schließlich nahm er all seine Kraft zusammen und suchte die Frau auf, die er mit Lottes Pflege beauftragt hatte. »Sie sagte mir, dass sie Lotte erzählt habe, ich würde nicht aus Paris zurückkehren. Das wisse sie sicher.« Moshé war fassungslos. Was hatte die Frau dazu bewegt, Lotte so etwas zu sagen? Es stellte sich heraus, dass die Frau ehrlich überzeugt gewesen war, dass Moshé die Reise nach Paris nur als Vorwand benutzt habe, um Lotte zu verlassen und niemals wieder zu ihr zurückzukehren. Und so brutal hatte sie es Lotte dann auch gesagt.

Also war Moshés große Liebe in der Überzeugung gestorben, dass er sie verraten habe. War sie vielleicht sogar wegen dieser Lüge gestorben?

»Lottes Tod raubte mir jeden Wunsch weiterzuleben«, notierte Feldenkrais in seinen Memoiren. Nur sehr langsam fand er danach wieder zurück ins Leben. Und dann bemerkte er, dass ihn die Befürchtungen, die ihn in Bezug auf Lotte so lange gequält und die Beziehung so sehr belastet hatten, allmählich verließen. »Ich war wirklich nicht stolz auf mich. Doch gleichzeitig auch von großen Ängsten befreit«, gestand er sich ein. Mehr noch: »Auf eine Art war ich nun wieder ein Mann.«[5] Vielleicht waren es seine Erfahrungen mit Lotte, die Moshé rund ein Jahr nach ihrem Tod dazu bewegten, das Gefühl der Liebe einmal anders zu betrachten.

»To fall in love« bedeutet das »Fallen« zu akzeptieren, das heißt, die Reaktion auf den Fall und das Angstsyndrom, das ihn begleitet, zu erfahren. Richtig zu lieben ist das Äquivalent zum richtigen Fallen, und das bedeutet, eben nicht die Furcht und die Angst zu erfahren, die vom Fallen in Liebe begleitet werden.[6]

Ob Moshé seine Fallangst in der Liebe auch trotz dieser Einsicht nicht überwinden konnte oder ob er einfach nicht mehr die richtige Frau traf, fest steht, dass er sich nie wieder auf eine selbstzerstörerische Liebe am Rande der Selbstaufgabe einließ. Und nie wieder sollte er in Versuchung geraten, seinen Alltag mit einer Frau zu teilen.

In der Zeit nach Lottes Tod gehörte der Psychiater George Morgan, dessen Frau Betty mit Lotte befreundet gewesen war, sicher zu denjenigen, bei denen Moshé Rat und Unterstützung suchte. Dies bedeutet allerdings nicht, dass sich Moshé einer strengen Psychoanalyse unterzogen hätte. Die beiden führten einfach freundschaftliche Gespräche.[7]

Der Psychiater hatte Moshé schon bei der Arbeit an *Der Weg zum reifen Selbst* geholfen, das im August 1949 endlich erschien. Dieses Buch öffnete seinem Verfasser Türen und verschloss andere für immer. Letzteres geschah, als Moshé den Bewegungslehrer F.M. Alexander in dessen Londoner Unterrichtsräumen aufsuchte, um eine Stunde bei ihm zu nehmen. Nach dem Unterricht, den Moshé ungeachtet seiner Kritik an den Schriften des Australiers sehr interessant und lehrreich fand, überreichte er Alexander ein Exemplar seines Buchs *Der Weg zum reifen Selbst.* Alexander war von Beruf Schauspieler, kein begeisterter Wissenschaftler wie Moshé. Und wie für Joliot-Curie war auch für Moshé der zwanglose Austausch von Erkenntnissen eine völlig natürliche und im Interesse der Wissenschaft auch sehr notwendige Sache. Nicht so für Alexander: Er blätterte das Buch kurz durch und warf dann Feldenkrais wutentbrannt vor, bei ihm abgeschrieben zu haben. Er verbot Moshé sogar, jemals wieder einen Fuß in sein Institut zu setzen. Die Idee, dass auch andere Menschen aufgrund eigener Überlegung und Beobachtungen zu ähnlichen Ergebnissen wie er selbst kommen könnten, war F. M. Alexander offenbar fremd. Dieses egozentrische Verhalten war für Moshé so unverständlich wie tief verletzend.[8] Gleichzeitig war er im Gegensatz zu Alexander sehr wohl in der Lage, zwischen Lehre und Person zu trennen. So freundete sich Moshé bald mit Alexanders abtrünnigem Schüler Charles Neil an, der im Londoner Isobel Cripps Centre nach einer von der Alexander-Technik beeinflussten Methode unterrichtete.[9] Beide, so erinnert sich Neals Schülerin Mia Segal, »erkannten, wie ähnlich sich ihre Philosophien und Ansätze waren. Sie dachten darüber nach, wie Menschen ihr eigenes Potenzial erreichen können. Und sie suchten nach Techniken, um dies möglich zu machen.«[10] Und so hatte Moshé auch in späteren Jahren überhaupt nichts dagegen, wenn seine Schüler meinten, sie müssten die Alexander-Technik erlernen. Sein Freund Amos Hetz erinnert sich:

> *Moshé kam eines Tages zu uns nach Cholon, und Noa war sehr sauer auf mich, weil ich Alexander-Technik lernte, denn in der äußeren Form der Alexander-Technik gibt es etwas, was Menschen mitunter nicht richtig begreifen. Noa war jedenfalls total dagegen, also sagte sie zu Moshé: »Guck dir den an! Der geht hin und lernt Alexander-Technik!« Doch Moshé sagte zu ihr: »Noa, du hast unrecht. Alexander ist schon lange tot, und er hat mehrere Generationen von Schülern, und wir sehen, dass sie etwas weitergeben. Und daran sieht man doch schon, dass da etwas dran ist.« Und weil*

Noa sehr klug war, hat sie das akzeptiert. Das war natürlich eine tolle Unterstützung für mich![11]

Moshé brachte seinen Freund Neal 1957 sogar mit Ben-Gurion zusammen, was diesen wenige Jahre später wohl dazu inspirierte, das von Patrick Macdonald geleitete Alexander-Institut in London zu besuchen.[12]

Für Feldenkrais blieb Alexander selbst allerdings ein »idiotisches Genie«. Seine eigene Arbeit, davon war Moshé überzeugt, sei einfacher und zugleich komplexer als die Alexander-Technik. Und wenn man mit dieser Technik Menschen helfen könne, dann liege das nicht an Alexanders Methode selbst, sondern an den guten Lehrern.[13]

Während *Der Weg zum reifen Selbst* die Tür zu F.M. Alexander für immer verschlossen hatte, erfuhr Moshé nach der Veröffentlichung des Buchs eine höchst ungewöhnliche Anerkennung aus den USA: Die Internationale Mark-Twain-Gesellschaft hatte ihn, Moishe Feldenkrais aus Baranowicze, zum Ehrenmitglied ernannt! Beim Lesen der Mitgliederliste wird Moshé nicht wenig beeindruckt gewesen sein: Nun würde sein Name in einem Atemzug mit Dwight D. Eisenhower, Edna Ferber, Carl Sandburg, dem Erzbischof von Canterbury, T.S. Eliot, Clement Attlee, Franklin D. Roosevelt und Norman Rockwell genannt werden – zumindest im exklusiven Kreis der Mark-Twain-Gesellschaft.[14]

Jenseits von Schmähungen und Ehrungen öffnete die Publikation des Buchs Moshé vor allem die Tür zu einem Mann, dessen Arbeit auf die Entwicklung der Feldenkrais-Methode einen entscheidenden Einfluss haben sollte.

Eines Morgens rief mich ein Londoner Arzt an, der mir sagte, er habe das Buch gelesen und würde gerne wissen, ob ich bei Heinrich Jacoby studiert hätte; er habe in dem Buch einiges wiedergefunden, das er von diesem großen Lehrer gelernt hatte. Er konnte kaum glauben, dass ich Jacobys Namen zum ersten Male hörte, und erbot sich daraufhin, mich mit Jacoby zusammenzubringen.[15]

Durch den Arzt Konrad Hirsch[16] erfuhr Feldenkrais, dass Jacoby das, was er für seine »eigene Entdeckung hielt, auf seine Weise schon seit vielen Jahren in Gruppen lehrte«, dass er »hervorragende Schüler, darunter auch Wissenschaftler, Ärzte und Künstler« unterrichte.[17]

Zu den Künstlern, die mit Jacoby gearbeitet hatten, gehörte auch der Schauspieler Alexander Granach. Für den Theater- und Filmschauspieler war die Arbeit mit dem Pädagogen der wichtigste künstlerische Einfluss in seiner Karriere gewesen: »Sie haben mir«, so Granach in einem Brief an Jacoby, »viel mehr gegeben, als alle meine anderen Lehrer und Regisseure es zusammen getan haben.«[18] Mit anderen Worten: Von Jacoby hatte Granach mehr gelernt als von Männern wie Max Reinhardt, Erwin Piscator, Friedrich Wilhelm Murnau, William Dieterle, Georg Wilhelm Pabst und Ernst Lubitsch.

Seit 1925 hatte Jacoby mit der Berliner Pädagogin Elsa Gindler daran gearbeitet, Wege zu finden, um »Entfaltung« und »Nachentfaltung« menschlicher Möglichkeiten zu entwickeln. Erst durch Jacoby wurde Gindler klar, »wie untrennbar das körperliche Geschehen von der ›seelischen‹ Situation des Menschen ist und umgekehrt« und »wie sich auch das körperliche Geschehen nur aus der jeweiligen Art des Eingeordnet-Seins des Menschen in seine gesamte Umwelt verstehen und beeinflussen lässt«[19]. Wie Moshé war auch Jacoby davon überzeugt, dass der Mensch nur durch Lernen beziehungsweise Umlernen sein Potenzial entfalten kann. Deswegen sind für die Entfaltung des

Menschen nicht eine angebliche »Begabung«, sondern Selbsterforschung und Selbstumerziehung notwendig: »der Versuch einer Erziehung von der Seite des Körpers her, bei dem die bewusste Auseinandersetzung mit den in jedem Menschen latenten, ordnenden Tendenzen des Organismus zur Grundlage aller Arbeit« gemacht werden.[20]

Der jüdische Musiker und Pädagoge Jacoby lebte seit seiner Flucht aus Nazideutschland in der Schweiz. In Zürich kamen er und Moshé zwischen dem 16. und 27. Juni 1950 zu zehn längeren Arbeitstreffen zusammen.[21] Seine erste Begegnung mit dem inzwischen 61-jährigen Jacoby schildert Feldenkrais in seinem Buch *Die Entdeckung des Selbstverständlichen* so:

> *Ich war ein Athlet von einigem Ruf und kräftig gebaut. Jacoby war ein kleiner, beinahe schmächtiger Mann, der, wie er mir erzählte, erst im Alter von sieben Jahren gehen gelernt hatte. Er war bucklig, bewegte sich aber mit großer Anmut. Dennoch war mein erster Eindruck, dass er mir nicht gewachsen sei. Ich empfand das irgendwo im Hintergrund meines Bewusstseins, obwohl ich nach wie vor überzeugt war, dass es richtig gewesen war, ihn aufzusuchen.*[22]

Für Moshé war dies eine denkwürdige Einschätzung: Wusste doch gerade er, auch aus seiner Erfahrung mit den älteren Herren Kano und Koizumi, dass es sehr leichtfertig und sogar gefährlich sein kann, von Alter, Körperbau und Muskelmasse eines Menschen auf dessen physisch-psychische Fähigkeiten zu schließen. »Im Hintergrund« seines Bewusstseins spielte anscheinend die etwas unreife Einstellung des Kräftemessens eine Rolle. Gleichzeitig war er wie immer neugierig und offen, unbedingt lernbereit.

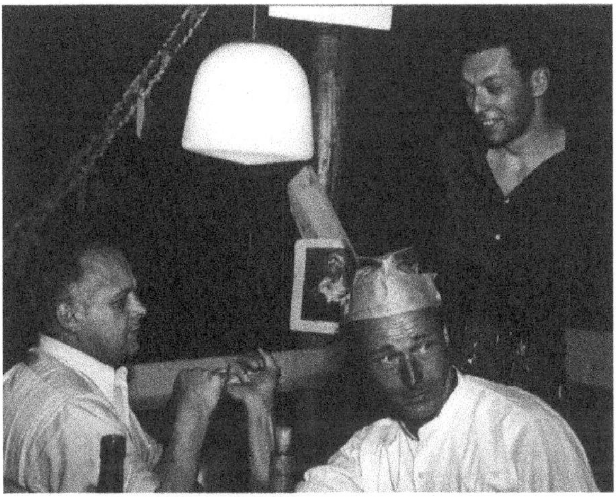

Moshé mit Franz Wurm (rechts) und Heiner Hesse
bei der Einweihung dessen neuen Hauses

Auch Jacoby hat seine Eindrücke von Moshé notiert. »In Erziehungs- und Gymnastikfragen«, schrieb er, sei Feldenkrais »weitgehend Autodidakt, aber sehr offen und voller ›Gesunden Menschenverstandes!‹«[23]

> *Trotz großer körperlicher Gewandtheit, Kraft und Courage repräsentiert Dr. F. weder in seiner Sprechweise noch in seiner Bewegungsqualität das, was er »theoretisch« als wünschenswert formuliert – d. h., er kommt leicht bei Demonstrationen außer Atem, schwitzt und »poltert« bei der Vorführung von Überschlag, Kopfstand, Fallversuchen etc. sehr stark. – Aber er ist sehr bereit, das selber zuzugestehen, bereit, zu probieren und infrage zu stellen.*[24]

Bei der Arbeit mit Jacoby stellte sich bald heraus, dass Moshé – ungeachtet seiner Überzeugung vom fast grenzenlosen Lernpotenzial jedes Menschen – fest daran glaubte, dass er selbst völlig unmusikalisch sei. Dieser Mangel war offenbar ein unverrückbarer Teil seines Selbstbilds. Jacoby ließ sich jedoch nicht davon beirren und schritt sogleich zur Tat: Er setzte seinen Gast an das Klavier und bat ihn, etwas zu spielen. Während Moshé klimperte, zeichnete Jacoby die Musik auf.

> *Jacoby ließ mich die Tonbandaufnahme hören. Ich konnte das ergebnislose Herumhämmern hören und dann, wie langsam daraus etwas wurde, und ich war selbst erstaunt. In dem Zeitraum, wo ich nach der Melodie gesucht habe, habe ich außergewöhnlich gute Musik gemacht.*[25]

Moshé war völlig verdutzt, dass er mit seinen »tauben Ohren so schön gespielt hatte, dass sich selbst ein professioneller Musiker nicht dafür zu schämen brauchte«. Und auch Jacoby war begeistert. »Das ist richtige Musik«, versicherte er Moshé, »kein Musiker kann besser spielen.«[26]

Danach rückte Jacoby einer anderen Grundüberzeugung seines Schülers zu Leibe. Moshé war sich völlig sicher, dass er zwar in der Lage sei, technische Zeichnungen anzufertigen, es jedoch nie schaffen würde, bildlich zu zeichnen. Und wieder bewies Jacoby, dass sein Schüler einem trügerischen Selbstbild aufgesessen war. Er ermutigte ihn, aufmerksam hinzusehen und dann mit dem Zeichnen loszulegen. Moshé gehorchte. Und schließlich war er abermals verblüfft, denn »was da jetzt vor mir lag, war keine Zeichnung von mir, sondern ein Bild, von dem ich gemeint hätte, es könnte nur von einem Maler sein. So zu denken hatte ich bisher nicht einmal versucht.«[27]

Der Besuch bei Jacoby führte bei Moshé zu einer »Wandlung«, die ihn noch Jahrzehnte später in Begeisterung verfallen ließ: »Er hat mir nie gezeigt, wie man zeichnet oder malt, und er hat mich nie belehrt. Ohne es auch nur zu erwähnen, weckte er in mir die Frage, warum ich beim Zeichnen meiner eigenen Lehre nicht gefolgt war.«[28]

Erst durch Heinrich Jacobys Hilfe begann Moshé die Lehre des Dr. Feldenkrais allmählich zu verstehen: Im Gegensatz zu den Tieren ist beim Menschen kaum eine überlebensnotwendige Fähigkeit angeboren, alles muss der Mensch lernen. Aus dieser biologischen Notwendigkeit heraus kann sich der Mensch prinzipiell jede Fähigkeit aneignen. Und deswegen konnte auch er, Moshé Feldenkrais, zeichnen und musizieren lernen. Für ihn war die Arbeit mit Jacoby eine Revolution. Und es verging wohl kaum ein Tag, an dem Moshé seine Schüler und Freunde während der nächsten Jahre nicht daran erinnerte, wie wichtig und möglich das tägliche Lernen sei.

Die Flammen seiner ganz persönlichen jacobinischen Revolution sollten zehn Jahre später noch einmal aufflackern: Eines Abends[29] saß Moshé wieder einmal mit seinem Freund Meskin zusammen und monologisierte über die fast unbegrenzte Lernfähigkeit jedes Menschen. Sosehr Meskin die Fähigkeiten Heinrich Jacobys auch schätzte und Moshés Genialität anerkannte, so sehr liebte er auch die Provokation. »Hör doch damit auf, Moishé!«, rief er aus. »Wir hören zwar immer wieder, was du sagst, aber es stimmt doch einfach nicht!«

Moshé fragte verdutzt: »Wieso? Was kann ich denn bitte schön nicht lernen?« Meskin überlegte einen Moment. Dann sagte er: »Also, schwimmen kannst du nicht. Und singen kannst du auch nicht.«

Beides konnte Moshé leider nicht abstreiten. Aber er konnte doch lernen! Lernfähigkeit, davon war er doch überzeugt, kennt keine Altersgrenze. Am nächsten Tag tauchte der 64-jährige Feldenkrais im Freibad auf und bat den Bademeister: »Bringe mir bitte das Schwimmen bei.« Und binnen kürzester Zeit hatte er es tatsächlich gelernt. Er sollte zwar nie ein besonders guter Schwimmer werden, aber – er schwamm.

Wenige Tage später wurde Moshé bei der Stimmlehrerin des Theaters »Ha-Bimah« vorstellig und bat um Gesangsunterricht. »Ein Mann, ein älterer Mann, bei dem die Verbindung zwischen Ohr und Mund vorher überhaupt nicht existiert hatte, lernte singen«, erinnert sich Meskins Sohn Yuval, »Moishe hatte eine sehr hohe Stimme, wie die Männer in der Barockmusik.« Seine Lehrerin war begeistert: Noch nie hatte einer ihrer Schüler, und dazu noch ein so betagter, so schnelle Fortschritte gemacht.[30]

Moshé war zufrieden. Er hatte wieder einmal bewiesen, dass Feldenkrais und Jacoby recht hatten: Lernen und Umlernen ist immer möglich.

In Zürich lernte Moshé nicht nur Heinrich Jacoby kennen, er wurde von seinem Freund Franz Wurm auch in die Familie Wol-

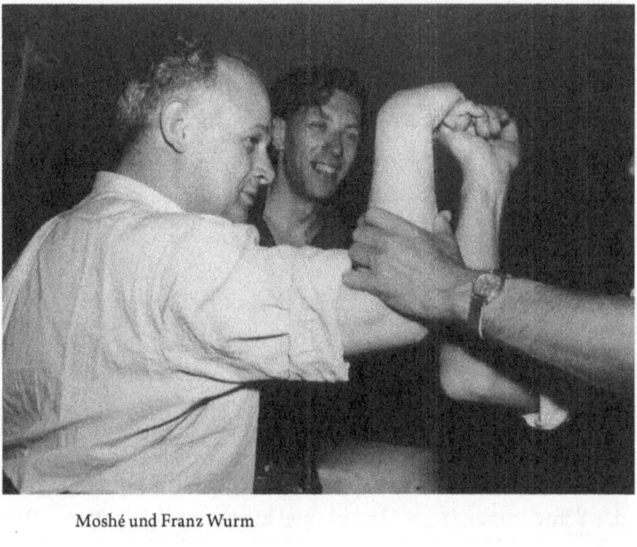

Moshé und Franz Wurm

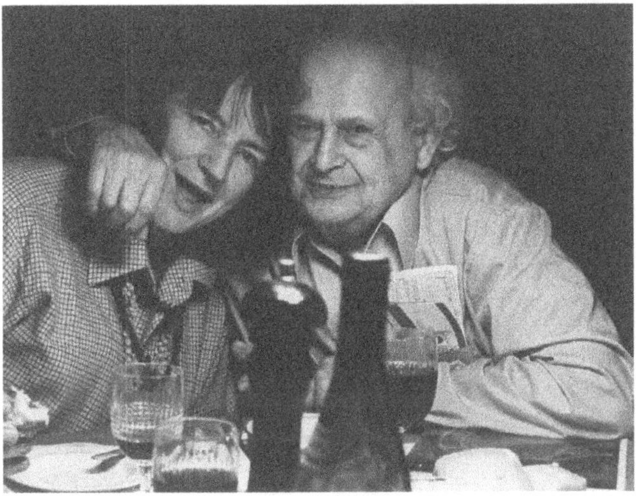

Familiensache – Luzzi Wolgensinger und Moshé

gensinger eingeführt.[31] Während die Begegnung mit Jacoby in erster Linie einen professionellen Hintergrund hatte, war Moshés Zusammentreffen mit den Fotografen Michael und Luzzi Wolgensinger im Januar 1950 der Beginn einer lebenslangen Freundschaft. So wie die Meskins Moshés Wahlfamilie in Israel waren, so wurden dies in Europa Luzzi, Michael und ihre Tochter Lea Wolgensinger.

In der Züricher Wohnung der Künstler, Zeltweg 23, zu der Moshé auch schon bald einen eigenen Schlüssel erhielt, wurde nicht nur gut gegessen, unentwegt geraucht und diskutiert: Hier wie überall, wo er wohnte, forschte Moshé weiter. Eine Trennung zwischen Privatleben und Arbeit war für ihn so undenkbar wie unpraktisch.

Dass die Wolgensingers keine ehrfürchtigen Schüler, sondern einfach Freunde von Moshé waren, hat ihm sicher geholfen. Vor allem Luzzi hakte nach, akzeptierte keine von Moshés Aussagen ungeprüft und wollte immer wissen, was ihr seine Erkenntnisse im Alltag denn überhaupt nützen würden.

Das waren genau jene Diskussionen, die Moshé liebte. Er brauchte keine langweiligen Ja-Sager, sondern unerbittliche Nachfrager. Menschen, die auf seine Provokationen ansprangen und Spaß daran hatten, mit ihm zu streiten. Im Gespräch mit Luzzi, sei es am Küchentisch oder beim Abendessen, konnte Moshé zur Höchstform auflaufen. Und natürlich ergriff er jede Gelegenheit, seine Ideen praktisch zu beweisen. Lea Wolgensinger berichtet:

> *Vor dem Dessert sagte Moshé dann auf einmal: ›Legt euch auf den Boden.‹ Dann mussten wir halt aufstehen, mit vollen Bäuchen, Tisch und Stühle beiseiteschieben und uns auf den Boden legen. Und dann haben wir nach Moshés Anweisung Dinge ausprobiert. Aber Moshé war ganz schlecht in der Lage zu formulieren, was wir genau machen sollten. Er hat immer wieder Arm und Bein, rechts und links, Hand und Augen verwechselt. Und Franz hat ihn dann korrigiert.*[32]

Das konnte Franz Wurm, Moshés Freund und Nachbar aus dem Haus Belsize Grove, inzwischen sehr gut. Denn er verstand nicht nur, was Moshé wollte, er konnte es auch so schön wie verständlich formulieren. Und so ist es kein Wunder, dass der charismatische Dichter Franz Wurm bald der inoffizielle Botschafter der Feldenkrais-Methode in Europa wurde.

17 | Moshé kehrt heim

Am 12. Februar 1949 hatte Feldenkrais den Eid auf König George VI. geleistet und war damit endlich britischer Staatsbürger geworden.[1] Mit Lottes Tod im April 1949 war jedoch der einzige Mensch verschwunden, der Moshé privat langfristig an England hätte binden können. Auf der beruflichen Ebene schien ein dauerhafter Verbleib in Großbritannien durchaus möglich. Seine Förderin und Schülerin Vera F. Salomons hatte Moshé bereits im Juli 1947 zweitausend Pfund geliehen, die er, wann immer er es konnte, in kleineren Beiträgen zurückzahlte. Wenn man bedenkt, dass er monatlich rund acht Pfund für die Miete seines Zimmers zahlte, war das Darlehen der Dame eine ansehnliche Summe. Für *Der Weg zum reifen Selbst* sowie für ein zweites geplantes Buch hatte Moshé einen Vorschuss von nur fünfzig Pfund erhalten. Allerdings war *Der Weg zum reifen Selbst* zumindest bei den Kritikern ein Erfolg, und höhere Tantiemen waren wahrscheinlich. Auch mit seinem Buch *Higher Judo* hatte Moshé bereits mehrere Hundert Pfund verdient.[2]

Angebote, ihm die Eröffnung eines privaten Instituts in London zu finanzieren, lehnte Feldenkrais dankend ab. Auch als ihm 1950 die Universität von London einen Dr. med. honoris causa verleihen wollte, verzichtete Moshé. Einen Doktortitel besaß er ja schon, was sollte er also mit einem zweiten anfangen? Andere, eher karriereorientierte Menschen hätten es ihm erklären können.[3] Doch Moshé wollte ja keine Karriere machen, er wünschte die Anerkennung seiner Arbeit, die er Schritt um Schritt zu einer eigenständigen und offenen Methode entwickelte. Und er wollte – auch darin hatte er sich nicht geändert – langfristig sein eigener, möglichst gut verdienender Herr sein.

So blieb Moshé auch nach Lottes Tod vorerst in England. Weiterhin unterrichtete er im Londoner Budokwai, und nach wie vor ging er mit seinem Freund Koizumi in dessen chinesisches Lieblingsrestaurant in der Greek Street. In einem anderen chinesischen Restaurant traf Moshé eines Tages per Zufall Alon Talmi wieder, den er wenige Monate zuvor in Paris kennengelernt hatte.

Der Chemiker und Sprengstoffexperte Talmi arbeitete für CHEMED, die Forschungsabteilung der israelischen Streitkräfte. Nach dem Unabhängigkeitskrieg bestand eine der wichtigsten Herausforderungen darin, dass der jüdische Staat in der Lage sein würde, moderne Waffen zu produzieren, um den nächsten Angriff der unverändert feindlich gesinnten arabischen Nachbarn abzuwehren. Nach dem Krieg, so ahnte man in Israel, war vor dem Krieg. Dabei musste man davon ausgehen, dass sich die USA wie schon im Unabhängigkeitskrieg aus Rücksicht auf die arabischen Regierungen weigern würden, dem jüdischen Staat Waffen zu liefern oder auch nur amerikanische Waffenexporte zuzulassen. Im Auftrag Ben-Gurions sollte Talmi nun von Paris aus Spitzenwissenschaftler für die Forschungsabteilung der israelischen Streitkräfte rekrutieren, vor allem anerkannte Atomwissenschaftler. Man hatte Talmi empfohlen, sich auf jeden Fall mit Joliots früherem Mitarbeiter Dr. Moshé Feldenkrais zu treffen, da er ein Spezialist für experimentelle Physik sei.

Auch wenn Talmi promovierter Chemiker war, galt sein wahres Interesse doch der Psychologie und Psychoanalyse. Aus diesem Grund hatte er neben Coués Schriften auch Moshés Essays zur Autosuggestion gelesen. Sogar Moshés hebräisches Nahkampf-Handbuch war Talmi bekannt.

Schon während ihres ersten Treffens in einem Pariser Hotel hatte Moshé dem Israeli versucht zu erklären, womit er sich gegenwärtig beschäftigte, doch Talmi hatte sich kaum beeindruckt gezeigt. Und als Moshé ihm wenig später ein Exemplar von *Der Weg zum reifen Selbst* geschickt hatte, war Talmis Skepsis eher noch gewachsen.

Dennoch war Talmi sicher erfreut, als er Feldenkrais unverhofft im chinesischen Restaurant in der Shaftesbury Road wiedertraf, konnte er Ermutigung doch dringend gebrauchen: Seine Geheimmission in London gestaltete sich unerwartet schwierig, und darüber hinaus litt der 36-jährige Gesandte unter einer akuten Ischias-Attacke. Die Schmerzen waren inzwischen so stark geworden, dass ihm normales Gehen nahezu und Treppensteigen völlig unmöglich war. Moshé bemerkte Talmis erbarmungswürdigen Zustand sofort und erbot sich, ihm zu helfen. Der junge Wissenschaftler glaubte seinen Ohren nicht zu trauen: »Für mich«, so Talmi, »klang das natürlich absolut lachhaft. Doch Feldenkrais versicherte mir, es sei überhaupt nicht notwendig, dass ich an das glaube, was er tue.« Es ginge, so Moshé, »nicht um Suggestion, es tue auch nicht weh, und kosten würde es auch nichts. Gnädig stimmte ich also zu, mich für dieses Experiment zu opfern, das mir doch ziemlich absurd erschien.«

Geduldig versuchte Moshé, Talmi wortlos spüren zu lassen, wovon der ungläubige Schüler nichts wissen wollte. Vor und nach dem nonverbalen Unterricht – bei dem Talmi auf dem Boden lag oder auf einem Stuhl saß – diskutierten die beiden Männer angeregt. Nach nur wenigen Unterrichtsstunden verschwanden Talmis Schmerzen. Er konnte schließlich nicht nur rennen und Treppen steigen, er hatte seltsamerweise sogar Spaß daran.

Überzeugt war Talmi dennoch nicht von Feldenkrais' Methode: Dass die Schmerzen verschwunden seien, könne doch auch mit dem wechselhaften Wetter zu tun haben! Moshé lächelte und stimmte dem jungen Mann zu: Ja, es könne durchaus auch am Wetter liegen. Was Talmi allerdings schon bald zu denken gab, war eine eigenartige Veränderung in seiner Arbeitseinstellung: All das, was ihm bei seiner Mission vorher als Last erschienen war, betrachtete er nun als Herausforderung. Vor wenigen Tagen hatte er sich wie ein vierzig- bis fünfzigjähriger Mann gefühlt. Und nun fühlte er sich nur noch halb so alt! Sein Selbstvertrauen schien gewachsen, und sogar sein ödes Privatleben erschien ihm veränderbar. Plötzlich beschlich ihn der Verdacht, dass Moshés Behandlung mit diesem Wandel etwas zu tun haben könnte. Noch einmal nahm er *Der Weg zum reifen Selbst* zur Hand. Diesmal las er das Buch von Anfang bis Ende durch und meinte Moshé nun zu verstehen. Dieser hatte zu Talmis Verblüffung Interesse daran, sich oft und stundenlang mit ihm über seine Ideen zu unterhalten.[4]

Dabei war Moshé über die schnelle Wandlung Talmis vielleicht am meisten erstaunt und begeistert. Denn nach der erfolgreichen Behandlung seines ersten Patienten in Fairlie war der junge Israeli immerhin schon der zweite Fall, der sein einheitliches Menschenbild zu bestätigen schien. Vielleicht machte sich Moshé ja wirklich grundlos Sorgen um seine geistige Gesundheit! Vielleicht hatte er ja wirklich etwas herausgefunden, was bislang nur deswegen übersehen worden war, weil es offen zutage lag! Talmi seinerseits[5] war nun überzeugt davon, endlich einen Lehrer gefunden zu haben, der eine Antwort auf jene Frage hatte, die ihn seit Jahren quälte und die sicher auch hinter seinem Interesse an psychologischen Problemen stand: Wie konnte er bloß seine Neurosen loswerden?

Der Israeli »entdeckte, dass es unendlich viel einfacher ist, seine psycho-physischen Komplexe loszuwerden, wenn man, um die inneren Widerstände zu überwinden, beim Körper ansetzt, statt mit der Psyche zu beginnen«. Er kehrte als »veränderter

Mensch« in sein Land zurück, »jünger und unternehmungslustiger« als zuvor.

Talmi wurde nun fast so etwas wie Feldenkrais' Prophet in Israel. Einer der Männer, die der Wissenschaftler dort schon bald für Moshés Methode interessieren konnte, war Aharon Katzir, ein promovierter, herausragender Chemiker, der am Weitzmann-Institut in Rechovot arbeitete und eng mit Ben-Gurion befreundet war.

Wer Moshés Hilfe nun dringend benötigte, war nach Talmis Überzeugung sein eigener psychisch kranker Bruder Yaakov. Nachdem dieser in die Hände von Psychoanalytikern und Psychiatern geraten war, schien sein Zustand aus schulmedizinischer Sicht hoffnungsloser denn je. Talmi konnte die Ärzte schließlich überzeugen, den kranken Bruder jenem Doktor der Ingenieurwissenschaften anzuvertrauen, der ihm selbst in London auf so erstaunliche Art und Weise hatte helfen können. Und tatsächlich erklärte sich Moshé sofort bereit, Yaakov zu behandeln. Auf eigene Kosten flog er nach Israel und arbeitete mehrere Wochen mit Yaakov.[6] An Heinrich Jacoby schrieb er:

> *Ich bin in Jerusalem, um einen Kranken zu therapieren, der nach einem Jahr der Analyse eine Insulinbehandlung bekam und dann Elektroschocks. Das Resultat: drei gebrochene Rippen, einige gerissene interkostale Bänder und ein extremer Zustand der Todesangst. Er macht täglich Fortschritte, aber ich verbringe auch acht Stunden am Tag mit ihm. Heute ist er aus dem Haus gegangen, zum ersten Mal seit neun Monaten. Ich glaube, er ist auf dem Weg der Genesung, aber das braucht noch sehr viel Zeit.*[7]

Die Behandlung hatte, vielleicht auch zu Moshés eigener Überraschung, durchschlagenden Erfolg: Bald konnte Talmis Bruder wieder ein normales und erfülltes Leben führen, sowohl beruflich als auch privat.[8]

Während seines Israel-Aufenthalts traf Moshé natürlich auch seine besten und ältesten Freunde im Land – die Meskins. Er erzählte ihnen von seinem Besuch bei Jacoby und erfuhr zu seinem Erstaunen, dass dieser bereits seit vielen Jahren ein guter Freund des Ehepaars war.

Jacobys Schülerin Lotte Kristeler hatte in Tel Aviv mit Sima Meskin gearbeitet. Sie litt an Angstzuständen, seit sie von einer geisteskranken Verehrerin ihres Mannes niedergestochen und lebensgefährlich verletzt worden war. Durch die Arbeit mit Kristeler ging es ihr bald wieder besser. Da Moshé von Jacobys Unterricht begeistert war, genoss er es, mit den Meskins über dessen Arbeit diskutieren zu können, und dachte sogar daran, das Klavierspiel wiederaufzunehmen.[9]

Nach der Arbeit mit Yaakov Talmi reiste Moshé zurück nach London. Mit Alon Talmi und Katzir gab es in Israel nun immerhin schon zwei anerkannte Wissenschaftler, die von seiner Methode überzeugt waren. Wer von beiden Männern Moshé schließlich davon überzeugen konnte, England zu verlassen und in Israel für CHEMED zu arbeiten, ist nicht bekannt. Idealismus wird bei Moshés Entscheidung sicher auch eine Rolle gespielt haben, da er wusste, wie lebenswichtig der Aufbau einer modernen Armee und unabhängigen Waffenproduktion für den jüdischen Staat war.

So bestieg Moshé im September 1950 zusammen mit Alon Talmi ein Flugzeug Richtung Tel Aviv. Während des Fluges zeigte Moshé Talmi das Manuskript seines Buchs *Das starke Selbst*. Talmi blätterte darin und schüttelte dann mit dem Kopf: »Moshé, dieses Manuskript und du sollten wirklich nicht im selben Flugzeug reisen. Du hättest es mir vor der Abreise geben sollen,

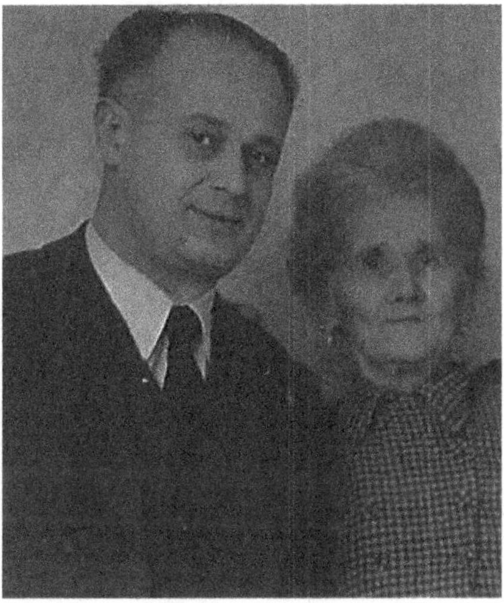

Von jetzt an wird er wieder bei seinem
Volk wohnen – und bei Sheindel.

und ich hätte es separat nach Israel geschickt. Wenn wir abstürzen, sind du und das Manuskript verloren!«[10]

Die israelische Presse erfuhr rasch von Moshés Ankunft, auch wenn die Journalisten zunächst nicht genau wussten, wer dieser »Dr. Feldenkrais, Ehrenmitglied der Internationalen Mark-Twain-Gesellschaft«, der zum Zweck »wissenschaftlicher Arbeit« nach Israel kam, eigentlich war. Einen Monat später holte die Zeitung das Versäumte nach und veröffentlichte unter der Überschrift »Vom Bauarbeiter zum Wissenschaftler« ein ausführliches Porträt Moshés. Im Auftrag der Regierung, so wurde dort verraten, werde Feldenkrais künftig die Radar-Sektion der »elektronischen Forschungsabteilung« leiten. Dass es sich dabei um die Forschungsabteilung der Streitkräfte handelte, wurde zwar nicht erwähnt, verstand sich aber fast von selbst.

Die Journalistin Ofra Aligon interessierte sich ohnehin weniger für Curie, Langevin und die britische Admiralität oder für den Judoka Feldenkrais, sondern vor allem für dessen Methode. Feldenkrais, so die Journalistin, habe diese bei »schwersten Fällen« psychisch kranker Patienten, denen kein Arzt mehr habe helfen können, angewandt. Und er habe diese Patienten »geheilt«!

Das war natürlich etwas übertrieben: Wenn Moshé zu dieser Zeit auch bereits zumindest zwei erstaunliche Erfolge aufzuweisen hatte, suggerierte der Text seinen Lesern doch, dass es sich um eine größere Anzahl von Heilungen psychisch Kranker handeln müsse. Übertreibungen waren Moshé zwar nicht fremd, doch entsprach es durchaus nicht seinem Selbstverständnis, sich als »Heiler« zu präsentieren. Er wollte doch Menschen beibringen, sich selbst durch Umlernen zu heilen. Aber warum es den Lesern unnötig schwer machen? Mit dem Begriff des »Heilens« konnten sie in diesem Zusammenhang sicher mehr anfangen als mit »Umlernen« oder »Selbstumerziehung«. Viele Leser des Artikels werden sich allerdings gefragt haben, ob ein offensichtlich so begabter Mann nicht besser im Krankenhaus statt in einer Radar-Sektion arbeiten sollte. Doch in welchem Bereich auch immer Feldenkrais' berufliche Zukunft liegen würde, die Journalistin freute sich über die Rückkehr des früheren Tel Aviver Bauarbeiters, der in der großen Welt zum berühmten Wissenschaftler geworden war: »Von jetzt an wird er wieder bei seinem Volk leben. Wollen wir hoffen, dass er sich hier wieder niederlässt und zu unserem und unseres Staates Wohl tätig sein wird.«[11]

Die Forschungsabteilung CHEMED hatte ihren Sitz in der Nähe von Haifa. Daher war es naheliegend, dass Moshé künftig im Schatten des Karmel-Gebirges und nicht in Tel Aviv wohnen würde. In Tivon, einem Vorort von Haifa, fand er eine Wohnung.

Bei CHEMED war man nicht nur an Moshés Erfahrung mit Radar und Ultrasound interessiert, man hoffte auch, der Neue aus London könne bei der Lösung technischer Probleme bei der Konstruktion von Raketentriebwerken helfen. Moshé, optimistisch und selbstbewusst wie stets, machte sich sogleich an die Arbeit. Sein Modell einer Rakete rief unter den Forschern große Heiterkeit hervor, sah es doch eher einem fliegenden Pilz als einer Rakete ähnlich.[12]

Aber wenn Feldenkrais auch nicht der Wunderknabe war, den sich die Forscher erhofft hatten, so war sicher sein ungewöhnlich breiter Erfahrungsschatz eine Bereicherung für das Team. Moshés Rat wurde auch dann gesucht, wenn es um Probleme auf dem Gebiet der Nuklearforschung ging.[13]

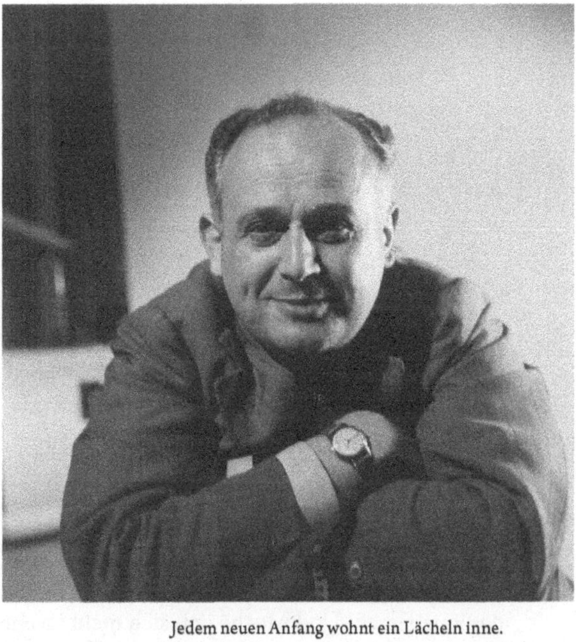

Jedem neuen Anfang wohnt ein Lächeln inne.

Als Moshé für CHEMED zu arbeiten begann, stellte Talmi ihn seinem Freund und Kollegen Avraham Baniel vor. Der in Polen geborene Baniel, ein anerkannter Fachmann für angewandte Chemie, war bereits 1921 im Alter von drei Jahren mit seiner Familie nach Palästina eingewandert. Er und Moshé verstanden sich auf Anhieb. Der Chemiker konnte nicht nur gut zuhören, er erkannte auch sehr schnell, dass er in Moshé einen höchst ungewöhnlichen Menschen und Wissenschaftler getroffen hatte, und stellte den Salon seiner Wohnung gerne für Feldenkrais-Stunden zur Verfügung.

> *Wir holten so um die acht Freunde zusammen, die an Moshés Arbeit Interesse hatten. Im Salon legten wir uns auf den Boden, und Moshe gab seine Anweisungen. Er entwickelte seine Lektionen, während er beobachtete, was gerade geschah. Das war Moshe! Diese Vorgehensweise war sehr interessant und sehr effektiv. Und wenn Moshé gegangen war, setzte ich mich hin und schrieb die Lektionen in mein Notizheft.*[14]

Auch wenn Baniel nie ein Feldenkrais-Lehrer werden sollte, so wurde er doch einer von Moshés begeisterten Schülern und die Methode ein ganz selbstverständlicher Bestandteil seines Lebens.

Auf der Fahrt zur Arbeit lernte Moshé eines Tages die in Deutschland ausgebildete Bewegungspädagogin Elly Friedmann kennen. Wie sie sich erinnert, war er damals »ein gutaussehender, wenn auch etwas korpulenter Mann in den mittleren Jahren. Das Gespräch mit ihm während jener kurzen Busfahrt hinterließ einen starken Eindruck bei mir.« Sie las »Der Weg zum reifen Selbst«, war sofort fasziniert von Moshés Ideen und lud ihn ein, seine Methode in ihrem Lehrerseminar in Haifa zu demonstrieren. Und Moshé ließ sich nicht zweimal bitten. Wie üblich, forderte er die Schülerinnen zu Beginn der Stunde auf, sich auf den Boden zu legen. Dann gab er Bewegungsanweisungen für die rechte Körperhälfte. Nach einer halben Stunde bat er die Schülerinnen nachzuspüren, ob sie zwischen der rechten und der linken Körperhälfte Unterschiede wahrnahmen. Friedmann war verblüfft: »Mein rechtes Bein schien plötzlich ein paar Zentimeter länger zu sein als das linke. Die ganze rechte Seite fühlte sich leichter an, und das so entstandene Gefühl war sehr angenehm.« Doch statt die Übung wie von den Teilnehmerinnen gewünscht mit der anderen Körperhälfte zu wiederholen, beendete Moshé den Unterricht: »Gehen Sie nun nach Hause und seien Sie sich dessen bewusst, wie Sie sich verändern können.« Und er fügte hinzu: »Streben Sie danach, alte Gewohnheiten zu verändern und neue und bessere zu erlernen.«

In der folgenden Stunde hielt Moshé einen längeren Vortrag über die Einheit von Körper und Geist und erklärte laut Friedmann immer wieder, »dass seine merkwürdigen Bewegungsaufgaben verschiedene Bereiche des Gehirns stimulieren und so die Funktion des gesamten Gehirns verbessern würden«.

Mochten Feldenkrais' Bewegungsanleitungen für die Teilnehmer auch zunächst merkwürdig klingen, so waren die fühlbaren Ergebnisse der halbstündigen Übungen offenbar so angenehm, dass sie weiter Unterricht nehmen wollten. Wenn sie die Bewegungen nicht so durchführten, wie es nach Moshés Ansicht sinnvoll war, schimpfte er laut – »Nutzen Sie Ihr Potenzial, setzen Sie Ihr Denken besser ein!« – oder hielt einen Vortrag. Je nach Laune oder Notwendigkeit. Schlief eine Teilnehmerin während der Stunde ein und schnarchte vor sich hin, forderte Moshé die Klasse auf, die Frau bitte nicht zu stören. Offenbar sei ein wenig Schlaf momentan das Beste und das Richtige für sie.

Moshés mitunter ungewöhnliche Pädagogik schreckte die angehenden Lehrer nicht ab. Sie waren »süchtig« geworden, und dieser Zustand war stärker als jede Abneigung gegen den zuweilen rauen Umgangston ihres neuen Lehrers.[15]

Neben seiner Arbeit für CHEMED gab Moshé nicht nur Gruppenunterricht, er wandte seine Methode auch weiterhin bei Menschen an, deren Probleme mit schulmedizinischen Therapien nicht zu lösen waren. So lehrte er einen im Unabhängigkeitskrieg schwer verletzten jungen Mann innerhalb nur eines Jahres wieder das Gehen. Mehr noch: Der Mann konnte nach Moshés Unterricht endlich wieder arbeiten und sogar ein Studium abschließen.[16]

Erfolge wie diese führten allmählich dazu, dass Moshé seitens des medizinischen Establishments ein immer stärkerer Wind ins Gesicht blies. »Da herrschte ein Widerwille, der mitunter an Hass grenzte«, erinnert sich Baniel.[17] Aber es gab auch einige Ärzte, die ihre hoffnungslosen Fälle zu Dr. Feldenkrais schickten.

Schließlich musste Moshé einsehen, dass er nicht gleichzeitig unterrichten und für die Armee arbeiten konnte. So rang er sich im Laufe des Jahres 1953 dazu durch, seinen so interessanten Posten bei CHEMED aufzugeben und die Arbeit mit Menschen zu seinem Beruf zu machen. Dies war ein Wagnis, denn er konnte ja noch nicht ahnen, wohin ihn diese Tätigkeit führen und wie sie sich weiterentwickeln würde. Wieder, wie schon 1930, als er sich entschieden hatte, seinen Posten bei der Mandatsverwaltung aufzugeben, wählte Feldenkrais das unbekannte Abenteuer statt der vertrauten Sicherheit.

18 | Dr. Feldenkrais, Tel Aviv

Moshé beschloss, wieder in Tel Aviv, der heimlichen Hauptstadt Israels, zu wohnen. Schon während seiner Zeit bei CHEMED war er fast jedes Wochenende mit seinem Sunbeam-Wagen nach Tel Aviv gefahren, um Sheindel, Baruch und die Meskins zu besuchen.[1] Die weiße Stadt am Meer, in die er nun zurückkehrte, hatte allerdings nur noch wenig mit jenem verträumten kleinen Tel Aviv gemein, in dem Moshé als junger Arbeiter gewohnt hatte. Die verspielten eklektischen Gebäude der zwanziger Jahre waren fast vollständig verschwunden und hatten den von deutschen Flüchtlingen errichteten Häusern im Bauhaus-Stil Platz gemacht. Und es wurde immer noch weitergebaut, denn die mittlerweile 200.000 Einwohner zählende Stadt brauchte bis Ende 1951 dringend neue Wohnungen für viele der 400.000 Neuankömmlinge in Israel.

Die Aufnahme und Integration der Einwanderer war nicht das einzige große Problem, dem sich der kleine Staat stellen musste. Obwohl der Unabhängigkeitskrieg offiziell beendet war, schien ein Ende der Feindseligkeiten nicht absehbar: Von Jordanien, dem von Ägypten okkupierten Gaza-Streifen und von Syrien aus kamen immer wieder Terroristen ins Land und ermordeten Zivilisten.[2]

Da die Zukunft Israels unter diesen Bedingungen noch keineswegs als gesichert betrachtet werden konnte und zudem große Armut herrschte, war der Lebenshunger der jungen Tel Aviver umso größer. Nur wenige der jungen Künstler gingen für längere Zeit ins Ausland, wie etwa der Maler und Schriftsteller Yoram Kaniuk, der Journalist Dan Ben-Amotz oder Noa Eshkol. Die Mehrheit der Tel Aviver Künstler und Intellektuellen blieb in Israel. Und da es zwar Radio, aber kein Fernsehen gab und die Wohnsituation der meisten Tel Aviver sehr beengt war, verbrachte man viel Zeit draußen: Die Bohemiens saßen stundenlang im Café Kassit auf der Dizengoff-Straße, im Café Pilz in der Ha-Yarkon-Straße oder im Café Tamar in der Sheinkin-Straße und diskutierten durch den Rauch billiger Zigaretten hindurch über Marx und die Welt. Man las die linke Tageszeitung *Davar*, trank Arak und spielte Theater, sang und schrieb Bücher. Und man tanzte. Nicht nur der Volkstanz war äußerst beliebt: Der jüdische Staat war das einzige Land, in dem sich der aus Deutschland kommende »Ausdruckstanz« langfristig etabliert hatte. In Israel wurde er vor allem von den Ornsteins, Dvorah Bartonov, Katia Michaeli und Gertrud Krauss unterrichtet. Darüber hinaus arbeiteten in Tel Aviv auch Schülerinnen von Heinrich Jacoby und Elsa Gindler, so etwa Sima Meskins Lehrerin Lotte Kristeler. Auch die in England längst etablierte Alexander-Technik wurde Anfang der fünfziger Jahre in Israel bekannt.[3]

Verglichen mit Paris, London oder New York war die kleine Stadt am Meer zwar tiefste Provinz, doch es herrschte eine lebendige und experimentierfreudige Atmosphäre. Moshé konnte also mit Recht darauf hoffen, in Tel Aviv Menschen zu treffen, die darüber nachdachten, wie sie sich bewegten – oder aber bewegen wollten.

Zunächst zog Moshé zu Baruch und Sheindel in die Nachmani-Straße 49. Die Mutter war von Moshés Berufswechsel – wenn man es denn als »Beruf« bezeichnen konnte, was ihr Erstgeborener im Schilde führte – überhaupt nicht angetan. Ihrer Überzeugung nach verzichtete Moshé, kurz bevor man ihm ohne

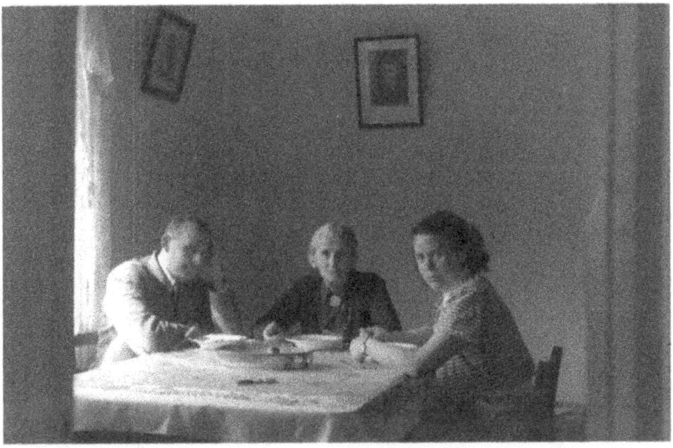

Baruch, Sheindel und Malka in der Tel Aviver Wohnung der Mutter.

Zweifel den Nobelpreis verliehen hätte, auf eine respektable Karriere als Wissenschaftler. »Da gibt er seine gute Regierungsstelle auf«, schimpfte sie, »nur um Frauen an den Hintern zu fassen!«[4] Sheindel war zwar lebensklug genug, um für Letzteres Verständnis zu haben, doch wie sollte ihr Erstgeborener damit seinen Unterhalt bestreiten?

Nach einer beachtlichen internationalen Karriere wieder bei der eigenen Mutter einzuziehen, das hätte wohl die meisten anderen Männer seines Alters – er ging schließlich bereits auf die fünfzig zu – in eine Krise gestürzt. Nicht so Moshé: Selbstbewusst, wie er war, ließ er sich durch seine Wohnsituation nicht deprimieren. Einzelbehandlungen würde er anfangs einfach in seinem Zimmer durchführen, und den Gruppenunterricht konnte er zunächst im Studio der Tänzerin Dvora Bartonov geben, das ganz in der Nähe der Frug-Straße lag.

Nach der Arbeit ging Moshé meist zu den Meskins. Dort legte er sich entspannt auf den Teppich im Salon und begann in aller Ruhe Bewegungsabläufe auszuprobieren. Irgendwann wurde gegessen – für den täglichen Gast gab es immer Nachschlag –, und danach folgte eine lebhafte Diskussion. Yuval Meskin erinnert sich:

> *Er* [Moshé] *war ein großer Provokateur und pflegte sehr schön auf Provokationen anzuspringen. Nur damit es eine Diskussion gab, war er jederzeit bereit, irgendeine Provokation in den Raum zu werfen. Es gab ja damals noch kein Fernsehen! Man kommt nach Hause, isst was, spielt irgendein Spiel mit Streichhölzern und dann – was tun? Also führt man eine schöne Diskussion! Ein Schüler von ihm erzählte mir einmal, das war im Ausland, dass er irgendeine Provokation in den Raum stellte und die Schüler sagten: »Ja, Meister! Ja, Meister!« Ich sagte: Das versteht ihr nicht! Jeder Jude hat das gerne, eine schöne Diskussion, nach dem Essen oder so.*[5]

Ab und zu lud Moshé Aharon und dessen Sohn Amnon zu einer Einzelbehandlung ein und konnte mitunter auch auf unkonventionelle Art bei kaum definierbaren gesundheitlichen Problemen helfen. Als Amnon unter Hustenreiz, Durchfall und anderen Unpässlichkeiten litt, deren Ursache die Ärzte nicht ausmachen konnten, fragte er Moshé um Rat. Der dachte einen Augenblick nach und sagte dann: »Du musst dich erbrechen.« Ungläubig starrte Amnon den Freund an. Doch er hatte sich nicht verhört. »Los, kotze! Befreie dich!«, ermutigte Moshé den Jungen. Der ging hin, erbrach sich, und bald waren die Beschwerden verschwunden. Amnon war begeistert. Auch darüber, dass Moshé ihm das Autofahren beibrachte, natürlich im schicken britischen Sunbeam.[6]

So wurde Moshé langsam zum ebenso vielseitigen wie vertrauten »Möbelstück« im Hause Meskin, wie Aharons Ehefrau

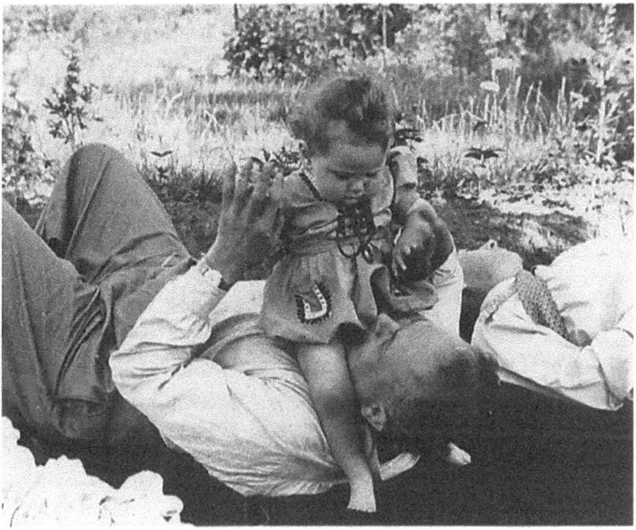

Moshé und Malkas Tochter Arielle

Sima witzelte. Sogar den rituellen Mittagsschlaf durfte Moshé bei den Freunden halten, auch wenn er meist auf diese Einladung verzichtete – er schnarchte zu laut.[7]

Feldenkrais genügte es nicht, dass seine Arbeit nur unter Künstlern und Gymnastiklehrern bekannt wurde, er wollte ja, dass möglichst viele Menschen von seiner Methode erfuhren, dass seine Methode eines Tages zum Alltagsleben seiner Landsleute gehören würde. Bereits im April 1952, als er noch für die Armee arbeitete, war Moshé im Tel Aviver »Club für fortschrittliche Kultur« aufgetreten, um über die »Psychologie und Physiologie der Angst« zu sprechen. Zwei Monate später hatte er am selben Ort einen Vortrag zum Thema »Körper und Geist« gehalten.[8]

Unter israelischen Tänzern, Sport- und Gymnastiklehrern war der »Bewegungswissenschaftler« und Fachmann für »Körperkultur« anfangs noch ein Geheimtipp gewesen. Aber nur wenige Jahre nach seiner Rückkehr konnte sich Feldenkrais laut der Zeitung *Maariv* damit rühmen, dass die Mehrheit der Tänzerinnen und Gymnastiklehrerinnen des Landes bei ihm Unterricht nahmen. Die Tänzerin Chassiah Levi sprach für viele Kolleginnen, als sie in einem Interview sagte, dass sie einzig bei Moshé lernen könne, ihren Körper auf die sparsamste und zugleich effektivste Art zu bewegen.[9]

Auch Rachel Katznelson, die 1952 am Kibbutz-Seminar eine zweijährige Ausbildung zur Gymnastiklehrerin begonnen hatte, entschied sich auf Vorschlag ihrer Lehrerin Lotte Kristeler, bei Moshé Unterricht zu nehmen. Die Gruppe hatte rund zehn Schüler, der Unterricht fand abends im Studio Kristelers statt. »Sehr bald entdeckte ich, dass mich das wirklich enorm interessiert«, erinnert sich Rachel.

> *Ich fühlte, dass dies eine sehr richtige Methode war, um den Körper zu aktivieren. Und ich glaube, dass diese Bewegungen jenen sehr nahekommen, die man bei Tieren oder bei sehr kleinen Kindern beobachten kann. Bevor die Kinder dann von der Kultur mehr und mehr kaputtgemacht werden. Ich erinnere mich, dass Moshé mit lauter Stimme korrigierte, wenn jemand etwas nicht so tat, wie er es tun sollte. Dabei hatte ich allerdings den Eindruck, dass Moshé selbst gar nicht in der Lage war, wirklich zu formulieren, was er von den Schülern wollte.*[10]

Moshés mitunter polternde Art war nach heutigen Maßstäben vielleicht unpädagogisch, aber die Schüler bekamen eben im Unterricht den ganzen Moshé Feldenkrais mit allen seinen Stärken und Schwächen zu spüren. Und es war nun einmal nicht seine Art, alles, was seine Schüler machten, mit undifferenziertem Lob

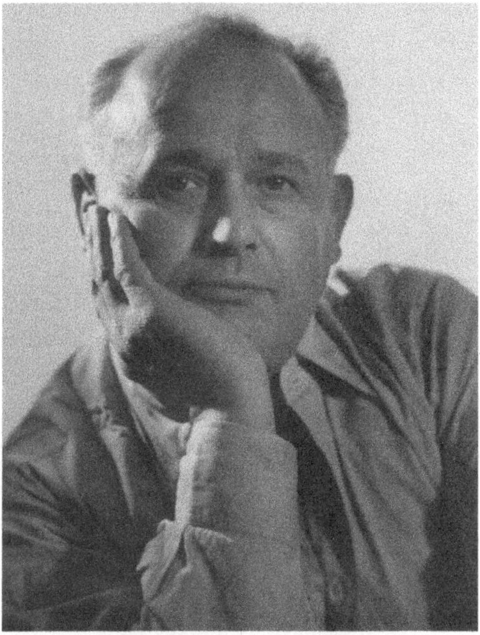

Moshé, Porträt aus den frühen fünfziger Jahren

zu besprenkeln, auf dass keine empfindsame Seele verletzt würde. Amos Hetz erinnert sich:

Er war sehr direkt, und es war sehr leicht, ihn zu verärgern. Und wenn er zornig wurde, dann war das nicht gerade angenehm. Aber das verflog innerhalb einer Sekunde. Ich habe mir das nie zu Herzen genommen – und ich bin nun wirklich ein großer Angsthase! Einmal saß ich mit ihm in der Küche seiner Wohnung, und er erzählte von jemandem, der eine Operation am Zerebellum gehabt hatte und nur mit Mühe gehen konnte. Moshé erklärte mir in den kleinsten Einzelheiten, was er mit dem Patienten anstellte, und schließlich fragte ich: »Also, Moshé, kann er nun wieder gehen oder nicht?« – »Du bist ein IDIOT, und DIR werde ich gar nichts mehr erzählen!« Dann war erst einmal Stille. Schließlich sagte ich: »Okay, Moshe, ich bin ein Idiot. Und jetzt erzähle weiter.« Und er fuhr doch wirklich mit seiner Geschichte fort![11]

Wenn Moshé im Unterricht auch manchmal explodierte, so ging er andererseits doch sehr sorgfältig, zurückhaltend und einfühlsam vor. So setzte er etwa Visualisierungen ein, die Rachel und ihren Mitschülern sehr dabei halfen, Bewegungen richtig auszuführen. Wie üblich in Moshés Gruppenstunden lagen die Schüler auch in Rachels Kurs zumeist am Boden, auf dünnen Bastmatten. Wollten sie lernen, wie man »richtig« tanzt, mussten sie bei Noa Eshkol Unterricht nehmen. Für Rachel Katznelson ergänzten sich Moshés und Noas Stunden sehr gut, denn sie hatte das Gefühl, dass beide »dieselbe Sprache sprechen«.[12]

Abends, nach dem täglichen Unterricht, ging Moshé weiterhin meist zu seiner Wahlfamilie, den Meskins. Und als in der Frug-Straße 27, ein paar Meter von Aharons Haus entfernt, schließlich eine Wohnung frei wurde, zog Moshé dort ein. »Er gehörte einfach zu uns«, erinnert sich Aharons Sohn Yuval.

Und es hatte sich einfach eingespielt, dass man Moishe sagte: »Iss doch was.« Und dass er dann sagte: »Nein, nein.« Und dann: »Vielleicht doch etwas Suppe?« Und er: »Nein, nein, ich habe keinen Hunger.« Und dann sagte er irgendwann »Ja« und kriegte einen Teller Suppe. Er liebte es zu essen! Und er aß. Und dann aß er noch einen Teller Suppe, und danach ging er in die Küche, um sich noch etwas zu stibitzen. Und wir kapierten, dass wir dann nicht unbedingt in die Küche gehen mussten. Aber einmal, das weiß ich noch, ging Mutter doch irrtümlich in die Küche und erwischte Moishe mit einem Stück Kuchen in der Hand. Und dieser Mann, Moishe Feldenkrais, sagte: »Yuval hat das angebissen, wollte den Rest aber nicht und hat mir den Kuchen gegeben!« Wie ein kleines Kind![13]

Obwohl Feldenkrais laut Amnon Meskin Gruppenunterricht gegenüber Einzelstunden bevorzugte und überhaupt nicht darauf versessen war, Kranke in Einzelarbeit zu unterrichten[14], sprach sich schnell herum, dass es ihm immer wieder gelang, Menschen aus großer Not zu befreien. Aber Moshé war stets vorsichtig. Wenn es Röntgenaufnahmen gab, studierte er diese vorab und entschied dann, ob es sich bei den Beschwerden der Patienten um eine Störung handeln könne, die durch das Erlernen falscher Bewegungen entstanden war.[15] Falls ja, war es vielleicht möglich, in Einzelarbeit herauszufinden, ob diese Störung durch Umerziehung zu beheben sei. Mit den Händen erkundete er Bewegungsmuster und signalisierte dann, welche alternativen Bewegungen möglich waren. Lea Wolgensinger erinnert sich:

Seine Hände waren die Ausführer seiner Gedanken. Also Klarheit, Kraft, Fragen, Unsicherheit, Suchen, Vertrauen, Nachfragen, Lösung, Freude. Immer erfand er Neues und probierte es aus. [...] Moshé atmete auch sehr kräftig und laut. Er musste oft Entscheidungen fällen, und diese fällte er schnell, fast abrupt. Für mich war sein bewusstes Denken direkt mit seinen Händen verbunden. Das ist anstrengend. Die Zigarette dazwischen hat ihm dann ein wenig Entspannung geschenkt.[16]

Über das spürende Erkunden die körperliche Erfahrung zu unterrichten, war eine Möglichkeit. Manchmal reichte aber auch schon ein klärendes Gespräch, und der zuvor hinkende Patient hüpfte nach Hause.[17] Es hing eben immer davon ab, was der Klient gerade brauchte.

Natürlich kam es auch vor, dass Moshé Menschen nicht helfen konnte. In seiner Anfangszeit hatte er dazu geneigt, diesen Patienten vorzuwerfen, dass sie sich »widersetzten«. Inzwischen hatte Moshé jedoch begriffen, dass das nur eine Ausrede war.[18] Konnte er einem Patienten nicht helfen, dann lag es mitunter an ihm. Und manchmal musste ihn ein Patient im Abstand von mehreren Jahren immer wieder um Hilfe fragen, bis Moshé genug dazugelernt hatte und es sich schließlich doch zutraute zu helfen.

Yonathan Cohen, ein schwerkranker, fast bewegungsunfähiger Junge, dem die Ärzte vorausgesagt hatten, es würde das zehnte Lebensjahr nicht erreichen, war einer von Moshés kompliziertesten Fällen. Er hatte ihn zunächst abgelehnt und nach Jahren

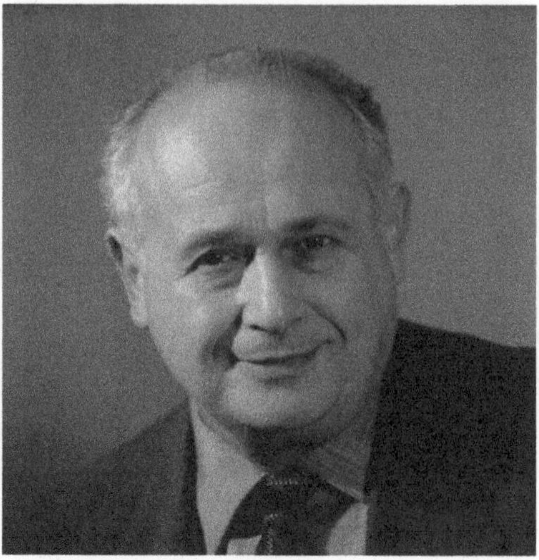

Moshés Lächeln ist hier vielleicht der ungewohnten Krawatte geschuldet.

dann doch als Schüler angenommen. Mit Feldenkrais' Methode blieb der Junge am Leben, studierte, schrieb mehrere philosophische Werke und wurde entgegen allen schulmedizinischen Prophezeiungen sechzig Jahre alt.[19]

Somit war Moshés Studium niemals abgeschlossen. Auf jeden Menschen musste er sich neu einstellen, immer wieder mit all seinem Wissen und seiner Erfahrung von vorne beginnen, ohne Vorurteile an die Arbeit gehen.

Ab 1954 unterrichtete Feldenkrais täglich größere Gruppen im Erdgeschoss des Hauses Alexander-Yanai-Straße Nr. 3. Der Raum, der rund vierzig Schülern Platz bot, war Moshés »Versuchslabor«. Er nahm Lektionen auf Tonband auf, spielte sie in der nächsten Unterrichtsstunde ab und beobachtete dabei seine Schüler. Wenn er bemerkte, dass die Schüler den Anweisungen vom Tonband nicht folgen konnten, hielt er es an und formulierte seine Anweisungen genauer. Oder er korrigierte sich, während das Tonband weiterlief. Manchmal ließ er seine Schüler mit der Stimme vom Tonband allein, um sich Zigaretten zu besorgen, manchmal stand er auf und ging zwischen den Reihen hindurch. Und natürlich schimpfte er auch. Vor allem mit seinem Bruder Baruch, wenn der wieder einmal so leichtsinnig war, an Moshés Stunden teilzunehmen. Trotzdem herrschte während des Unterrichts eine entspannte Atmosphäre. Man kam und ging, wann man Lust hatte.[20]

Wenn ein Schüler an den Stunden teilnehmen wollte, obwohl er körperlich nicht in der Lage war, den Anweisungen Moshés zu folgen, dann war das auch in Ordnung. Es konnte auch schon helfen, sich eine Bewegung nur vorzustellen, statt sie tatsächlich auszuführen.

> *Hebt euren Kopf langsam und leicht mit der linken Hand an. Organisiert euren Kopf so, dass ihr sehen könnt. Schaut*

nicht zur Seite. Hebt euren Kopf einfach so, wie ihr es vorhin getan habt. Schaut aus eurem Augenwinkel zur rechten Ferse. Macht das mit einer kleinen, leichten Bewegung. Wenn ihr eure Ferse jetzt nicht sehen könnt, dann werdet ihr sie eben zehn Bewegungen später sehen. Wenn ihr euch angenehm leicht bewegt, dann werdet ihr sie sehen. Wenn ihr die Bewegung zu angestrengt macht, werdet ihr euch verletzen, sonst gar nichts.[21]

Natürlich führte Moshés Unterricht nicht bei jedem Schüler zu der erhofften dramatischen Veränderung.[22] Während der rund dreißig Jahre, in denen er in der Alexander-Yanai-Straße Gruppen unterrichtete, gab es stets eine kleine Anzahl von Schülern, die nach Moshés Methode nicht lernen konnten, die das Erlernte nicht zu »integrieren« vermochten.

Rachel Katznelson liebte Moshés Stunden. Selbst während ihrer Militärzeit fuhr sie fort, Unterricht in der Alexander-Yanai-Straße zu nehmen. Von Moshé lernte sie nicht nur, ihre Kräfte sparsam und sinnvoll einzusetzen, sie erlebte auch, wie wichtig »organisches Lernen« ist und dass es in der Entwicklung des Menschen bestimmte Phasen gibt, die naturgemäß und notwendig aufeinanderfolgen.

So achtete Rachel nach ihrer Rückkehr in den Kibbutz zum Beispiel darauf, dass die von ihr unterrichteten Kleinkinder nicht zum Laufen genötigt wurden, bevor sie ihre Krabbelphase hinter sich hatten.[23] Welche Auswirkungen es haben kann, wenn Kinder nicht erst einmal auf allen vieren krabbeln, konnte Amnon Meskin an seinem gerade eingeschulten Sohn beobachten, der nicht in der Lage war, auf einem Bein zu hüpfen. Moshé »verschrieb« Amnons Sohn Judo-Unterricht. Der Erfolg kam so prompt und drastisch, dass Amnon sprachlos und sein Sohn sehr glücklich war.[24]

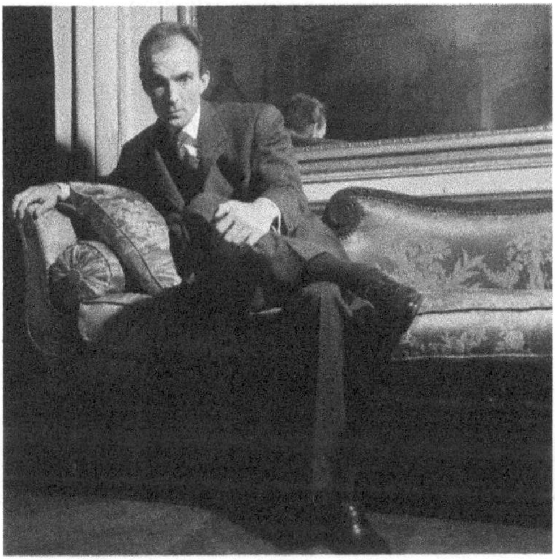

Moshés Schüler Igor Markevitch

1955 machte Feldenkrais Bekanntschaft mit dem in Kiew geborenen Musiker Igor Markevitch. Dieser war nicht nur einer der herausragenden Dirigenten des Jahrhunderts, er hatte auch in den Reihen der italienischen Resistenza gegen die Deutschen gekämpft. Zudem stand er auch in schwierigen Zeiten immer als Dirigent des Israel Philharmonic Orchestra zur Verfügung.

Für Moshé waren das zumindest drei Gründe, Markevitch schon vor ihrer ersten Begegnung zu bewundern. Für den Musiker wurde Moshé nichts Geringeres als sein »Gott«. Und dies nicht nur, weil Moshé ihn von quälenden Rückenschmerzen hatte befreien können, an deren Heilung sich zuvor zahllose berühmte Ärzte erfolglos versucht hatten: »Ich bin ganz einfach ein ganz neuer Mensch!«, schrieb Markevitch einem Freund, »ich habe eine Lebenskraft erlangt, wie ich sie nie zuvor besaß. Und alles dank Feldenkrais. Ihn werde ich bis zum letzten Tag meines Lebens nicht mehr vergessen.«[25]

Wäre es nach Markevitchs Ehefrau gegangen, hätte er auf den Besuch bei Feldenkrais verzichtet. Für sie konnte der Doktor der Ingenieurwissenschaften nur ein »Quacksalber« sein. Doch als die Schmerzen ihres Mannes so unerträglich geworden waren, dass ein Karriere-Aus drohte, war auch der skeptischen Ehefrau nichts anderes mehr eingefallen.[26]

Die erste Begegnung mit dem Dirigenten verlief Feldenkrais' Erinnerung zufolge etwas eigenartig: Markevitch sagte Moshé, er könne sich an dessen Augen erinnern. Er sei sicher, dass er sie schon einmal gesehen habe. Nur könne er sich nicht erinnern, wo und wann! Einige Monate später fiel es Markevitch dann doch ein: Sein Vater hatte ihn als Vierzehnjährigen mit nach Frankreich genommen, um ihm dort Georg Iwanowitsch Gurdjieff vorzustellen. Moshés Augen erinnerten den Maestro an Gurdjieffs Augen![27]

Das war allerdings ein zweischneidiges Kompliment: Zwar hatte Moshé alles von Gurdjieff und auch einige Werke von dessen Schüler P.D. Ouspensky gelesen, doch diese legendären Achtsamkeits- und Bewegungslehrer waren letztlich Esoteriker, keine Wissenschaftler. Ihre Arbeit war für Moshé zwar faszinierend, aber nur dann relevant, wenn sie der Überprüfung im Alltag standhielt, also einen praktischen Wert besaß. Andererseits konnte es ja nichts schaden, charismatisch-geheimnisvolle Augen wie Gurdjieff zu besitzen.

Wäre es nach Igor Markevitch gegangen, wäre Feldenkrais bei ihm eingezogen und hätte nur noch ihn, den Maestro, unterrichtet.[28] Eine Ehe hatte Moshé allerdings gereicht, und er verspürte keine Lust, diese Erfahrung unter anderem Vorzeichen zu wiederholen. Aber er genoss es, den Dirigenten in dessen Schweizer Wohnsitz zu besuchen und bei der Einweihung des Chalets auf alle möglichen faszinierenden Künstler, wie etwa Jean Cocteau und Oskar Kokoschka, zu treffen.[29]

Vom 30. Juli bis 25. August 1956 leitete Markevitch mit Unterstützung von Volker Wangenheim und Louis Auriacombe im Rahmen der Salzburger Festspiele einen Dirigentenkurs bei der Internationalen Sommer-Akademie des Mozarteums.[30] Inzwischen war der Musiker bereits überzeugt, dass man nur ein guter Dirigent sein könne, wenn man bei Dr. Feldenkrais Unterricht nahm. So schlug Markevitch vor, Moshé solle dreimal die Woche im Rahmen der Salzburger Fortbildung Dirigenten unterrichten. Offiziell wurde der Kurs als »Atemschule« angekündigt.[31] In einem vorab versendeten Schreiben an die Teilnehmer hatte Markevitch ausdrücklich betont, dass er Moshés Unterricht in »mentaler und physischer Koordination« als essentiell wichtig erachte.[32] Für Moshé war seine neue Aufgabe ein Abenteuer. Würde er von den Dirigenten akzeptiert werden?

Vormittags probte Markevitch mit dem Orchester, und Moshé hörte zu. Was ihn noch mehr als die Musik an sich faszinierte, war die Fähigkeit des Dirigenten, für Moshé unhörbare Fehler sofort wahrzunehmen und zu korrigieren. Aber machte Moshé dergleichen nicht auch? Für andere Menschen unsichtbare Störungen in menschlicher Bewegung wahrnehmen und korrigieren? Insofern war auch Feldenkrais ein Dirigent – mochte auch jeder seiner Schüler letztlich eine ganz eigene Melodie spielen.

Moshés Kurs war gut besucht. Die Dirigenten waren von dem Unterricht, der ihnen anfangs recht ungewöhnlich angemutet haben muss, außerordentlich angetan. Zwar meinte eine deutsche Dirigentin zunächst, Moshé könne ihr nichts beibringen, doch gelang es ihm sehr schnell, sie vom Gegenteil zu überzeugen.[33]

In Österreich oder Deutschland zu unterrichten, kostete Moshé zumindest nach außen hin keine Überwindung. Erstens wollte er der Methode überall zum Durchbruch verhelfen, und zweitens wäre ihm ein persönlicher Boykott dieser Länder als irrational, einfach unwissenschaftlich erschienen. Doch auch Moshé wusste natürlich, dass er bei jedem Spaziergang durch deutsche und österreichische Städte unwillkürlich Tätern und Mittätern am Mord seines Volkes begegnen musste. Er hat sich durch derartige Gedanken jedoch nie in seinem Handeln beeinflussen lassen und auch später die Kinder und Enkel der Tätergeneration unterrichtet. Als Humanist konnte er nicht und als Lehrer seiner Methode durfte und wollte er nicht anders, als jeden Menschen ungeachtet seiner Herkunft als Individuum zu betrachten. Aber auch wenn Moshé sich immer mehr für das Individuum und dessen Zukunft interessierte, so wollte und konnte er andererseits die Vergangenheit nicht vergessen: Wer versucht, seine Vergangenheit zu vergessen, davon war er überzeugt, verliert seine Identität.[34] Moshé Feldenkrais konnte sicher nach vorne gehen, weil er wusste, woher er kam. Und weil er auf seine Knie achtete.

Schon vor Beendigung des Salzburger Dirigenten-Kurses schrieb Moshé an Heinrich Jacoby und schlug ihm ein neues Treffen vor.[35] Vier Jahre zuvor war er mit dem Ehepaar Meskin in der Schweiz gewesen, und es hatte dort ein gemeinsames Wiedersehen mit Jacoby gegeben.[36] Seitdem war Moshé dem für ihn so wichtigen Lehrer nicht mehr begegnet.[37]

Ob es nach Moshés Aufenthalt in Salzburg zu einem Treffen mit Jacoby kam, ist nicht bekannt. Jedenfalls machte Moshé drei Wochen Ferien in der Schweiz, traf die Wolgensingers und Franz Wurm und reiste dann über Paris nach London, von wo aus er wieder nach Israel zurückkehrte.[38] Er konnte mit seiner Arbeit in Salzburg zufrieden sein.

Doch trotz seines Erfolgs war Feldenkrais' Lernmethode außerhalb Israels weiterhin ein Geheimtipp. Noch ließ der große Durchbruch auf sich warten.

19 | Moshés großer Plan

Im September 1957 wurde die Presse dank der weltweit erschienenen Fotos des auf dem Kopf stehenden Ben-Gurion auf Moshé Feldenkrais aufmerksam.[1] Reporter suchten ihn auf, und Moshé diktierte ihnen einen seiner »blöden Sätze«, welchen die Presse fortan als das »Motto« der Feldenkrais-Methode zitieren würde: »Erst wenn du weißt, was du tust, kannst du tun, was du willst.«[2] Ein sehr griffiger, eingängiger Spruch, der auch noch Jahrzehnte später von Schülern Moshés wie ein Mantra aufgesagt wird. Zur großen Verärgerung des Meisters: »Ich hasse es, wenn diese Aussagen endlos wiederholt werden, als seien es Maximen von Buddha oder Konfuzius!«

Überhaupt, wetterte er, sei diese so oft zitierte Aussage als Lebensmaxime falsch. Sie treffe wirklich nur in Bezug auf das Maß des Reifens, auf das menschliche Lernen zu. Es gehe doch darum, dass man all jene Hindernisse beseitigen müsse, die dem Glücklich-Sein und dem selbstständigen Denken im Weg stehen![3]

Es ärgerte Moshé grundsätzlich, wenn man den Kern seiner Methode, und sei es in gut gemeinter Absicht, durch Schwarzweißmalerei karikierte: Wenn man etwa glaube, so schimpfte er während einer öffentlichen Diskussion, dass der Poet Nathan Alterman durch seine Methode ein besserer Dichter werde, müsse man wirklich ein Idiot sein!

Im Falle Ben-Gurions konnte man tatsächlich den Eindruck gewinnen, dass sich dieser durch den Unterricht bei Moshé glück-

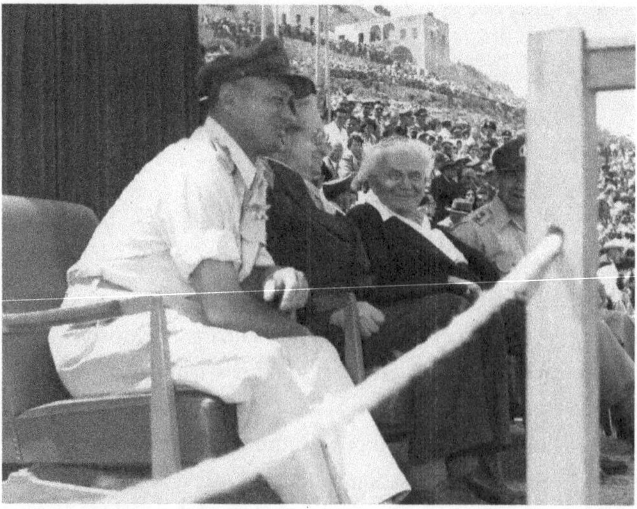

Drei Feldenkrais-Schüler – Moshe Dayan, Staatspräsident Yitzchak Ben-Zvi und Ben-Gurion

licher, weil ganz fühlte. Er hatte seinen Körper wiederentdeckt, statt ihn nur mit sich herumzuschleppen. Er hatte Bewegungen erlernt, die er sich zuvor nie zugetraut hatte. In Moshés Sinn war Ben-Gurion erst jetzt wirklich gesund, weil er nun tun konnte, was er wollte: Es war ihm endlich möglich, von einem Hocker zu springen, sich in der Knesset ohne Schmerzen und mühelos von seinem Stuhl zu erheben und dann schneller als jeder andere Abgeordnete zum Rednerpult zu eilen. Er war in der Lage, zusammen mit Yehudi Menuhin oder dem Präsidenten von Burma auf dem Kopf zu stehen und bei Truppenbesuchen so flink wie ein junger Rekrut auf einen Panzer zu klettern. Und wenn er Lust hatte, konnte »der Alte« stundenlang am Strand spazieren gehen.[4] Und ebenso gut konnte er dies alles sein lassen.

Ben-Gurion hatte die Wahl, weil er sich selbst besser kennengelernt hatte. Auch seine Ausdauer schien zugenommen zu haben, seitdem er mit Moshé arbeitete. Ein Korrespondent der Zeitung *Maariv* berichtete seinen Lesern sichtlich verblüfft, was sich der »Alte« für ein Arbeitspensum zumutete: Dienstagabends fuhr Ben-Gurion zu einer Konferenz der Moshav-Bewegung in Kvar Warburg und kehrte wieder nach Tel Aviv zurück, weil er am nächsten Morgen ganz früh eine »Seance« mit seinem »geliebten Dr. Feldenkrais« hatte. Anschließend fuhr der Premierminister wieder nach Jerusalem, um sich um die laufenden Geschäfte wie etwa einen anstehenden Besuch de Gaulles zu kümmern. Abends besuchte Ben-Gurion im Haus des Staatspräsidenten einen Vortrag über archäologische Ausgrabungen in der Wüste Judah und fuhr um Mitternacht zurück nach Tel Aviv, weil in aller Frühe wieder Unterricht bei Feldenkrais anstand. Während Ben-Gurion die langen Autofahrten ohne Ermüdungserscheinungen absolvierte, kämpfte sein Chauffeur mehr und mehr gegen den Schlaf. Auch hier, so erfuhr *Maariv*, wusste Ben-Gurion Abhilfe: Sobald er merkte, dass sein Chauffeur einzuschlafen drohte, beugte er sich nach vorne und sang dem Mann Lieder vor. Ben-Gurion kannte nur zwei Lieder auswendig, eines davon war das Pionier-Lied »Anu banu artzah«, »Wir kamen ins Land«. Das pflegte er dem schläfrigen Chauffeur falsch, aber gutgelaunt ins Ohr zu singen.[5] Mit anderen Worten: Der »Alte« strotzte vor Energie.

Durch eigene Erfahrung zutiefst überzeugt von Moshés Methode, wollte der Premierminister auch die übrige Welt an seinem Glück teilhaben lassen. Zu diesem Zweck begann er zunächst im Kreis der Arbeiterpartei, Moshés Lehre mit dem ihm eigenen Feuereifer zu verbreiten. Eine Mission, die nicht bei allen Genossen auf Verständnis stieß, doch der »Alte« ließ sich nicht beirren.[6] Dem eigensinnigen Generalstabschef Moshe Dayan erteilte er sogar den ausdrücklichen Befehl, sich wegen chronischer Kopfschmerzen von Feldenkrais behandeln zu lassen.[7] So wie sich der israelische Staatspräsident Yitzchak Ben-Zvi von Feldenkrais unterrichten ließ[8], gab es in Israel mittlerweile unzählige Schüler, die von der Wirksamkeit der Methode nicht mehr überzeugt werden mussten. Bereits im Mai 1957 schrieb ein Siedler aus dem Wüsten-Kibbutz Dorot in einem Brief an den »Genossen und Premierminister David Ben-Gurion«, dass er und zwei weitere Arbeiter wegen Rückenleiden seit Jahren teilweise oder vollständig arbeitsunfähig gewesen seien. Kein Arzt habe ihnen helfen können, doch Feldenkrais habe sie bereits nach wenigen Wochen »zurück zur Arbeit und in ein neues Leben gebracht«. Dem Kibbutznik ging es in seinem Schreiben allerdings nicht nur darum, ein Loblied auf die Methode zu singen.

> *Ich habe gehört, dass der Vorschlag gemacht wurde, am Weizmann-Institut eine Fakultät unter Moshé Feldenkrais' Leitung einzurichten. Wenn ich richtig verstanden habe, liegt die Entscheidung hierzu in deinen Händen. In aller Bescheidenheit möchte ich mich als Gewährsmann an dich wenden, als einer unter sehr vielen, die bereit sind, vom Segen der Methode von Feldenkrais zu sprechen.*[9]

Nicht nur die Kibbutzniks in Dorot fragten sich, warum trotz der Erfolge Moshés immer noch keine staatlich geförderte, offizielle Feldenkrais-Institution existierte. Es gab Vorschläge, ein derartiges Institut im Rahmen der Streitkräfte oder an einer Universität einzurichten.[10]

Der Gedanke an die Gründung eines eigenen Instituts mit dem Status einer öffentlichen Bildungseinrichtung war Moshé bereits gekommen, bevor die Reporter an seine Tür klopften. Am 11. Mai 1957 hatte er Ben-Gurion erstmals seinen großen Plan anvertraut: Er wolle gerne ein »Institut zur Anpassung von Körper und Geist« gründen. Hierzu würde er sicher eine Menge Geld benötigen – allein der Bau oder die Anmietung eines großen Unterrichtsraumes würde einiges kosten! Und dann müsse man doch auch einen Allgemeinmediziner, einen Röntgenassistenten und Sekretärinnen einstellen! Junge Ärzte könnten in seinem Institut eine einjährige, Gymnastik-Lehrer – die bereits in »Körperkultur« geschult seien – eine zweijährige Ausbildung in der Methode erhalten. Auch hätten schon einige Wissenschaftler zugesagt, ihm eine Empfehlung zu schreiben. So zum Beispiel der Leiter des Krankenhauses von Bat Yam, ein Neurologe im Hadassah-Krankenhaus und der leitende Orthopäde des Krankenhauses Tel Ha-Shomer. Die Leitung der Ausbildung am Institut müsste Moshé natürlich selbst übernehmen.[11]

Nach dem Gespräch mit seinem Freund und Lehrer schrieb Ben-Gurion dem Genossen im Kibbutz Dorot:

> *Ich habe mich über deine Worte zu Feldenkrais sehr gefreut. Er behandelt auch mich. Auch wenn seine eindeutigen Erfolge noch nicht anerkannt sind, so glaube ich doch an seine Methode, und ich kenne mehrere Fälle, in denen er Menschen helfen konnte, an denen die Ärzte schon verzweifelt waren. Über die Errichtung eines Instituts habe ich mit ihm bereits gesprochen, und in einer Woche werde ich mich um die Sache kümmern.*[12]

Viele Möglichkeiten, seinem Freund zu helfen, hatte Ben-Gurion allerdings nicht, da in Israel wie in jeder Demokratie die Forschung unabhängig ist. Deswegen konnte selbst Ben-Gurion Moshé nicht per Regierungsdekret zum Leiter einer Fakultät ernennen oder für ihn im Handstreich ein staatliches Institut gründen. Schon der Versuch wäre in dem kleinen Land sofort öffentlich geworden, und die Opposition hätte ohne Zögern dafür gesorgt, dass Ben-Gurion über eine ungesetzliche Unterstützung des Freundes stürzen würde. Moshé war sich der gesetzlichen Beschränkungen sehr wohl bewusst und wollte um nichts in der Welt seinen Schüler in Schwierigkeiten bringen. Einem Besucher gegenüber, der dieses Problem nicht recht verstehen wollte, erklärte Moshé:

> *Der Staat gehört doch nicht Ben-Gurion! Und wenn er auch privat von der Richtigkeit meiner Methode überzeugt ist – na und? Glaubst du etwa, er kann für mein Institut Geld einfach aus der Staatskasse nehmen? Und was ist, wenn die Regierung nicht zustimmt? Und die Knesset nicht seiner Meinung ist? Und wenn die Ärzte dagegen sind? Du vergisst, dass sie formal betrachtet ein starkes Gegenargument haben: Wie kann man einem Mann, der keine ärztliche Zulassung hat, erlauben, sich mit Dingen zu beschäftigen, bei denen ja immer die Gefahr besteht, dass Menschen Schaden nehmen?*[13]

Die Chancen für ein staatliches oder zumindest staatlich anerkanntes Institut standen also erst einmal schlecht. Dabei erhielt Moshé inzwischen immer größeren Zulauf von Hilfesuchenden aller Art und musste sich bald eingestehen, dass er für die Bewältigung der täglichen Arbeit eine Assistentin brauchte.

Als ihn im Frühling 1957 sein Freund Charles Neil besuchte, stellte ihm dieser eine seiner israelischen Schülerinnen vor, die er in London in der Alexander-Technik ausgebildet hatte: Mia Segal. Wie es seine Art war, kam Moshé im Gespräch mit der jungen Frau sofort zur Sache: »Es kommen viele Leute zu mir, die meine Hilfe erbitten. Ich arbeite allein und brauche deswegen eine Assistentin. Charles sagte mir, dass du sehr gut mit den Händen bist.« Mia lehnte ab. Sie habe dafür keine Zeit, da sie sich zu Hause um ihre kleinen Kinder kümmern müsse. Doch Moshé ließ nicht locker: »Warum kommst du nicht einmal vorbei und schaust dir an, was ich mache?«[14]

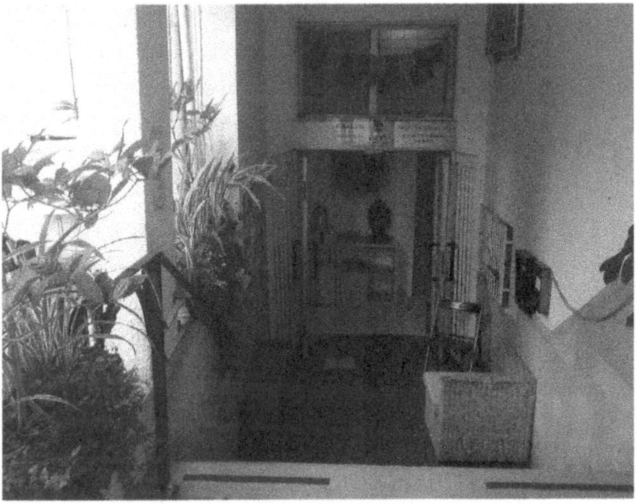

Eingang zu Moshés ehemaligem Unterrichtsraum
in der Alexander-Yanai-Straße heute

Und so ging Mia dann doch eines Tages in die Wohnung in der Nachmani-Straße, wo Moshé seine Einzelstunden gab.

Moshé kam herein und sagte: »Ich bin froh, dass du da bist. Komme doch bitte mit mir in mein Arbeitszimmer.« Ich kann mich noch gut an das Zimmer erinnern, an die schwarzrote handgestickte Überdecke auf dem Bett, den Tisch in der Mitte, auf dem sich Papiere und Bücher stapelten, an den überquellenden großen Aschenbecher, die Stühle, die beiden Hocker, auf denen man während der Arbeit sitzen konnte, und an die harten Papprollen und Besenstiele. Später sollte ich lernen, wie nützlich all diese Dinge sein sollten, wenn man Menschen etwas Neues beibringen wollte. Ich setzte mich auf den einen Hocker und Moshé auf den anderen am Kopfende des Bettes, auf dem eine Dame mittleren Alters lag und auf ihren Unterricht wartete. Ich glaube, es war der Moment, als Moshé den Kopf der Frau mit den Händen anhob, der mich sofort überzeugte. Da wusste ich einfach, dass ich bleiben und von diesem Mann lernen wollte.[15]

Moshé war klar, dass er mit der Einstellung Mia Segals an einem Scheideweg stand: Zum ersten Mal würde er sein Wissen an eine andere Person weitergeben. Nun musste er beweisen, dass nur die Methode selbst und nicht etwa eine spezielle Begabung seinerseits für die Behandlungserfolge ausschlaggebend war. Wenn seine Methode eine Zukunft haben sollte, musste sie prinzipiell für jeden Menschen erlernbar sein. Schließlich war er kein Heiler, kein Wunderrabbi. Mit bloßem Handauflegen hatte er noch keinem einzigen Menschen geholfen![16] Er war ein Lehrer, der nicht lehren, sondern Menschen die Möglichkeit zum selbstständigen Lernen geben wollte.

Tatsächlich erlernte Mia während der nächsten Jahre das, was Feldenkrais später als »Funktionale Integration« bezeichnen sollte: die meist nonverbale Einzelarbeit. Sie konnte beobachten, wie er seine Hände so einsetzte, dass sie wie ein zusätzliches Sinnesorgan des Behandelten funktionierten und den Patienten, die er Schüler nannte, die Möglichkeit bot, aus fühlbarer Erfahrung zu lernen. Moshé »behandelte« nicht einzelne Körperteile, sondern trat mit dem ganzen Menschen in einen stummen Dialog. Moshé »tanzte« mit seinen liegenden oder sitzenden Schülern, wie er es ja grundlegend schon im Judo gelernt hatte. Und bevor es den so unterrichteten Patienten bewusst wurde, hatte ihr Nervensystem bereits neue Möglichkeiten der Bewegung erlernt. Mit Hilfe der Methode entdeckten sie neue Fähigkeiten, die sie entweder schon in früher Kindheit nicht ungestört hatten entwickeln können oder die später durch Unfälle oder Krankheit verlorengegangen waren. Und sie lernten das Neue im frühkindlichen

Modus des organischen Lernens, das sich sensomotorisch – spürend und bewegend – im Feld der Schwerkraft zur reifen Handlung entwickeln kann.

Doch was nutzten Feldenkrais all die mitunter spektakulären Lernerfolge seiner Schüler, wenn seine Methode von der Fachwelt bestenfalls als nützliches Kuriosum betrachtet wurde? Moshé hungerte geradezu nach der wissenschaftlichen Anerkennung seiner Methode von dritter, »neutraler« Seite. Erst wenn er diese offizielle Bestätigung erhielt, dessen war er sicher, würde er endlich die Chance bekommen, ein staatlich anerkanntes Institut zu eröffnen.[17]

Das wäre dann der erste Schritt zur Verbesserung des ganzen Volkes Israel und schließlich der ganzen Welt. Es wäre der erste Schritt zu einer neuen Stufe der Evolution, zur Entfaltung der unendlichen Möglichkeiten des so plastischen, unendlich lernfähigen menschlichen Gehirns. Eine Verbesserung des Menschen durch eine natürliche, organische Art des biologisch notwendigen Lernens!

Doch solange Moshé die Anerkennung der Wissenschaft fehlte, würde es wohl nie dazu kommen.

20 | New York, New York

Während Israel im Sommer 1958 weiterhin von Terrorattentaten erschüttert wurde, forderten die arabischen Staaten den Rückzug Israels auf die Grenzen des UNO-Teilungsbeschlusses von 1947, also jenes Beschlusses, den sie damals mit kriegerischen Mitteln bekämpft hatten. Obwohl die Sicherheitslage unvermindert problematisch war, schritt die Erschließung Israels mit der Neugründung neuer sozialistischer Kollektivsiedlungen, den Kibbutzim, weiter voran.

Auch um ein Zeichen für die Kultivierung der Negev-Wüste zu setzen, lebte Ben-Gurion bereits seit einigen Jahren unter sehr bescheidenen Bedingungen im Kibbutz Sde Boker.[1] Dorthin begleitete Feldenkrais den »Alten« manchmal, um ihn mehrere Tage am Stück zu unterrichten und mit ihm über Buddhismus oder die neusten Erkenntnisse der Hirnforschung zu diskutieren. Eines der Lieblingsthemen Ben-Gurions war der Komplex »Mensch und Maschine«. Nach seiner Überzeugung war der menschliche Geist jeder Maschine überlegen. Und wenn er noch einmal jung wäre, so pflegte er zu sagen, würde er statt Jura Biologie studieren! Ben-Gurions Neugierde beschränkte sich dabei nicht auf unseren Planeten: »Natürlich existiert Leben auch in anderen Welten!«[2] An Gesprächsstoff bestand also kein Mangel, wenn er sich mit Moshé traf.

Am 28. August 1958 fand er ungeachtet seines enormen Arbeitspensums Zeit, ein ausführliches Empfehlungsschreiben für

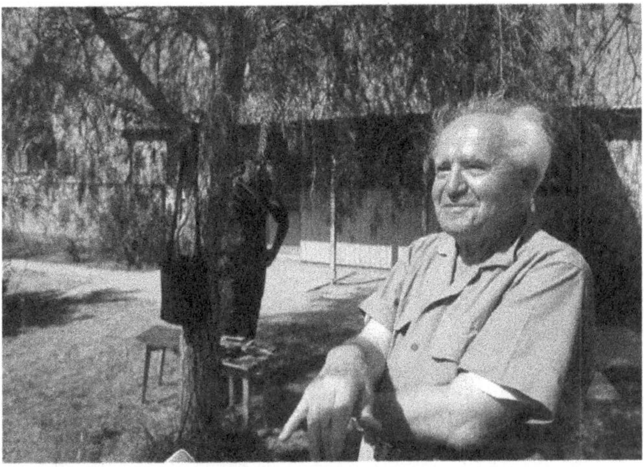

Er schlug Moshé für den Nobelpreis für Medizin vor – Ben-Gurion.

Feldenkrais zu entwerfen. Dabei benutzte er nicht das offizielle Papier des israelischen Premierministers und unterzeichnete das Schreiben nur mit seinem Namen, ohne Nennung seines Amtes. Gleichwohl war das in englischer und hebräischer Sprache verfasste Dokument ein riskantes Stück Protektion. Ben-Gurion warf hier seine ganze Autorität als bereits legendärer Staatsgründer in die Waagschale.

Das Schreiben, das Moshé fast den Status eines inoffiziellen Gesandten im Interesse Israels verlieh, sollte ihm in den USA Türen und Geldbörsen öffnen: die Türen wissenschaftlicher Institutionen und die Geldbörsen reicher Amerikaner. Vielleicht würde der Prophet, der im eigenen Land noch nicht genug galt, in der Neuen Welt offene Ohren finden.

Hier der Wortlaut von Ben-Gurions Empfehlungsschreiben:

Mein Freund Dr. Feldenkrais hat eine wichtige Aufgabe auf sich genommen, die dem Wohl der hier im Lande aufwach-

senden neuen Generation und vielleicht sogar jenem der ganzen Menschheit dienen wird. Er steht im Begriff, ein Institut zur Förderung der physischen und mentalen Effizienz aufzubauen. Die Arbeit des Instituts wird sich an der psychosomatischen Behandlungsmethode orientieren, die Dr. Feldenkrais so erfolgreich entwickelt hat. Ich hatte das große Glück, von Dr. Feldenkrais zwei Jahre lang behandelt zu werden, und kenne daher – gleich einigen meiner Freunde, die angesehene Ärzte und Wissenschaftler sind – die bemerkenswerten Ergebnisse der Methode. […] Das Institut wird unter der Aufsicht einiger der hervorragendsten israelischen Ärzte und Wissenschaftler stehen, und ich hoffe, dass Dr. Feldenkrais' Behandlungsmethode mit der Zeit ein fester Bestandteil der medizinischen Ausbildung in Israel werden wird – und vielleicht nicht nur in Israel. Eine Investition in das Institut wird, so glaube ich, nicht nur finanzielle Früchte tragen, sondern auch helfen, eine neue Generation in Israel aufwachsen zu lassen, mit kräftigem Körper und gesundem Geist. Die israelische Regierung wird diesem Institut alle jene Mittel zur Verfügung stellen, die jeder erzieherischen und wissenschaftlichen Einrichtung zustehen. Und alle Freunde Israels, die bei der Gründung des Instituts eine helfende Hand reichen, werden dem wiedererstandenen Israel einen ganz besonderen Dienst erweisen.[3]

Nun hatte Feldenkrais es schriftlich, dass sein geplantes Institut eine Angelegenheit von nationalem Interesse war und, erst einmal gegründet, die in diesen Fällen übliche Unterstützung durch die Regierung erhalten würde. Zumindest bei der Gewinnung jüdischer und anderer israelfreundlicher Sponsoren musste Ben-Gurions Empfehlung doch Früchte tragen! Und tatsächlich signalisierte Nachum Goldmann, seit zwei Jahren Präsident der

Zionistischen Weltorgansation, dass er einen finanziellen Beitrag leisten wolle. Überdies habe er in New York einen reichen Mäzen gefunden, der bereit sei, Geld für das geplante Institut zu spenden.[4]

Anfang Dezember 1958 flog Moshé nach New York und bezog ein Zimmer im Barbizon Plaza Hotel am südlichen Central Park.[5] Inzwischen hatte Ben-Gurion seinen Mitarbeiter Teddy Kollek beauftragt, bei Nachum Goldmann vorzufühlen, ob sich die von ihm geleitete Zionistische Weltorganisation mit 25 000 Dollar an der Spendenaktion beteiligen würde.

Doch selbst Goldmann, der in Israel Moshés Behandlung genossen hatte und deswegen von seiner Methode überzeugt war, sah sich zu einer Spende in dieser Höhe dann doch nicht in der Lage.[6] Bei einem Treffen in New York musste Moshé erfahren, dass Goldmann und zwei weitere Persönlichkeiten lediglich bereit waren, privat je 5000 Dollar zu spenden. Und auch der Mäzen, auf den Moshé seine Hoffnung gesetzt hatte, zeigte sich weniger freigiebig als erhofft: Er war nur bereit, 25 Prozent der Gesamtkosten zu tragen.

Moshé war enttäuscht und nahm sich nun vor, das Geld selbst aufzutreiben. Wenn ihm Goldmann und seine Bekannten nicht helfen wollten, so schrieb er Ben-Gurion, würden ihn ja vielleicht Rockefeller und Ford unterstützen.[7] Es ist nicht bekannt, ob er die beiden Unternehmen tatsächlich kontaktiert hat, falls ja, war das Ergebnis jedenfalls negativ.

Doch noch wichtiger als Geld war Moshé eine offizielle Bestätigung der Wirksamkeit seiner Methode durch anerkannte amerikanische Ärzte. Vielleicht würde dies die Skeptiker in Israel überzeugen.

Kurzentschlossen begab sich Moshé am 15. Dezember 1958 ins New York University Bellevue Medical Center und bat um ein

Gespräch mit dessen Leiter, Dr. Howard A. Ruck. Doch er wurde schon im Vorzimmer abgewiesen. Dr. Ruck habe keine Zeit, ließ man den Besucher aus Israel wissen, und sei auch während der nächsten Wochen nicht zu sprechen. Moshé zog seine »Geheimwaffe« aus der Tasche: die Empfehlung Ben-Gurions.[8] Sie öffnete ihm augenblicklich die Tür zum Büro des Direktors. Mehr noch, Dr. Ruck stellte Moshé sogleich seinem Mitarbeiter Jack H. Hofkoch vor, der die Abteilung für Physiotherapie leitete. Der Direktor bat ihn, Moshés Arbeitsweise in Augenschein zu nehmen und zu evaluieren.[9]

Kaum in der Abteilung für Physiotherapie angekommen, fiel Moshés Blick auf einen Patienten, der sich nur mit Mühe auf zwei Krücken bewegen konnte. »Ich kann den Patienten innerhalb einer halben Stunde dazu befähigen, drei Schritte ohne Krücken zu gehen!«, verkündete Moshé selbstsicher. Der anwesende Arzt gab seine Zustimmung: Sollte der Doktor der Ingenieurwissenschaften doch einmal beweisen, was er konnte. Und Moshés Bemühungen waren erfolgreich: Nach kurzem Unterricht konnte der Mann mehrere Schritte ohne Krücken laufen.

Die Ärzte waren jedoch weniger beeindruckt, als Moshé sich erhofft hatte. Derartige »Wunder«, so ließen sie ihren Gast wissen, würden nun einmal passieren. Er müsse schon beweisen, dass er prinzipiell in der Lage sei, vergleichbare Erfolge durch dasselbe Vorgehen bei einer unbegrenzten Anzahl von Patienten zu erzielen.[10]

Dies war zwar eine verständliche, streng wissenschaftliche Anforderung, entsprach jedoch nicht Moshés individuell angepasster Herangehensweise. Bei jedem Menschen musste er doch von vorne anfangen, musste erkunden und probieren. Die menschlichen Funktionen waren zwar vergleichbar, doch nie deren Erscheinungsform und Moshés Vorgehen im Einzelfall. Und garantiert positive Ergebnisse konnte er nicht ins Blaue hinein versprechen. Es bedrückte Moshé nicht, dass er nicht wusste – und dass niemand genau weiß –, wie das menschliche Gehirn in allen Einzelheiten funktioniert. Aber sollte er etwa darauf warten, bis die Wissenschaft so weit war? Er wusste, was er tun musste, um mit dem Nervensystem eines Menschen zu arbeiten, ihn über das Erleben zum Umlernen zu bewegen. Auch wenn er es nicht durch Röntgenaufnahmen sichtbar machen konnte, wusste er aus Erfahrung, dass das Potenzial jedes Menschen viel größer war, als dieser selbst es ahnte!

Moshé nahm die Herausforderung der Schulmediziner an. Er ging sofort auf einen der anwesenden Ärzte zu und prophezeite ihm, dass dieser bei seiner Art zu gehen in wenigen Jahren an einem verschobenen Wirbel leiden werde. Und dann bat Moshé den verdutzten Arzt zu prüfen, ob er in der Lage sei, mit einer bestimmten Bewegung nicht nur seine linke, sondern auch seine rechte Hand flach auf den Rücken zu legen. Der Mann vermochte es nicht.[11]

Die Ärzte waren zwar nicht überzeugt, aber von Moshés offensichtlich großem Wissen beeindruckt. So luden sie ihn ein, zwei Wochen bei ihnen zu arbeiten. Zwei Wochen, in denen Moshé die Gelegenheit erhielt, unter der Aufsicht von Hofkoch und zwei Kolleginnen eine Reihe von Patienten der Abteilung zu unterrichten, sowohl in Einzel- als auch Gruppenstunden. Nach Ablauf der zwei Wochen schrieb Hofkoch seinen Bericht an den Leiter des Medical Centers.

> *Wir, das heißt ich selbst sowie Miss Waters und Mrs Marton, sind zu der Überzeugung gelangt, dass Dr. Feldenkrais durch Jahre der Erfahrung eine therapeutische Methode entwickelt hat, die – physiologisch richtig verstanden und erforscht – Nutzen bei der Behandlung körperlich behinderter Menschen haben könnte. […] Ich würde es als ein Privileg*

betrachten, wenn wir für die Zukunft ein Austauschprogramm organisieren könnten, in dessen Rahmen Dr. Feldenkrais zwei bis drei Monate bei uns arbeitet oder wir jemanden für mindestens sechs Wochen an seine Schule schicken. Dies würde natürlich voraussetzen, dass die von Dr. Feldenkrais geplante Schule Wirklichkeit wird.[12]

Hofkochs Bericht war für Moshé nicht mit Geld aufzuwiegen. Von wegen »Mr. Hokuspokus«! Endlich hielt er den unwiderlegbaren Beweis in der Hand, dass sich seine Methode nicht nur

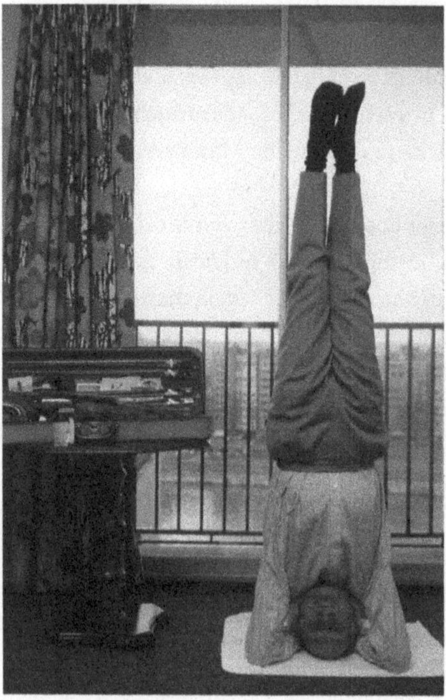

Dieses Mal ist es nur Yoga – Moshés Schüler Yehudi Menuhin.

als erfolgreich erwiesen hatte, sondern auch praktischer Überprüfung standhielt. Jetzt brauchte er in Israel nur noch seine eigene Schule zu gründen, um dann die Zusammenarbeit, die sich die New Yorker Ärzte so sehr erhofften, zu realisieren.

Es heißt zwar, wer es in New York schafft, wird überall auf der Welt Erfolg haben, doch zu Moshés Pech schien Israel die Ausnahme von der Regel zu sein. Im damals noch sozialistisch geprägten Pionierland ließ man sich schon aus Prinzip nicht davon beeindrucken, wenn jemand es in den USA geschafft hatte. Moshé betrachtete seine Lage zunehmend als verzweifelt: Falls er kein eigenes Institut erhielt, orakelte er gegenüber dem israelischen Journalisten K. Shabtai, werde seine Lehre sterben. Als er Shabtai den Bericht aus dem New Yorker Medical Center zeigte, meinte der, dass er mit diesem Dokument in der Hand nun doch bestimmt sein Institut erhalten werde. Doch Moshé erwiderte düster: »Ich befinde mich immer noch nahe dem Nullpunkt.« Und damit Shabtai auch begriff, worum es ihm im Kern ging, betonte er, dass er durchaus in der Lage sei, ein privates Institut zu gründen und damit ein hübsches Einkommen zu erzielen. Doch dies sei nicht, was er wolle.

> *Die Sache ist doch die, dass meine Methode, meine Lehre, von öffentlichem, ja nationalem Interesse ist. Ich will, dass meine Lehre ins Bewusstsein des Volkes Israel dringt, ich will es verbessern. Und das geht eben nicht ohne ein richtiges Institut, das tatsächlich durch den Staat anerkannt ist. Ich möchte keine Schüler ausbilden, die dann doch nur halbe Menschen, nur Stiefkinder sein werden. Was bin ich heute denn schon? Ein Mann ohne Autorität. Gut, in Tel Aviv kennt man meinen Namen, und es mag sein, dass meine Schüler hier eines Tages Arbeit finden und akzeptiert wer-*

den. Aber was ist denn außerhalb Tel Avivs? Nichts. Und was passiert, wenn ich eines Tages »gehen« werde? Soll ich angebliche Hypnotiseure, Schnorrer und Hexenmeister zurücklassen, die man verspotten wird? Dazu bin ich nicht bereit.[13]

Das Volk Israel »verbessern«: Moshé verwendete hier das hebräische Verb »letaken«, das sich in der jüdischen Tradition, vor allem in der Kabbalah, auch auf die Verbesserung, gar Vervollkommnung der ganzen Welt, »Tikkun Olam«, die Herbeiführung eines messianischen Zustands beziehen kann. Damit deutete Moshé einen hohen Anspruch an, auch wenn er den Begriff in einem säkularen Kontext verwendete.

Doch so hoch sein Anspruch war, so tief und echt war nun auch seine Verzweiflung. Endlich hatte er außerhalb Israels, in New York, Anerkennung gefunden. Er hatte es schwarz auf weiß, dass seine Arbeit von einer der angesehensten medizinischen Einrichtungen der USA anerkannt wurde. Dass die Ärzte dort nicht begriffen hatten, dass es ihm um viel mehr als die »Heilung« von Kranken ging, dass seine Lehre prinzipiell allen Menschen ermöglichen würde, ein besseres Leben zu führen, fiel hier nicht ins Gewicht. Man konnte von Ärzten nun einmal nicht zu viel verlangen. Aber dass sein eigenes Land, ungeachtet der ihm nun verliehenen Autorität und seiner unbestreitbaren Erfolge, einfach nicht begreifen wollte, dass seine Forschung eine unerhörte, fundamentale Wichtigkeit besaß – diese Begriffsstutzigkeit erschütterte ihn. Nein, er wolle keinen Protest erheben, versicherte er dem Journalisten. Aber er habe nun einmal trotz jahrelanger Arbeit nichts erreicht, was ein Weiterleben seiner Lehre sicherstellen würde.[14]

Ben-Gurion muss Feldenkrais' Hilferuf gelesen haben, denn nur wenige Tage nach Veröffentlichung des Artikels fuhr er mit ihm und Aharon Katzir zur Besichtigung eines Grundstücks, das von CHEMED geräumt und nun dem Geheimdienst übergeben worden war. Man war durchaus bereit, Moshé einen Teil des Grundstücks und ein darauf errichtetes kleines Gebäude zur Verfügung zu stellen. Doch Moshé war der Ort zu weit entfernt vom Zentrum Tel Avivs.

Den Vorschlag, ihm Räume am eben erst gegründeten Wingate-Institut für Körpererziehung und Sport zu überlassen, lehnte er aus denselben Gründen ab.[15] Ihm Nachhinein betrachtet war dies vielleicht ein Fehler, denn die staatliche Anerkennung eines bereits existierenden Instituts wäre womöglich leichter zu erreichen gewesen, als alles auf einmal einzufordern. War so nicht auch der Staat Israel gegründet worden? Durch die Schaffung von Fakten, die später anerkannt wurden?

Mochte Moshé auch bereit sein, bei der Einzelarbeit unendliche Geduld aufzubringen – was »sein Institut« betraf, war ihm die Geduld abhandengekommen. Natürlich fuhr er weiter fort, seinen Freund Ben-Gurion unentgeltlich zu behandeln, doch die Verzweiflung blieb. Selbst das Angebot, in Israel eine private Kurklinik zu leiten, in der nach seiner Methode gearbeitet würde, lehnte er ab.[16] Auch das war ja nicht, was er wirklich wollte. Im Alter von 55 Jahren war Moshé kurz vor dem Ziel gescheitert.

Nach außen hin waren Moshés Mut und Lebenslust ungebrochen. Sein Körperumfang nahm aufgrund reichhaltiger Mahlzeiten weiter zu. Er rauchte mindestens zwei Schachteln Zigaretten am Tag und dies notwendigerweise auch während der Arbeit. Dass diese Lebensweise nicht unbedingt lebensverlängernd war, sah er natürlich ein. Aber da er immer noch alles tun konnte, was er wollte, war er nach seiner Definition völlig gesund. Gesünder als die meisten anderen Israelis. Und jünger sowieso! Außerdem, so meinte er zu seinem Freund Avraham Baniel, habe er selbst nun einmal keinen Dr. Feldenkrais, der ihn zu einem vernünftigeren Lebensstil ermahnen würde.[17] Er hatte ja auch keine Ehefrau, die über seine Lebensweise gewacht hätte.

An Geliebten bestand allerdings kein Mangel. Selbstbewusst erklärte er während einer Diskussion mit Journalisten: »Ich bin kein alter Mann von dreißig Jahren!« Und: »Es gibt einige Frauen, die mich für jung halten!«[18] Worauf es ihm bei der Auswahl seiner Freundinnen ankam, erzählte er Yuval Meskin, als dieser ein Alter erreicht hatte, in dem er für solche Themen aufgeschlossen war.

> *Um Feldenkrais zu gefallen, brauchten die Frauen Grips. Und es waren ja viele hinter ihm her. Da gab es eine Engländerin, die sah ein bisschen so aus wie die Tante der Queen Elizabeth. Klein mit Hut. Nicht wahnsinnig attraktiv. Die war relativ lange mit ihm zusammen, aber gut, so richtig lange war ja keine Frau mit ihm zusammen, zumindest nicht zu meiner Zeit. Diese Frau lebte in England und er eben hier. Und dann sagte er: »Weißt du, was sie macht? Sie ist Ingenieurin. Sie betreut so richtige Riesenprojekte, in der Größenordnung des Assuan-Staudamms. Und weißt du was? Mit so einer Frau bin ich am besten im Bett. Denn da ist etwas, woran ich mich messen kann.« Und so etwas zu hören, das hat mir als Heranwachsendem sehr geholfen! Den meisten Männern ist vor allem wichtig, wie eine Frau aussieht. Doch Moishe redete von der intellektuellen Seite, die ihn anzog. Ich mochte diesen Moment, als er mir das erzählte.*[19]

Feldenkrais erzählte nach wie vor gerne Geschichten, sei es über seine Methode oder über sich. Mitunter neigte er zur Angeberei, vielleicht weil ihm jene höchste Anerkennung verwehrt wurde, die er so sehr gebraucht hätte. Allerdings besaß die Prahlerei in seinem Fall immer Hand und Fuß. Er hatte ja wirklich junge Freundinnen, er konnte schwere Ziegelsteine mit der Handkante entzweischlagen und seinen Freund Meskin erfolgreich mit Akupunkturnadeln behandeln.[20] Inzwischen verdiente er auch genug Geld und war so sicher in seiner Arbeit, dass er sich immer schwierigere Fälle zutraute und fast zu jedem Thema etwas Originelles zu sagen hatte.

Kein Wunder, dass Dr. Feldenkrais ein Liebling der Presse wurde. Hatte Ben-Gurion, wie es die Zeitungen berichteten, wirklich dem unter chronischen Rückenschmerzen leidenden Kennedy empfohlen, bei Moshé Unterricht zu nehmen? Auch wenn dies nur ein Gerücht sein mochte und deswegen vom Weißen Haus eilig dementiert wurde: Moshé erklärte der Presse trotzdem, dass er bereit sei, mit Kennedy zu arbeiten, natürlich nur, wenn er vorher die Röntgenaufnahmen von JFKs Rücken gesehen hatte.[21]

Ben-Gurion reiste nach Burma, um mit seinem Freund U Nu zu meditieren? Moshé ließ die Presse wissen, dass er den »Alten« auf die Meditation vorbereite und Ben-Gurion natürlich gerne auf der Reise begleiten würde.[22] Wurde Geld aus Moshés Wohnung oder sein Tonband aus dem Auto gestohlen, so stand auch das sofort in der Zeitung.[23] Und als Feldenkrais zum Kongress »Entspannung und natürliche Bewegung« ins ferne Kopenhagen fuhr, wurde auch davon in der heimischen Presse nicht ohne Stolz berichtet.[24]

Der am 30. Juli 1959 eröffnete Kongress war von Moshés Freundin Gerda Alexander organisiert worden und bot ihm endlich die Gelegenheit, vor einem internationalen Publikum interessierter Kollegen über seine Arbeit zu sprechen. Und über seine Hoffnung, dass es möglich sein werde, die »Bewusstheit für die Einheit von Körper und Geist zu entwickeln, damit nicht bloß Fehler korrigiert, sondern höhere Fähigkeiten möglich werden«. Moshé schloss seinen Kopenhagener Vortrag mit den Worten:

Einen Körper darin zu schulen, alle möglichen Formen und Konfigurationen seiner Bestandteile zu perfektionieren, verändert nicht nur die Kraft und Beweglichkeit von Skelett und Muskeln: Es führt zu einem tiefgreifenden positiven Wandel im Selbstbild und in der Qualität, mit der das Selbst gelenkt wird.[25]

So interessant, wenn auch letztlich folgenlos der internationale Kongress war und so gerne Moshé nach seiner Rückkehr in öffentlichen Vorträgen mit Hunderten von Zuhörern davon berichtete, so blieb ihm langfristig doch vor allem ein persönliche Erlebnis im Gedächtnis: die Erinnerung an eine junge Dänin, die ihn in einem Kopenhagener Café angesprochen hatte und mit der er bereitwillig ins Bett gegangen war.[26]

Erlebnisse wie diese gaben Moshé sicher auch die Kraft, an die eigene Zukunft zu glauben und es noch ein letztes Mal zu versuchen: Fast ein Jahr nach seiner Rückkehr aus New York wollte er sich jetzt endlich sein staatliches Institut erkämpfen. Nach einer weiteren Auslandsreise erklärte Moshé der Presse im Oktober 1960, dass er dabei sei, finanzielle Unterstützung zu organisieren, und sein Institut schon im folgenden Jahr in Israel eröffnet werde.[27] Als die nötige finanzielle Unterstützung dann doch ausblieb, schritt Ben-Gurion selbst zur Tat.

Am 24. Januar 1961 erfuhren die Leser der Tageszeitung *Yediot Acharonot,* dass der Premier- und Verteidigungsminister David Ben-Gurion offiziell ein »Institut zur Anpassung von Körper und Geist« gegründet habe, zu dessen Vorstand »auch Dr. Feldenkrais« zähle. Neben Ben-Gurion und Feldenkrais wies der Vorstand noch weitere allseits bekannte Persönlichkeiten auf: den Staatssekretär des Verteidigungsministeriums Shimon Peres, den im selben Ministerium für Finanzfragen zuständigen General Moshe Kashti, Meyer Weisgal und Aharon Katzir vom

Weizmann-Institut, Aharon Meskin und General Yigal Alon, der wenig später Arbeitsminister werden sollte. Das Institut, so die Zeitung etwas ratlos, werde sich »mit der Entwicklung von Dingen beschäftigen, die Geist und Körper« betreffen, und stehe offenbar in Verbindung mit Plänen, in der Nähe des Kibbutz Sde Boker eine entsprechende Lehranstalt zu errichten. Zwar sei noch nicht bekannt, womit sich das Institut praktisch beschäftigen werde, fest stehe jedoch, dass es eine Gesellschaft des öffentlichen Rechts sei.

Ben-Gurion war zur Zeit der Institutsgründung damit beschäftigt, eine Geheimdienstaffäre aufzuklären, und die Zeitung konnte nicht umhin, sich zu wundern, dass der »Alte« sich inmitten der stürmischen politischen Auseinandersetzung Zeit für derart scheinbar nebensächliche Dinge nahm.[28] Doch wahrscheinlich ahnte Ben-Gurion zur Zeit der Institutsgründung bereits, dass seine Tage im Amt des Regierungschefs gezählt waren. So hatte er die Zeit, die ihm noch blieb, dafür genutzt, mit der Autorität seines Amtes im Rücken den vorerst allerdings nur symbolischen Schritt zur Gründung eines Feldenkrais-Instituts zu wagen.

Auch war es vermutlich Ben-Gurions Einfluss zu verdanken, dass das zukünftige Institut einen in diesem Fall nicht unum-

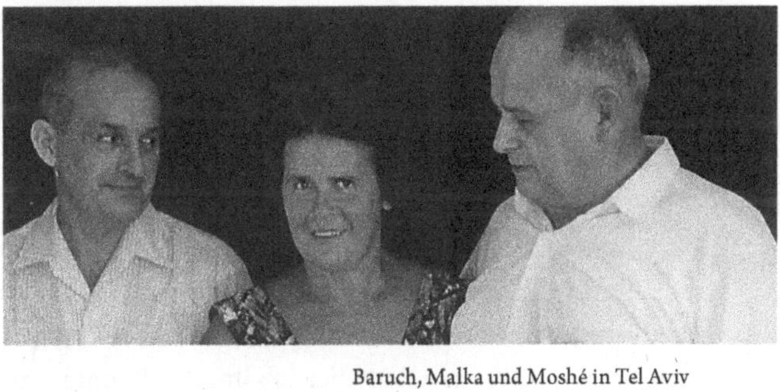

Baruch, Malka und Moshé in Tel Aviv

strittenen Status erhielt, der es Dr. Feldenkrais offiziell erlauben würde, Unterstützungsgelder aus dem Ausland zu erhalten sowie Fremdwährung ein- und auszuführen.[29]

War es die Entfernung zwischen Tel Aviv und Sde Boker, die Moshé zögern ließ, die Gunst der Stunde zu nutzen? Fast am Ziel angekommen zeigte sich eine charakteristische Schwäche Moshés: Ihm fehlte das Talent, Fäden zu spinnen, politische Allianzen zu schmieden, taktisch vorzugehen und Geldgeber zu gewinnen. Ein weiterer Schwachpunkt war, dass sich seine Methode zwar sinnlich erfahren, doch kaum in wenigen Worten beschreiben lässt und damit nur schwer »verkäuflich« ist. Darüber hinaus war sie ein eigenes Forschungsfeld, dessen Existenz erst Jahre später allmählich von der Hirnforschung wahrgenommen werden sollte. Und so geschah trotz beeindruckender Schützenhilfe durch die »alte Garde« – praktisch nichts.

1963 trat Ben-Gurion im Zuge der Lavon-Affäre aus Protest von seinem Amt als Premierminister zurück. Ein Jahr später wurden dem Institut aufgrund politischen Drucks und der Tatsache, dass es bislang nur auf dem Papier existierte, alle steuerlichen Vergünstigungen gestrichen.[30]

Das Zeitfenster für die Gründung eines staatlichen Instituts hatte sich damit geschlossen. Der Einzige, der dies noch nicht begriff, war Moshé. Als er Ben-Gurion Ende März 1968 im Kibbutz aufsuchte, erzählte er von seinem Plan, auf dem Skopus-Berg, wo sich die Hebräische Universität befindet, ein Institut zu gründen. Sein Gastgeber musste ihn daran erinnern, dass er kein Regierungschef mehr war und deswegen keine Möglichkeit sah, ihm zu helfen.[31]

Erst jetzt dämmerte es Moshé wohl endgültig, dass er gescheitert war. Zwar durfte er im Fachbereich Psychologie an der Universität von Tel Aviv unterrichten[32] – was ja durchaus bedeutete, dass der Wissenschaftsbetrieb ihn anerkannte –, doch würde seine Methode in Kindergärten, Schulen, Universitäten und bei der Armee wohl nie zum staatlich verordneten Curriculum gehören. Auch wenn Ben-Gurion Feldenkrais 1968 für den Nobelpreis für Medizin vorschlug[33]: Der Prophet war im eigenen Land nicht erhört worden.

21 | Die ersten dreizehn Studenten

Bereits 1964 hatte Feldenkrais in hebräischer Sprache ein kleines auf Vorträgen basierendes Buch veröffentlicht, das die Grundsätze seiner Arbeit in Thesen darlegt.[1] Drei Jahre später erschien dann sein erstes großes Werk über die Methode, natürlich im Verlag seines Bruders Baruch: *Die Vollendung des Könnens*.[2] In dem Buch erläutert Moshé nicht nur die Grundsätze seiner Arbeit, es enthält auch eine Reihe von Lektionen für den verbal vermittelten Unterricht. In Deutschland erschien das Buch, übersetzt von Franz Wurm, im Suhrkamp Verlag. Wurms Freund Paul Celan hatte Moshé in Paris getroffen, bei ihm einige Stunden Unterricht genommen und die Verbindung zu dem renommierten Frankfurter Verlag hergestellt.[3] Das Buch trug zunächst den damals populären Titel *Der aufrechte Gang*, der dann auf Moshés Wunsch für die Taschenbuchausgabe in *Bewusstheit durch Bewegung* geändert wurde.

Bewusstheit durch Bewegung nannte Moshé mittlerweile die Methode, nach der er Gruppen unterrichtete. Der deutsche Buchtitel ließ bereits erahnen, worum es Feldenkrais in seiner Arbeit ging: nicht um Beweglichkeit des Körpers, sondern um Selbsterkenntnis. Einem Reporter gegenüber erklärte Moshé den zukunftsweisenden, weil individuellen Ansatz seiner Methode so:

> *Ich mache tatsächlich Maßarbeit, keine Konfektion. Und wenn ich Maßarbeit machen will, um jemandem zu helfen,*

sein Leben zu verbessern, dann sage ich ihm: Schau, du bist behindert, da du dir ein Beispiel an den anderen nimmst. Du bist auf eine Weise mit den anderen verbunden, wie ich es war, als ich mir das Bein gebrochen hatte. Du machst dir überhaupt nicht bewusst, warum du lachst und wie du lachst. Kenne dich selbst, das ist das Wichtigste überhaupt.[4]

Franz Wurm, der in der zweiten Hälfte der sechziger Jahre für das Schweizer Radio DRS arbeitete, schaffte es 1968, Moshés Essay »Die Muskulatur der Seele« und ein Jahr später eine Serie von »Bewusstheit durch Bewegung«-Lektionen im Programm des Senders zu platzieren. Moshés Lektionen, von Wurm gelesen,

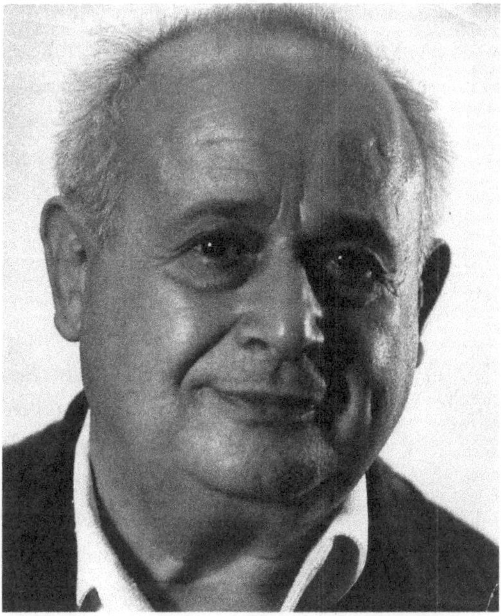

»Ich werde euch alle meine Geheimnisse verraten.«

zeigten bald Wirkung: Immer mehr Schweizer wurden »felden-crazy«, wie es die Zeitschrift *Sie* formulierte.[5]

Den großen Erfolg des Buchs verdankte Feldenkrais nicht zuletzt seiner guten Freundin Dalia Lamdani, mit der zusammen er die hebräische Originalausgabe verfasst hatte. Obwohl Moshés gesprochenes Hebräisch immer noch sehr gut war, merkte man seinem Manuskript doch an, dass er über längere Zeit von der rasanten Entwicklung der Sprache abgeschnitten gewesen war.

Moshé hatte das Gefühl, so Lamdani, die Sprache sei ihm »in den Rücken gefallen«. Er nahm das sehr persönlich, sah aber durchaus ein, dass er Hilfe brauchte. Also ging er mit jedem neu verfassten Kapitel des Buchs zu Dalia, die ihm dann in einem unermüdlichen Frage-und-Antwort-Spiel die einfachsten und klarsten Formulierungen seiner nicht immer einfachen Gedankengänge und Bewegungsanweisungen abrang. Es kam dem Buch zugute, dass Moshé und Dalia – die nicht zu seinen Schülerinnen gehörte – auf Augenhöhe zusammenarbeiteten. Über Moshés Fähigkeiten und dessen Methode hatte Dalia ohnehin sehr eigene Auffassungen.

> *Er hat wunderbare Hände! Es war schon ein Genuss, seine Hand nur zu berühren! Nach meiner Meinung kam die Heilung zu 90 Prozent durch seine Berührung. Einfach außergewöhnlich! Ich kenne noch andere Leute, die mit der Feldenkrais-Methode arbeiten, aber das ist gar kein Vergleich. Ich weiß nicht, wie ich diese Berührung beschreiben soll, vielleicht war es diese Wärme, seine Hände übertrugen eine Art Zauber. Also, einerseits schmachtete er nach diesem Kompliment, denn das entsprach genau seinem Selbstbild, doch andererseits widersprach das der Sache: DIE METHODE sollte doch das Eigentliche sein! Und nicht die Berührung*

durch seine Hände! Jedenfalls, ich habe die Berührung seiner Hände furchtbar geliebt.[6]

Oft kam Moshé abends bei Dalia vorbei, um ihr von seinen Behandlungserfolgen zu berichten. Ohne falsche Bescheidenheit platzte er dann heraus: »Ich habe mich selbst übertroffen! Heute bin ich zu einem Punkt gelangt, den ich zuvor noch nie erreicht hatte!« Die Steigerung dieser Erfolge formulierte Moshé ebenso eindeutig: »Ich bin *Gott*!«[7]

Allerdings konnte auch Feldenkrais nicht umhin zu erkennen, dass er leider ein sterblicher Gott war. Selbst der fortdauernde Erfolg des Buchs *Bewusstheit durch Bewegung* würde nicht ausreichen, das Weiterleben der Methode nach seinem Tod zu sichern. Dies würde nur möglich sein, wenn er eine Generation von jungen Lehrern heranzog, die eines Tages hoffentlich selbst in der Lage sein würden, Lehrer auszubilden.

Alon Talmi lag ihm seit Jahren mit dem dringenden Wunsch in den Ohren, er solle endlich anderen Menschen beibringen, nach seiner Methode zu unterrichten. Ende 1968 rief Moshé ihn schließlich an und verkündete: »Neunzehn Jahre hast du gequengelt. Also habe ich entschieden, einen Kurs zu eröffnen.«[8]

Auch wenn Moshé es geschafft hatte, Mia Segal innerhalb von rund zehn Jahren mit seiner Methode vertraut zu machen, so bedeutete dies doch nicht, dass er inzwischen ein Unterrichtskonzept besaß. Eigentlich hatte er überhaupt keine Ahnung, wie er die Methode unterrichten sollte. Gleichzeitig war er zutiefst davon überzeugt, dass seine Studenten in der Lage sein würden, von ihm zu lernen. Und natürlich würde er eine angemessene Studiengebühr erheben: 200 Lirot pro Monat, was etwa dem Viertel eines Professorengehalts entsprach.

Der Kurs begann im darauffolgenden Jahr.[9] Seine Studenten hatte Moshé unter den Teilnehmern des Gruppenunterrichts ausgewählt. In Frage kamen nur jene Teilnehmer, die während des Unterrichts bereits eine gewisse Lernfähigkeit unter Beweis gestellt hatten oder bereits selbst als Bewegungslehrer arbeiteten. So lehnte Moshé die Teilnahme von Dalias jüngerer Schwester Michal, die er 1963 zur Vorbereitung auf die Olympiade in Tokio im Hochsprung unterrichtet hatte, mit dem Hinweis auf mangelnde Erfahrung und ihr jugendliches Alter ab.[10]

Doch auch was seinen bereits sechzigjährigen Schüler Shlomo Efrat betraf, war Moshé skeptisch. Als Efrat ihn fragte, ob er die Ausbildung machen dürfe, musterte Moshé den fast Gleichaltrigen von oben bis unten und brummte dann: »Der Kurs dauert drei Jahre.« – »Und?«, fragte Efrat, »meinst du, dass ich das nicht mehr schaffe?« Auf diese rhetorische Frage hin stimmte Moshé seiner Teilnahme zu. Doch gab es noch ein kleines Detail, das der angehende Feldenkrais-Student klären musste: Er besaß kein Einkommen, geschweige denn 200 Lirot im Monat. Moshé überlegte kurz und schlug ihm dann vor, den Übungs-

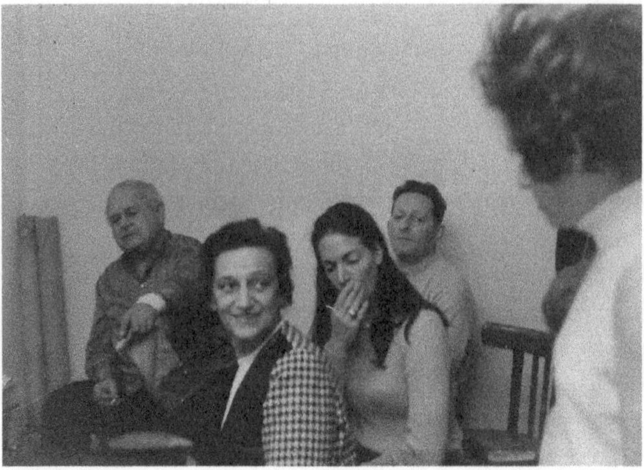

Moshé im Kreis seiner ersten Studenten

raum in der Nachmani-Straße 51 jeden Tag zu putzen. Dafür würde er jeden Monat 250 Lirot zum Lebensunterhalt bekommen. Auf die Hand und unter der Hand, versteht sich. Und die Studiengebühr könne Efrat, so schlug Moshé vor, ja irgendwann nach Abschluss der Ausbildung zurückzahlen, wenn er eigenes Geld als Lehrer verdiene.[11]

Außer Shlomo Efrat, Eli Wadler, Yochanan Rywerant, Dr. Alon Talmi und Dr. Shlomo Bracha nahmen nur Frauen an dem Kurs teil. Überhaupt schien Feldenkrais' Methode vor allem das weibliche Geschlecht anzusprechen – ein Phänomen, das ihm natürlich schon seit Jahren aufgefallen war. Einem französischen Journalisten versuchte er das so zu erklären:

> *Zu den Unterrichtsstunden kommen zunächst einmal und vor allem die Frauen, und nicht etwa nur jene, die nicht arbeiten, sondern auch jene, die berufstätig sind. Ich weiß nicht, wie diese Frauen es überhaupt schaffen, die Zeit dafür zu finden. Sie kommen manchmal sogar mit ihren Ehemännern, aber es sind die Frauen, die in der Bewegung der Entdeckung des Körpers die Hauptrolle spielen. Sie besitzen eine andere Art von Intelligenz als die Männer. In einer männlich geprägten Gesellschaft fällt es ihnen schwerer, ihre Identität und Persönlichkeit zu finden. Daher kommt es vielleicht, dass sie mehr suchen, sich selbst suchen.*[12]

Die weiblichen Teilnehmer waren Chavah Shelhav, Ruthy Alon, Dvorah Hasdai, Fanni Lodz, Miriam Pfeffer, Bruria Milo, Batya Fabian und Gaby Yaron (begonnen hatten den Kurs noch vier weitere Teilnehmerinnen, welche die Ausbildung jedoch nach kurzer Zeit wieder abbrachen). Unterrichtet wurde fünf Tage die Woche, jeweils für ein bis zwei Stunden. Dies war eine Verpflichtung, an die sich Moshé eisern hielt. Sogar als Sheindel im Juni

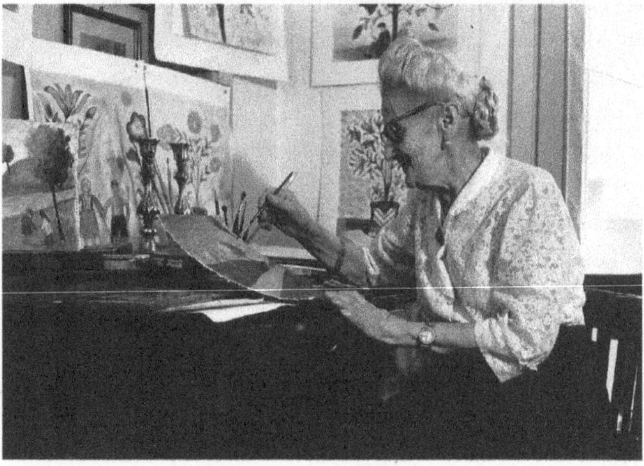

Mit achtzig begann sie zu malen – Sheindel bei der Arbeit.

1969 starb, erschien er kurz nach der Beisetzung wie gewohnt zum Unterricht.[13] Vielleicht half ihm die Arbeit dabei, über den Verlust der geliebten und bewunderten Mutter hinwegzukommen.

Neun Jahre vor ihrem Tod hatte Sheindels Sturm-und-Drang-Periode als Malerin naiver Ölbilder begonnen.[14] Namhafte Künstler hatten ihre Werke gelobt und Moshé hatte vor Stolz kaum noch laufen können. Und bestätigte Sheindels spätes »Coming-out« als Malerin nicht wieder einmal sein Menschenbild? Jeder Mensch konnte noch in hohem Alter prinzipiell alles lernen, was erlernbar war!

Schon am ersten Tag des Kurses konnten die Studenten ahnen, wie schwer es Moshé gefallen war, sich zu diesem Schritt zu entschließen. »Ich werde euch alle meine Geheimnisse verraten«[15], kündigte er an. Er hätte auch hinzufügen können: »Da ich leider nicht ewig leben werde, die Universitäten meine Methode nicht unterrichten wollen und so wohl leider keine andere Möglichkeit besteht, mein Lebenswerk zu bewahren, mache ich dies nun in diesem Kurs.«

Sehr bald merkten die Studenten, dass sie es mit einem ungewöhnlichen Lehrer zu tun hatten. Für Ruthy Alon war es geradezu ein Schock zu erfahren, dass sie lernen sollte, Klienten wortlos mit den Händen zu unterrichten. Sie hatte überhaupt nicht gewusst, dass Feldenkrais in Einzelsitzungen Menschen berührte! Denn sie hatte nur am Gruppenunterricht teilgenommen, wo er lediglich mündliche Anweisungen erteilte.[16]

Schweigend unterrichtete Moshé seine Klienten durch langsame, erkundende Berührungen und Bewegungen. Bei dieser Arbeit, vor allem wenn es sich um Kinder handelte, bewies Moshé unendliche Geduld und Einfühlungsvermögen. Leider gingen ihm diese Eigenschaften ab, wenn er mit seinen Studenten zu tun hatte. Sie standen um den Behandlungstisch herum und schauten ihm bei der Arbeit zu. Moshé Fragen zu stellen war während der Behandlung streng untersagt. »Erklärt hat er überhaupt nichts«, erinnerte sich Fanni Lodz.

> *Er mochte keine Fragen, und vor allem mochte er keine unpassenden Fragen. Nach einem halben Jahr fragte ihn ein Student, was eigentlich Skoliose sei. Da ist er an die Decke gegangen. Er drückte sich sehr volkstümlich aus. In den Stunden sagte er uns Sachen wie: »Ihr seid Idioten, Vieh!« Für mich war das allerdings ein Kompliment. Denn zu wem sagt man »Idiot«? Doch nur zu Leuten, die einem nahestehen!*[17]

Auch eine klare Antwort auf die Frage nach der Entwicklung seiner Methode blieb Moshé schuldig. Stattdessen deutete er mit dem Finger nach oben und sagte: »Ich habe Hilfe von dort erhalten.« Ein vielleicht nur halb ironischer Verweis Moshés auf seinen Vorfahren Pinchas Mi-Koretz, an den er ab und an gerne erinnerte.[18]

Gerade für anerkannte Wissenschaftler wie den Psychologen Shlomo Bracha und den Chemiker Alon Talmi muss die Ausbildung eine höchst ungewöhnliche, vielleicht auch mitunter demütigende Erfahrung gewesen sein. Dass Moshé durch sein persönliches Verhalten Bedingungen schuf, die seinen Ideen vom notwendigerweise entspannten und angstfreien Lernen widersprachen, schien ihm überhaupt nicht aufzufallen. Vielleicht konnte er auch nicht anders. Schließlich drängte die Zeit! Und ihm schien alles, was er tat, so selbstverständlich. Wieso sollten die Studenten nicht begreifen, was doch eigentlich offen zutage lag?

Die Frauen im Kurs baten Talmi schließlich, Fragen zu stellen. »Ihn etwas zu fragen«, so Talmi, »war auch deswegen kompliziert, weil seine Antworten sehr metaphysisch und ausschweifend waren.« Er überlegte lange, wie er erreichen konnte, dass Moshé nur mit »Ja« oder »Nein« antworten würde.

> *Wir waren alle sehr frustriert. Ich musste meine Arbeit an der Universität mitten am Tag unterbrechen, in die Nachmani-Straße fahren, einen Parkplatz suchen und dann zwei bis drei Stunden an einer Liege stehen, zusehen, was er machte, und hören, wie er ab und zu »AH« sagt. Währenddessen musste ich darüber nachdenken, wie ich ihm eine Frage so stellen konnte, dass er sich nicht in metaphysischem Geplapper erging.*[19]

Was sich für Talmi anfangs wie »Geplapper« anhörte, war nichts anderes als Ausdruck von Moshés besonderer Sicht- und Empfindungsweise, die den Studenten noch ein Buch mit sieben Siegeln war. Um ihn zu verstehen, mussten sie lernen zu tun, was er tat. Denn darum ging es Moshé: um das Tun, nicht um Worte.

Diese waren, wie er zu sagen pflegte, ohnehin nur »Müll«. Die Studenten sollten endlich wieder lernen, nicht in Worten zu denken. Geradeso wie Babys, die sich zu bewegen lernen. »Die Situation«, so Talmi,

> *wurde besser, als wir beschlossen, uns nach dem Unterricht in Gruppen aufzuteilen und aneinander das auszuprobieren, was wir in der Stunde gesehen hatten. Nach und nach nahm unsere selbstständige Arbeit außerhalb der Unterrichtszeit, fern von ihm, in unserer Ausbildung immer mehr Raum ein. Und dann begann Moshé, auch an uns Aspekte der Arbeit zu demonstrieren. Dabei wurde allerdings überhaupt nicht klar, warum er irgendetwas tat. Und dann behandelten wir einander und auch ihn. Das war sehr frustrierend: Er schlief dabei nämlich sofort ein, schnarchte laut, und niemand war da, der uns hätte sagen können, was man bei der Behandlung tun durfte und was nicht.*[20]

Wenn die Studenten allerdings dachten, ihr Lehrer hätte von der Behandlung nichts gemerkt, dann täuschten sie sich. »Wenn er aufwachte«, so Chavah Shelhav, »schien er genau zu wissen, was geschehen war!«[21]

Ob mit Absicht oder nur instinktiv, Moshé brachte seine Studenten so dazu, selbstständig zu denken. Sollten sie doch selbst herausfinden, was man »tun durfte und was nicht«! Sie würden innerhalb von drei Jahren ohnehin nicht aus eigener Erfahrung erlernen können, wozu er selbst Jahrzehnte gebraucht hatte. Er konnte ihnen nur das Handwerkszeug und die Wichtigkeit einer absolut vorurteilsfreien Einstellung, einer einzigartigen inneren Haltung vermitteln. Dann würden sie zum Beispiel erleben, dass der Körper des Lehrers bei der nonverbalen Behandlung gut organisiert sein muss und es deswegen geschehen kann, dass sich nicht nur der Klient, sondern auch der Lehrer nach der Behandlung besser fühlt. Und so wie sich beim Gruppenunterricht durch immer neue Bewegungsabläufe immer neue Bewegungsmuster bildeten, war auch keine Einzelstunde wie die andere, jede Funktionale Integration (FI) war »Maßarbeit«.

Einer der vielen Patienten Moshés war zu dieser Zeit Paul Doron Doroftei, der erst kürzlich nach Israel gekommen war.[22] Er litt seit seiner Geburt unter einer spastischen Lähmung, die ihn insofern störte, als sie ihn oft daran hinderte zu tun, was er tun wollte.

Als der achtzehnjährige Paul 1972 zum ersten Mal den Behandlungsraum betrat, warteten Feldenkrais und seine Studenten auf ihn. Paul wäre lieber mit Moshé allein gewesen, doch er scheute sich, Einwände zu erheben. Moshés Ziel war, dass sich Pauls Selbstbild aufgrund neuer Erfahrungen erweitern und vervollständi-

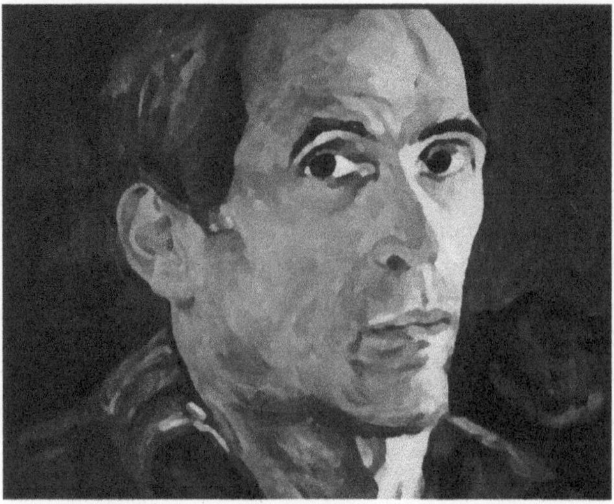

Paul Doron Doroftei, Selbstbildnis

gen würde. In seinem Buch *Bewusstheit durch Bewegung* hat er zur Bedeutung des Selbstbilds einleitend bemerkt:

> *Wir handeln dem Bild nach, das wir uns von uns machen. Ich esse, gehe, spreche, denke, beobachte, liebe nach der Art, wie ich mich empfinde. Dieses Ich-Bild, das einer sich von sich macht, ist teils ererbt, teils anerzogen; zu einem dritten Teil kommt es durch Selbsterziehung zustande.*[23]

Und so begann Moshé, nachdem sich der junge Mann auf die dünn gepolsterte Liege gelegt hatte, einen wortlosen Dialog mit Paul, wobei – wie er es gerne ausdrückte – sein Nervensystem mit dem des Patienten kommunizierte. Dabei ging es weniger darum, dass der Lehrer seinen jungen Klienten kennenlernte: Über Moshés Berührungen, Impulse und die Klärung bestehender und neuer Bewegungen sollte Paul endlich sich selbst und seine Möglichkeiten kennenlernen. Während der ersten Sitzung ließ Moshé Paul spüren, wie leicht und bequem es sein konnte, wenn man liegend von hölzernen Halbzylindern unterstützt wird. Durch einfache Handgriffe und Berührungen schaffte Feldenkrais es, ihm den eigenen Zustand bewusst zu machen. »Zum ersten Mal in meinem Leben«, so Paul, »nahm ich die Unordnung in meinem Körper mit einer solchen Gewalt wahr, dass ich mich fragte, ob ich jemals zuvor auf meinem Rücken gelegen hatte.«

> *Es war für mich die schärfste, fast grausame Konfrontation mit mir selbst und meiner Fähigkeit der physischen Kontrolle. Durch seine Hände führte mich Moshé zu einer genauen Selbstanalyse. Mehr als zehn Jahre später begriff ich, dass diese erste Sitzung mich tatsächlich dazu gebracht hatte, mein unvollständiges Selbstbild genau zu hinterfragen.*[24]

Auch während der darauffolgenden Sitzung spürte Paul, zu welchen drastischen Veränderungen sein Nervensystem fähig war. Obwohl er es anfangs als »unangenehm empfand, mit Impulsen konfrontiert zu werden«, auf die er »im ersten Moment nicht richtig reagieren konnte«, fühlte er »nach etwa zehn Minuten eine Leichtigkeit, welche sich über alle Muskeln« seiner »Beine, Hüften und des unteren Teils des Bauches erstreckte«. Dieses Gefühl war »so ungewöhnlich und so fremd« als ob Moshé seine »Beine und Hüften durch andere, neue, unbekannte ersetzt hätte«.

> *Damals war meine Spastik so akut, dass Moshé entschied, meine Selbstwahrnehmung, meine verzerrte Bewusstheit vom eigenen Körper, zu umgehen und mir Impulse zu geben, die dazu geeignet waren, meinem Nervensystem neue Erfahrungen zu vermitteln. Erfahrungen, die mein ursprüngliches Selbstbild überlagern konnten, das heißt, die mein Nervensystem nicht kannte und die es deshalb ohne Probleme als neue Informationen integrieren konnte. Durch seine Impulse regte er mein Nervensystem lediglich an und beobachtete dabei meine Reaktionen.*[25]

Zu Pauls Verblüffung schien Moshé im Voraus zu wissen, welche Impulse das Nervensystem seines neuen Schülers brauchte, um möglichst positive Reaktionen hervorzurufen. Den Unterricht beendete Feldenkrais stets dann, wenn Pauls Aufmerksamkeit am höchsten war. Dieses abrupte Ende führte bei dem jungen Mann stets zu einem »kleinen Trauma« mit erstaunlicher Nachwirkung: Jeden Morgen wachte er mit demselben Gefühl auf, das er zum Ende der letzten Behandlung gehabt hatte. »Nach jeder seiner Lektionen«, so Paul, »fühlte ich mich wunschlos glücklich und frei. Ich spürte, dass mich nichts jemals daran hindern konnte, mich zu entwickeln und mich und meine Absichten von jeglichen körperlichen Hindernissen zu befreien.«

Als der junge Mann Moshé einmal fragte, wie es käme, dass die Wirkung seiner Behandlungen viel länger andauere als die seiner Assistenten, flüsterte dieser: »Was ich in einer Sitzung schaffe, das gelingt keinem meiner Assistenten in zehn Sitzungen. Ich gehe eben sehr tief in dein Gehirn hinein!«

Tatsächlich schien Paul das besondere Können Moshés eine Frage der inneren Einstellung zu sein: Keiner gab sich der Arbeit so voll hin wie Moshé, so als wäre er eine Mutter, »die bereit ist, ihr Leben für das ihres Kindes zu opfern«. Aber Moshés mütterliche Zuwendung bekam man nicht gratis. Sie war teuer, zu teuer für den Neueinwanderer. Da Paul aber spürte, wie wichtig die Arbeit für ihn war, kaufte er bei Baruch ein Exemplar des Buchs *Bewusstheit durch Bewegung*. Mit diesem Buch lernte Paul nicht nur Hebräisch, er verbrachte zwei Monate lang rund zwölf Stunden täglich damit, die erste und die dritte Lektion des Buchs durchzuarbeiten.

Danach besaß er beim Stehen und Laufen die »Leichtigkeit eines hochkarätigen Tänzers«. Das Problem war nur, dass diese neu erlernten Funktionen nicht in die sonstige Organisation seines Körpers integriert waren. Wieder verspannten sich die Muskeln, verbunden mit einem bleischweren Druck auf dem Brustkorb. Und so beschloss Paul, erneut zu Feldenkrais in die Nachmani-Straße zu gehen und sich wieder auf die Liege zu legen. Mit leichten, behutsamen Bewegungen rückte Moshé dem jungen Mann den Kopf zurecht.

> *Bei jedem Einatmen merkte ich, wie sich der Druck auf dem Brustkorb verminderte, gerade so als ob schwere Bleischichten gleich Zwiebelschalen eine nach der anderen von meinem Brustkorb weggenommen würden. Ich empfand ein unbe-*

schreibliches Glücksgefühl, als Moshe mit ganz präzisen, abwechselnden Bewegungen meines Kopfes meinen Brustkorb so sehr von jedem Druck befreite, dass ich danach anfing, wie nackt in der Kälte zu zittern.[26]

Paul spürte, dass Feldenkrais ihm geholfen hatte, endlich der zu werden, der er sein konnte, »ohne vernichtende Störungen, ganz ruhig und ausgeglichen, wie im Satori«. Beglückend und einzigartig war für Paul auch, dass in seinen nonverbalen Begegnungen mit Moshé »keine Rede von Symptomen, Diagnostik, irgendwelchen Behinderungen und Krankheiten war. Es war eine ganz persönliche Begegnung von ICH und DU.« Nach dieser Lektion begann Paul, regelmäßig am Gruppenunterricht in der Alexander-Yanai-Straße teilzunehmen.

Erlebnisse wie die Behandlung Pauls steigerten Moshés Autorität bei seinen Studenten geradezu ins Unermessliche. Gut, er konnte mit seiner Methode keinen Grauen Star behandeln, keine Glied-

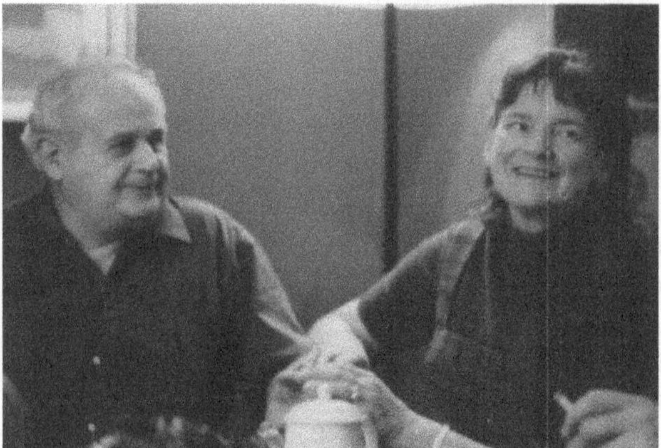

Einmal kein Guru sein – auf eine Zigarette bei den Wolgensingers

maße nachwachsen lassen oder Karies heilen. Doch überall dort, wo nichtgemäßes Lernen zu Störungen geführt hatte, schien er in der Lage, »Wunder« zu vollbringen. »Wunder«, die auf wissenschaftlicher Forschung, jahrzehntelanger praktischer Erfahrung, einer grenzenlos offenen Einstellung und auf Intuition beruhten.

Moshés Problem war jedoch zusehends, dass sein außergewöhnliches Können eine Bewunderung hervorrief, die das selbstständige Denken seiner Studenten auszuschalten drohte. Doch ohne selbstständiges Denken, ohne das freie Spiel der wortlosen Gedanken gab es keine Methode. Vielleicht war auch dieses Paradox ein Grund für Moshés berüchtigte Wutausbrüche.

Im September 1970 kam es zu einem Vorfall, der den ersten Ausbildungskurs fast endgültig beendet hätte: Moshé wurde in London vom Bus der chinesischen Botschaft angefahren, was zu einigen Rippenbrüchen und Prellungen führte.[27] Dieser Unfall machte ihm auf drastische Art und Weise deutlich, dass er nicht zu früh damit begonnen hatte, Schüler in seiner Methode auszubilden. Nach einem kurzen Krankenhausaufenthalt konnte er wieder nach Israel zurückkehren.

Im Sommer 1971 beendeten die dreizehn Studenten ihre Feldenkrais-Ausbildung. Sie dürften in mehrerer Hinsicht erleichtert gewesen sein, dass der Kurs unter seinem strengen Regime vorbei war. Denn so viel sie auch von Moshé gelernt hatten – und fortfuhren von ihm zu lernen –, sein autoritärer Unterrichtsstil und seine überlebensgroße Ausstrahlung hatten nicht immer die besten Eigenschaften in den Auszubildenden geweckt. »Zwischen den Studenten«, so Dvora Hasdai, »herrschte Eifersucht.« Und »wie in jeder Gruppe, die einem charismatischen Lehrer gegenübersteht«, so erinnerte sich Eli Wadler Jahre später, »wurden auch bei uns die Ellbogen gebraucht, [...] freundschaftliche Beziehungen haben sich zwischen uns so gut wie nicht entwickelt.«[28]

Moshé selbst bemerkte von den Eifersüchteleien unter seinen Studenten nichts. Oder er wollte nichts davon merken. Denn mochte er sie während der Ausbildung auch oft ungeduldig zurechtgewiesen haben, so verkörperten sie doch seine bislang einzige Hoffnung auf das Weiterleben seiner Methode. »Ihr werdet meine Lehre nehmen, in die Welt hinausgehen und reich werden«, prophezeite er ihnen. »Und ihr werdet mich hier zurücklassen! Alt, krank und einsam.«[29] Fast schien es so, als wollte Moshé den Abschluss des Kurses hinauszögern, denn er machte zunächst keine Anstalten, den frischgebackenen Feldenkrais-Lehrern Urkunden auszustellen. Fanni Lodz vermutete, dass er Angst hatte, die Studenten könnten mit der nach ihm benannten Methode Klienten verletzen.

Talmi argwöhnte gar, dass Moshé schlichtweg zu geizig sei, die Druckkosten für die Urkunden zu bezahlen. Dies war ein ungerechtfertigter, doch verständlicher Verdacht, denn Moshés Verhältnis zum Geld war in der Tat zwiespältig. Obwohl er in seiner Lebensführung auf jeden Luxus verzichtete, war ihm Geld allein schon aus praktischen Erwägungen wichtig. Auch von finanziell nicht gut gestellten Schülern verlangte er sein übliches Honorar für den Einzelunterricht. Und dies schon deswegen, damit sie den Unterricht auch wertschätzten.

Allerdings war Moshé unter Umständen bereit, das erhaltene Honorar nach Beendigung der Stunden wieder zurückzuzahlen.[30] Doch auch wenn er in einem Anflug von jugendlichem Leichtsinn in der Lage war, seiner Exfrau Yona ein Auto zum Geburtstag zu schenken, den Kauf ihrer Eigentumswohnung mitzufinanzieren oder einem Freund bei Bedarf finanziell auszuhelfen, bekümmerte ihn mitunter sein von Zwängen nicht freies Verhältnis zum Geld.

Schließlich entschied Moshé, sich selbst zu therapieren – mit Yuval Meskins Hilfe.

Eines Tages hielt mir Moishe einen Monolog: »Ich habe eine Krankheit«, erklärte er, »ich bin nämlich ein Geizhals. Ich weiß einfach nicht, wie man richtig Geld ausgibt! Was soll ich nur machen? Wie soll ich diese Krankheit besiegen?« Er sagte: »Hilf mir! Ich lade dich in ein teures Restaurant ein!« Darauf meinte ich: »Da helfe ich dir doch gerne!« Da murmelte er: »Wieso eigentlich teuer? Machen wir's ein bisschen weniger teuer.« Ich sagte: »In Ordnung, ist auch okay.« – »Oder vielleicht hier um die Ecke? Da kann man sehr preiswert essen.« Jedenfalls, die Geschichte endete damit, dass wir in seiner Küche standen und uns billige Konserven aufwärmten, aßen und eine richtig gute Zeit hatten!

Was auch immer Moshés Gründe gewesen sein mochten, die Aushändigung der Teilnehmerurkunden hinauszuzögern, Ende 1973 war es dann doch so weit: Schließlich wollten seine Studenten Freiwilligenarbeit mit Verwundeten aus dem Jom-Kippur-Krieg leisten, den Israel im Oktober nur knapp überlebt hatte.[31] Vor der Verteilung der offiziellen, von Feldenkrais handschriftlich ausgefüllten Urkunden reiste er allerdings mit einer Handvoll seiner Assistenten im Herbst 1971 in die USA. Er hatte offenbar noch nicht vor, allein in Tel Aviv zurückzubleiben, während seine Studenten mit seiner Methode die Welt eroberten.

22 | In die Welt hinaus

Während Feldenkrais seine Studenten ausbildete und unermüdlich Gruppen in der Alexander-Yanai-Straße unterrichtete, hatte er weiterhin Zeit für seinen berühmtesten Schüler gefunden. Auch außerhalb der Unterrichtsstunden hatten Moshé und Ben-Gurion sich über die Jahre hinweg oft getroffen, sei es, dass der eine die Vorträge des anderen besuchte, Ben-Gurion eine Ausstellung der Gemälde Sheindels eröffnete, die beiden Männer gemeinsam einen Auftritt Marcel Marceaus in Tel Aviv bestaunten oder ein Wochenende im Kibbutz Sde Boker verbrachten.[1]

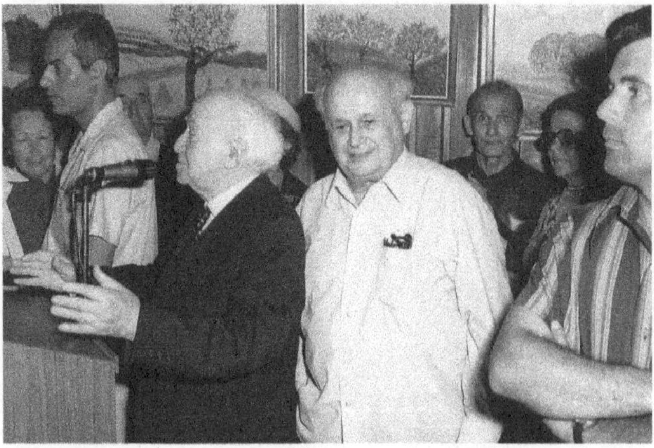

Ben-Gurion eröffnet eine Ausstellung mit Sheindels Gemälden, Tel Aviv 1972 (Baruch und Malka hinten rechts im Bild).

Hinsichtlich seiner physischen Leistungsfähigkeit entsprach Ben-Gurion Anfang der siebziger Jahre noch immer dem Bild eines unverwüstlichen weißhaarigen Propheten. Die meiste Zeit verbrachte er nun im Kibbutz, nur hin und wieder fuhr er in sein Haus nach Tel Aviv. Zweimal pro Tag brach der »Alte« zu einem Gewaltmarsch auf und absolvierte so täglich acht Kilometer. »Die Muskeln müssen arbeiten«, pflegte er zu sagen und war nach wie vor überzeugt, dass der langjährige Unterricht mit Moshé ihm geholfen habe, gesund zu bleiben.[2] Nur in einer Hinsicht schien das Alter seinen Tribut zu fordern: Ausgerechnet ihn, Ben-Gurion, ließ sein berühmtes und früher gefürchtetes Gedächtnis nun immer öfter im Stich. Feldenkrais musste beobachten, wie sein Freund zusehends nach Worten suchte, hilflos und deprimiert. Warum, fragte Ben-Gurion ihn immer wieder, wurde sein Gedächtnis immer schlechter, während alle anderen Körperfunktionen doch noch immer ausgezeichnet waren?

Getreu seiner Überzeugung, dass er kein Nervensystem, keine Augen, keine Psyche, keine Beine oder Arme, sondern immer den ganzen Menschen unter Berücksichtigung seiner besonderen Lebenswelt behandeln müsse, schärfte Moshé seine Aufmerksamkeit, wobei er seinem Vorbild Sherlock Holmes folgte. Und dann, eines Tages, fiel ihm auf, dass Ben-Gurion während eines Gesprächs nach einer Zwei-Kilo-Dose auf seinem Schreibtisch griff, ihr eine Pille entnahm und diese schluckte. Bereitwillig erzählte Ben-Gurion, dass dies Schlaftabletten aus den USA seien, die er regelmäßig einnehme – und zwar bereits seit Jahrzehnten. Darauf erklärte Moshé, wenn er sein Gedächtnis verbessern wolle, müsse er diese Tabletten absetzen! Der Entzug, warnte er, würde allerdings sehr schwer werden.

Doch Ben-Gurion hatte schon andere Probleme bewältigt. Nach zwei schlaflosen Nächten hatte er den Entzug überstanden. Danach war er laut Moshé »der glücklichste Mann auf der Welt«.[3]

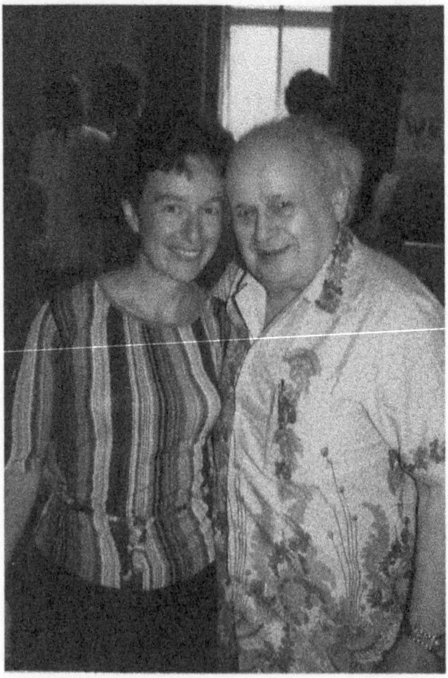

Moshé mit Mia Segal,
seiner ersten Assistentin

Doch wer würde sich um Ben-Gurions Behandlung kümmern, wenn Moshé künftig im Ausland unterrichtete? Seine Wahl fiel auf Mia Segal.[4] Niemand außer ihm selbst war mit der Methode besser vertraut als seine langjährige Assistentin.

Nachdem dieses Problem gelöst war, packte Feldenkrais seine Koffer und flog in die Vereinigten Staaten. Wenn er dort Erfolg hatte, würde man seine Arbeit auch im Rest der Welt, vielleicht sogar in Israel, endlich anerkennen.

Als Moshé im Herbst 1971 in den USA ankam, war sein Name in interessierten Kreisen dort bereits bekannt. 1965 war er von Mitarbeitern des *Drama Review* interviewt worden,[5] und auch seine Bücher *Der Weg zum reifen Selbst* und *Bewusstheit durch Be-*

wegung« verkauften sich in den Staaten sehr gut. Einen seiner ersten Kurse gab Moshé an der School of the Arts der New York University. Die Bedeutung seines Besuchs, so versicherte man Moshé danach, könne »gar nicht hoch genug eingeschätzt werden«. Man hoffte, er würde bald wiederkommen, und bot sogar an, künftig bei der Ausbildung von Lehrern mit ihm zu kooperieren.[6]

Bei der Vorbereitung seines USA-Aufenthaltes hatte der Psychologe Will Schutz Moshé unterstützt. Dieser hatte – neugierig wie immer – vor der Abreise einen Encounter-Workshop besucht, den Schutz in Tel Aviv organisiert hatte. Während die mehrheitlich amerikanischen Teilnehmer die großangelegte Gruppentherapie sehr ernst genommen hatten, zeigten sich die Israelis eher belustigt über diese neueste kalifornische Methode. Die obligatorischen Heulkrämpfe und öffentlichen Seelenergüsse überließen sie dabei gerne den Amerikanern.[7]

Zu dieser Zeit arbeitete Schutz am kalifornischen Esalen Institut, das von zwei Stanford-Absolventen gegründet worden war. Hier sollte auch Feldenkrais, der von dem gruppentherapeutischen Happening in Tel Aviv offenbar nicht allzu sehr abgeschreckt worden war, einen ersten Kurs geben.[8] Seit 1962 war Esalen das Mekka jener Bewegung, die sich die Entwicklung »menschlichen Potenzials« auf die bunten Fahnen geschrieben hatte. Hier fanden sich im Laufe der Jahre all jene ein, die in der alternativen Bewegung Rang und Namen hatten: Bob Dylan, der LSD-Guru Timothy Leary, der Beatle George Harrison und der Gestalttherapeut Fritz Perls, der Biologe Rupert Sheldrake, die Schriftsteller Carlos Castaneda und Aldous Huxley, sogar der Historiker Arnold Toynbee und der legendäre Henry Miller schauten vorbei. Auch Ida Rolf und andere Kollegen Moshés aus dem Bereich der Bewegungswissenschaften gaben in der ungewöhnlichen Bildungseinrichtung Kurse.[9] Besonders Rolf freute sich auf das Treffen mit

Moshé: »Wir haben schon viel zu viele Jahre übereinander geredet«, schrieb sie ihm, »die Zeit ist gekommen, dass wir *mit*einander reden.« Was sie dann auch taten und damit einen langen und freundschaftlichen Dialog begannen.[10]

Der Ort am Meer war das Zentrum eines teilweise sehr bizarren und gigantischen Egotrips, der einen Teil der Alternativbewegung erfasst hatte, Schreitherapie, Rückführung in frühere Leben und ähnliche Vergnügungen inbegriffen. Zumindest teilweise boten die in Esalen angebotenen Kurse also keineswegs das, was Moshé stets einforderte: den unbedingt praktischen Nutzen einer Methode im Alltag des Menschen. Doch Moshé war nicht nur vorurteilsfrei und neugierig, er hoffte vor allem, in Esalen Menschen unterrichten zu können, die den Wert seiner Arbeit anerkennen würden. Und er hatte Erfolg: »Feldenkrais-Kurse« gehörten nach Moshés erstem Besuch 1972 bald zum Standardprogramm des Instituts.

Die Amerikaner waren jedoch, wie Moshé schnell feststellen musste, höchst ungewöhnliche Schüler. »Die Leute hier glauben«, so schimpfte er, »sie könnten alles in einer Art Marathon bewältigen. Marathon-Workshops, Marathon-Lernen – immer zwei Wochen aufs Mal.« Einige Schüler, knurrte Feldenkrais, »besuchen einen zweiwöchigen Kurs und fangen dann an zu unterrichten«.[11] Für ihn war das eindeutig zu viel an Tatendrang. Pioniergeist war zwar eine schöne Sache, und davon besaß Moshé ja selbst mehr als genug, doch allein der Gedanke, dass an grenzenloser Selbstüberschätzung und Unwissenheit leidende Amerikaner es wagen würden, ohne die notwendige Ausbildung sogenannten Feldenkrais-Unterricht zu geben, dürfte ihm Albträume bereitet haben.

1973 gab Moshé einen weiteren Kurs in Esalen und traf sich wieder einmal mit dem Theater- und Filmregisseur Peter Brook zu einem Workshop für Schauspieler im kalifornischen San Juan Bautista. Brook, für den »der eigene Körper die Grundlage der schauspielerischen Arbeit« ist, war von Moshés Methode begeistert.

> *Mit ihm habe ich endlich jemanden getroffen, der auf der Grundlage einer wissenschaftlichen Ausbildung eine allumfassende Meisterschaft seines Themas besitzt. Er hat den Körper in Bewegung mit einer Präzision studiert, die ich nirgendwo anders gefunden habe. Für ihn bildet der Körper eine Ganzheit. Von dieser Idee aus hat er seine Methode entwickelt, in welche die meisten fernöstlichen und westlichen Systeme eingeflossen sind. Während der Workshops, die er während seines ganzen Lebens geleitet hat, sowohl in Europa als auch in den USA, ist es ihm gelungen, Hunderte von Lektionen zu entwickeln, deren Wert außerordentlich ist.*[12]

Feldenkrais öffneten sich in den USA Türen, die ihm in Israel verschlossen geblieben waren. Er wurde sogar vom Erziehungsmi-

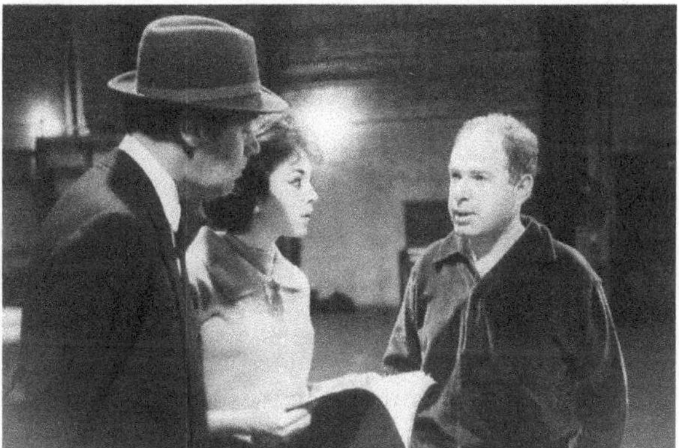

Moshé-Schüler Peter Brook (rechts) mit Rex Harrison und Natasha Parry

nisterium eingeladen, mit behinderten Kindern zu arbeiten. Im August 1973 erhielt Moshé von der kanadischen Regierung den Auftrag, hundert Schüler im Alter von 60 bis 97 Jahren zu unterrichten. An diesem Kurs nahmen neben Pensionären nicht nur viele Künstler, sondern auch Vertreter verschiedener Ministerien teil. Es war ein solcher Erfolg, dass Feldenkrais im Sommer 1974 auf Einladung des Arbeitsministeriums wieder nach Vancouver zurückkehrte, um diesmal fünf Monate lang Unterricht für ältere Menschen zu geben.[13] Bei dieser Gelegenheit sprach er auch auf dem ersten internationalen Symposium »Nonverbale Aspekte und Techniken der Psychotherapie«, das unter anderem von der Fakultät für Psychiatrie der University of British Columbia organisiert wurde.[14]

Nirgendwo sonst hatte Moshé bislang eine derartige Unterstützung und Anerkennung von staatlicher Seite erfahren. Warum erkannten die Amerikaner und Kanadier ohne Mühe, was den offiziellen israelischen Stellen einfach nicht einleuchten wollte?

Während das Schweizer Radio DRS 1969 mit großem Erfolg Kurse gesendet hatte (»Moshé Feldenkrais lehrt leichter leben«)[15], hatte sich der israelische Rundfunk bislang geweigert, einen derartigen Versuch zu starten. Auch ein offener Brief, in dem dreißig Schüler Moshés gefordert hatten, dem Beispiel der Schweizer zu folgen, hatte nichts genützt.[16]

1974 unternahm Moshés junger Freund Yuval Meskin, der inzwischen bei dem beliebten israelischen Armeesender Galei Zahal arbeitete, einen neuen Versuch. Angesichts des großen Erfolgs Moshés in der Neuen Welt sollte sich doch zumindest der von jungen Wehrpflichtigen betriebene Radiosender überzeugen lassen! Und Yuval hatte Glück: Galei Zahal gab grünes Licht für eine Serie mit dem Titel »Fitness-Stunde mit Dr. Moshé Feldenkrais«.[17] Moshé war derart glücklich, dass er nun auch endlich in seiner Heimat Anerkennung erhalten würde, dass er sogar den unsinnigen Titel der Radiosendung akzeptierte.

Für seine Schweizer Sendungen hatte Franz Wurm die »Bewusstheit durch Bewegung«-Lektionen eingelesen, während Moshé auf dem Boden liegend alle Bewegungen gehorsam ausführte.[18] Jetzt wurden die Rollen vertauscht: Yuval legte sich in Moshés Wohnung auf den Boden, und das Tonband wurde eingeschaltet. Feldenkrais sagte »Guten Abend«, bat seine Hörer, es sich auf dem Boden bequem zu machen, und dann machte Yuval alle Bewegungen, um die ihn sein Freund mit ruhiger Stimme bat, während man ab und an ein Auto über die Frug-Straße fahren hörte. Am Ende der Sendung, die mitunter zwei Lektionen umfasste, bat Moshé seine Hörer, manchmal hörbar lächelnd, aufzustehen und selbst zu entscheiden, ob sie Veränderungen an sich bemerken oder nicht. Anschließend verabschiedete er sich mit »Shalom und gute Nacht!« oder »Friede sei mit Israel«.

»Ein älterer Mann«, so erinnert sich Yuval, »der sagt, man solle dies und jenes machen, das ist natürlich nicht radiofon! Den Leuten bei Galei Zahal gefiel die Sendung überhaupt nicht. Eigentlich sollte Moshé eine Stunde pro Woche erhalten. Doch manchmal kürzten sie die Sendung einfach oder ließen sie gleich ganz ausfallen.«[19]

Eines Tages hatte Feldenkrais genug, nahm das Mikrofon und wandte sich am Ende der gerade aufgenommenen Lektion direkt an seine Hörer: Lange Zeit, so Moshé, »wollte hier kein Mensch die Verantwortung übernehmen, wollte uns niemand Sendezeit geben, um die Gesundheit und die Fähigkeiten des Volkes Israel – und nicht nur des Volkes Israel, sondern aller Bewohner Israels – zu verbessern!« Doch Galei Zahal habe sich dazu entschlossen, dies zu tun. Moshé bat seine Hörer, sich entweder bei den Verantwortlichen des Senders für die Sendung zu bedanken oder ihre Einstellung zu fordern. »Wenn euch die Sendung stört, dann schreibt denen ruhig, dass euch das stört, dass die bitte damit aufhören sollen! Oder aber bedankt euch und fragt sie, warum sie das nicht schon früher getan haben, warum die Sendung nicht um eine Stunde verlängert wird!«[20]

Am Tag danach, so Yuval,

> *kamen Riesenmengen von Briefen beim Sender an. Ein Berg, wirklich, ein BERG von Briefen! »Macht weiter! Sendet das jeden Tag! SENDET das zweimal am Tag!« Manchmal schrieben sogar ganze Gruppen, nicht nur einzelne Hörer. Die Leute vom Radio wussten damit nichts anzufangen. Und irgendwann setzten sie die Sendung ab, von einem Tag auf den anderen. Aber diese Sendung war doch ein kleiner Sieg. Weil sie ja eigentlich überhaupt nicht radiofon war und dennoch funktionierte. Abends, wenn die Sendung im Radio kam, ließen die Leute alles stehen und liegen und machten mit.*[21]

Auch wenn die kommentarlose Absetzung der Sendung enttäuschend war, so machte die beispiellose Masse der Hörerzuschriften doch deutlich, dass Feldenkrais' Arbeit Teil des Alltags vieler Menschen werden konnte, wenn man ihnen nur die Gelegenheit dazu gab. Und dies, obwohl die »Fitness-Stunde« abends zwischen zehn und elf Uhr über den Äther gegangen war!

Nach seinem fünfmonatigen Arbeitseinsatz in Vancouver machte sich Moshé im Juli 1975 mit Mia Segal und weiteren Assistenten auf den Weg zum katholischen Lone Mountain College, das hoch auf einem Felsen im Westen San Franciscos liegt. Vier Sommer lang wollte Moshé hier rund sechzig Personen zu professionellen Lehrern seiner Methode ausbilden. Organisiert und gefördert wurde Moshés erster Ausbildungskurs außerhalb Israels

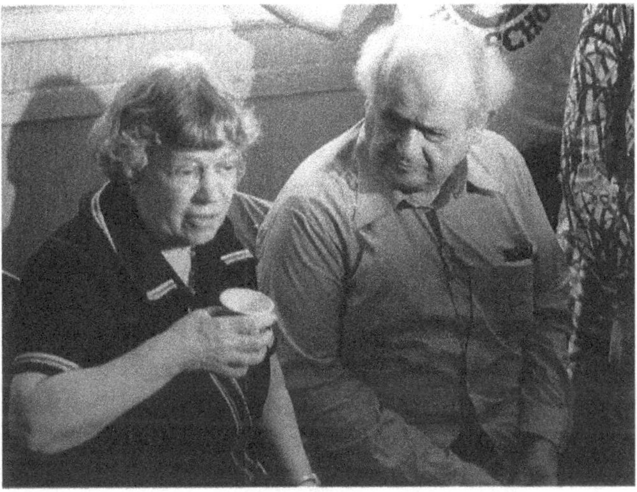

Margaret Mead und Moshé in San Francisco

vom Humanistic Psychology Institute, einer Einrichtung, die es sich – ganz im Geiste von Esalen – zur Aufgabe gemacht hatte, das »menschliche Potenzial« zu erforschen.

Hoch motiviert durch seine bisherigen Erfolge in den USA und Kanada, machte sich Moshé an die Arbeit.

War die erste Ausbildung in Tel Aviv fast eine Verzweiflungstat und seine Laune oft dementsprechend gewesen, zeigte sich Feldenkrais während der Ausbildung in San Francisco von seiner besten Seite.

Moshés gute Stimmung hatte gewiss auch damit zu tun, dass er im »Green Room« des College wissenschaftliche Schützenhilfe von dem renommierten Neurochirurgen Karl H. Pribram erhielt, der damals Professor für Psychologie und Psychiatrie an der altehrwürdigen Universität Stanford war. Geradeso wie Moshé in seiner Arbeit stets nach der Überzeugung handelte, dass das Ganze mehr als die Summe seiner Teile sei und dass diese sich gegenseitig beeinflussen, so stand für Pribram fest, dass das gesamte Netzwerk und nicht nur einzelne Verbindungen des Nervensystems entscheidend sind. Und so leuchtete es Pribram auch ein, wenn Feldenkrais etwa die Füße eines Patienten bewegte, um die Funktionen der Schulter zu verbessern.

Der israelische Rechtsgelehrte und spätere Knesset-Abgeordnete und Minister Amnon Rubinstein, zu dieser Zeit Gastprofessor in Stanford, wurde Zeuge, wie Moshé seinen Studenten und Pribram am Beispiel eines jungen Mannes die Wirkung seiner »Funktionalen Integration« demonstrierte. Der Mann, Rubinstein nennt ihn »George«, litt an Zerebralparese und hatte sich deswegen auf ärztlichen Rat hin Jahre zuvor einer Gehirnoperation unterzogen. Das Ergebnis war, dass George seit der Operation kaum noch verständlich sprechen konnte.[22] Würde »Mr. Hokuspokus« in der Lage sein, dem Patienten zu helfen? Moshé bezweifelte dies scheinbar keine Sekunde. George legte sich auf die Liege, neben der Feldenkrais und Pribram standen, atemlos beobachtet von den Studenten. Während Moshé den zitternden Patienten behutsam bewegte, erklärte er Pribram, was er warum und auf welche Weise machte. Die Behandlung nahm eine unerwartete Wendung, als Moshé begann, einen Arm des Mannes nach hinten zu bewegen und gleichzeitig dessen Kinn zu massieren. »Pass auf«, sagte Feldenkrais an Pribram gewandt, »das ist der Reflex des Weinens.« »Noch bevor er die letzten Worte gesagt hatte«, so Rubinstein, wurde »die Stille des Raumes durch ein markerschütterndes Schluchzen Georges unterbrochen«. Das Weinen und Schluchzen wurde immer lauter, und Rubinstein beobachtete, dass die Situation für viele Studenten unangenehm wurde. Sie blickten zu Boden, manche wischten sich eine Träne von der Wange. Auch George selbst war von seinem Gefühlsausbruch völlig überrascht und fühlte sich laut Rubinstein wohl auch etwas gedemütigt. »Das ist nicht schlimm. Es ist gut für dich«, sagte Moshé leise zu George, »weine ruhig. Weine. Später wirst du auch lachen. Vielleicht. Wir werden sehen.« Dem Professor aus Stanford erklärte er: »Verstehst du? Das war das Kinn.« Jetzt war Pribrams Neugierde geweckt. Hatte Moshé allein durch Bewegung wirkliche Emotionen ausgelöst? An Georg gewandt fragte der Neurologe: »Als du geweint hast, hast du dich da traurig gefühlt?« George bejahte.[23]

Moshés Ziel war allerdings nicht gewesen, den Zusammenhang von Bewegung und Emotion zu demonstrieren. Er wollte prüfen, ob George noch über den Reflex des Weinens verfügt. Nachdem er Georges Einverständnis eingeholt hatte, trotz Publikum fortzufahren, ließ Feldenkrais ihn fühlen, dass er beim Sprechen seine Zunge nicht frei, sondern immer zusammen mit Kinn und Unterkiefer bewegte. Und dann manipulierte er Georges Bewegungen so, dass dieser sie differenzieren und so die Zunge besser bewegen konnte. George schluchzte und lachte zugleich.[24] Und auf einmal hörte Rubinstein zu seiner Verblüffung die Stimme des jungen Mannes klar und fest sagen: »Siehst du, Moshé, du hattest mir ja gesagt, dass ich lachen werde!«[25]

Pribram und Moshé waren sich einig, dass für den Erfolg der Behandlung letztlich nicht irgendein spezifischer Handgriff des Lehrers, sondern dessen innere Einstellung entscheidend war. Pribram fand hierfür ein einleuchtendes Beispiel: »Haltet die Hand eines Menschen, den ihr liebt. Und dann macht dasselbe bei einem Menschen, der euch egal ist«, forderte er die Studenten auf.

> *Was ist der Unterschied in der Berührung? Mit den genauesten Messinstrumenten werdet ihr diesen Unterschied nicht bestimmen können! Begreift ihr, was ich meine? Ihr könnt den völlig identischen physischen Stimulus nehmen, und je*

> *nach eurer inneren Ausgangslage wird er völlig unterschiedlich angenommen. Das bedeutet, dass die Botschaften, die über den Nerv gehen, völlig anders organisiert werden, und dass das, was dann im Gehirn geschieht, etwas völlig anderes ist.*[26]

Moshé stimmte aus ganzem Herzen zu: Nicht die Bewegung an sich, sondern die Einstellung dahinter sei entscheidend. Ohne eine »liebende, sensible Berührung« werde man nie die höheren Zentren des Gehirns und damit eine Veränderung erreichen. Nur mit der richtigen Einstellung werde man es schaffen, dass die beiden Nervensysteme bei der Berührung zusammenarbeiten. Zu dieser Erkenntnis zu gelangen hatte Feldenkrais viele Jahre Arbeit gekostet.

> *Meine Hände sind so geschult, dass sie mir über mein Sinnesempfinden mitteilen, was der Schüler oder Patient fühlt, und ihm gleichzeitig Informationen zuführen, nach denen er sich richten kann, auch wenn er sie nicht versteht. Der Patient reagiert nicht durch sein Verstehen, sondern spontan, indem er meinem Drücken und Ziehen nachgibt oder Widerstand entgegensetzt oder zurückweicht, wenn eine schmerzhafte Stelle oder Gegend berührt worden ist.*[27]

Da der Lehrer für eine erfolgreiche Einzelbehandlung erst einmal selbst in seinen Funktionen gut organisiert sein muss, schickte Moshé seine Studenten auf den Boden des »Green Room« und gab ihnen unzählige »Bewusstheit durch Bewegung«-Lektionen.

All jene Bewegungsabläufe, welche die Studenten während dieser Lektionen lernten, würden sie später auch bei der Einzelbehandlung anwenden können. »Meistens«, so erinnert sich Moshés Schüler Carl Ginsburg, »fingen wir erst einmal mit einer bestimmten Bewegung an.«

> *Danach zerlegten wir diese eine Bewegung in ihre Bestandteile, fühlten diesen einzelnen Bewegungen nach, machten sie auf verschiedene Weise und fingen dann an, diese Bewegungen zu integrieren. So waren wir schließlich in der Lage, unsere Bewegungen anders zu koordinieren, als wir es aus unserem Alltag gewohnt waren. Und wenn wir dann aufstanden, fühlten wir uns sehr viel anders als vorher.*[28]

Für Feldenkrais' Studenten war der Kurs in San Francisco erst der Anfang ihres Lernprozesses. Sie sollten noch Jahre brauchen, um in der täglichen Praxis zu erlernen, wie Moshés Einzelunterricht funktioniert. »Seine Sorge war«, so erinnert sich Roger Russell, einer der Teilnehmer, »dass die Studenten zwar die Technik

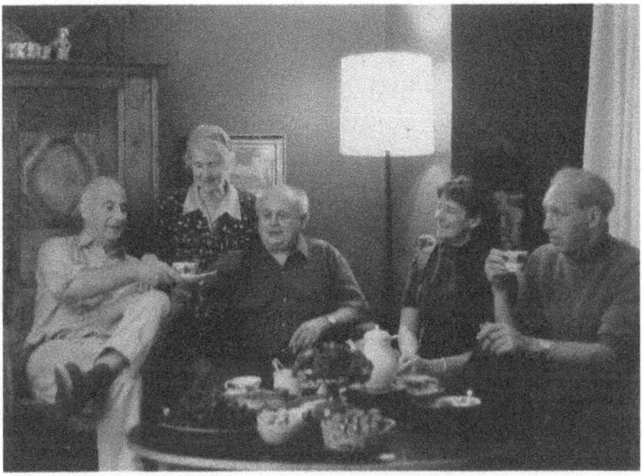

Kaffeepause – Michael Wolgensinger, Tante Annerl, Moshé, Luzzi Wolgensinger und Franz Wurm in Zürich

erlernen, doch nicht jene wache Neugierde entwickeln. Er wollte in jeder Person einen Selbstbildungsprozess anregen und war besorgt, dass dies nicht gelingen würde.«[29]

Eigenständiges Denken war zwar schön und gut, aber die Studenten durften es auch nicht übertreiben. Eines Tages, so erinnert sich Yuval Meskin,

> *hat sich Moishé furchtbar über eine Schülerin aufgeregt, die bei ihm gelernt hatte und dann hingegangen war, um Pferde zu behandeln. Rennpferde. Sie hat diese Pferde behandelt und damit viel Geld verdient. Und er regte sich fürchterlich darüber auf. Er war richtig neidisch! Er hatte sie unterrichtet, und sie verdiente das große Geld! Moishé hat einmal den Bernhardiner eines Freundes behandelt, kostenlos, einfach nur aus Neugierde – und es funktionierte super! Er sagte, dass Tiere besser auf die Methode reagieren als Menschen. Denn das Tier denkt nicht, fragt nicht: Wer ist dieser Typ? Funktioniert das überhaupt? Redet er Unsinn, redet er keinen Unsinn?*[30]

Natürlich erkannte Feldenkrais die eigenständige Leistung der jungen Pferde-Lehrerin Linda Tellington-Jones an und lud sie auch später ein, ihre Arbeit im Rahmen einer Schulung zu demonstrieren. Aber es wurmte ihn doch ein wenig, dass er nicht selbst auf die Idee gekommen war, sich diese lukrative Marktlücke zu erschließen.[31]

Obwohl der größte Teil des Kurses in San Francisco aus praktischer Arbeit und Vorträgen Moshés bestand, waren die Studenten sehr wohl angehalten zu lesen. Zu diesem Zweck teilte Moshé Listen mit Büchern aus, darunter Titel von Darwin, F.M. Alexander, J.D. Bernal, Julian Huxley und Erwin Schroedinger.[32] Wenn Moshé am Ende des Kurses keine Diplome verteilte, dann vielleicht auch deswegen, weil er seinen Studenten signalisieren wollte, dass ihre Ausbildung keineswegs abgeschlossen war, sondern jetzt erst wirklich beginnen und eigentlich niemals enden würde.

Er erwartete von ihnen die gleiche grenzenlose Neugier, die ihn selbst noch erfüllte. Ob er mit seinem alten Freund Franz Wurm stundenlang durch Zürich streifte, immer auf der Suche nach den neuesten Gadgets des täglichen Gebrauchs, ob er die neuesten Bücher zum Thema Neurologie, Psychologie oder Computerwissenschaften durcharbeitete, die Schränke und Schubladen seiner Freunde unbeirrt und ungefragt durchstöberte oder seine Studenten in den Mittagspausen ausfragte – Moshé interessierte sich für alles und jeden.[33] Und so war es nur ganz natürlich, dass er mit jenem Mann in Kontakt zu kommen suchte, der in der amerikanischen Psycho- und Therapieszene der siebziger Jahre einen legendären Ruf genoss: dem Psychiater und Hypnotherapeuten Milton H. Erickson.

Der 1901 geborene Erickson war mit siebzehn Jahren an Polio erkrankt und hatte sich durch Autosuggestion und durch die genaue, aufmerksame Beobachtung der Bewegungen von Babys wieder aus dem Rollstuhl befreien können.[34] Moshés Freundin Margaret Mead hatte viele Jahre mit Erickson zusammengearbeitet. Sie erzählte Feldenkrais von dem ungewöhnlichen Mann in Phoenix, Arizona, und schlug vor, den Hypnotherapeuten in dessen Haus gemeinsam zu besuchen. Schließlich musste sie den Termin absagen, und so ging Moshé in Begleitung eines anderen gemeinsamen Freundes zu Erickson.[35]

Der Gesundheitszustand des alten Mannes war zu dieser Zeit bereits besorgniserregend. Nach einem Rückfall saß er wieder im Rollstuhl und litt an starken Schmerzen. Moshé versuchte, Erickson mit Worten zu erklären, worum es ihm bei seiner Arbeit ging. Nachdem Erickson schweigend zugehört hatte, fing er an zu erzählen. So erfuhr Feldenkrais, dass sich sein Gegenüber bereits seit Wochen in Trance befand, die ihm dabei half, seine starken Schmerzen zu lindern. Das war eine Art der Therapie, die Moshé überhaupt nicht einleuchtete. Er warf einen Blick auf Ericksons rechte Hand, die fast vollständig paralysiert war, und schlug vor, seinem Gastgeber eine Unterrichtsstunde zu geben. Zu Moshés Enttäuschung lehnte Erickson dieses Angebot dankend ab. Er befürchtete, dass diese Arbeit seine schmerzlindernde Trance beenden und es lange dauern würde, diesen Zustand wiederherzustellen. Scheinbar akzeptierte Moshé diese Erklärung. Doch einige Zeit später versuchte er es noch einmal. Er erzählte Milton, dass er bereits die Köpfe von rund hundert Menschen berührt habe, die auf ihren Gebieten zu den Besten weltweit zählen, von Margaret Mead und Yehudi Menuhin über Peter Brook und Leonard Bernstein bis zu Narciso Yepes und Aharon Meskin. Wie gerne, säuselte Moshé, würde er auch Ericksons Kopf berühren, wie gerne würde er spüren, wie er sich anfühlte! Ob Erickson Moshé durchschaute oder ob dieser ihn vielleicht überlistet hatte, ist unklar. Jedenfalls erlaubte er seinem Gast, ihn zu berühren.

Sofort schritt »Mr. Hokuspokus« zur Tat: Er würde Milton H. Erickson heimlich eine FI geben! Vorsichtig arbeitete er mit Ericksons Kopf und konnte schon nach kurzer Zeit wahrnehmen, dass sich der Zustand der fast gelähmten Hand ein wenig gebessert hatte, dass der Mann leichter atmete und mehr Farbe im Gesicht bekommen hatte. Diesen Triumph konnte Moshé jedoch nur heimlich genießen. Immerhin war Erickson nun »in einer sehr guten Stimmung« und stimmte Moshés Vorschlag zu, sich in den Garten des Hauses zu begeben, um einige Fotos zu machen. Ericksons Frau schoss Fotos von Erickson und Moshé, bis der Film leer war. Zu seiner Freude erhielt Moshé später eines der Bilder, das er fortan wie einen Schatz hütete.[36]

Wie gerne hätte er Erickson unterrichtet. Und wie gerne hätte er selbst von Erickson gelernt. Doch Feldenkrais sollte den alten Mann nie wiedersehen. Und so brach der Dialog zwischen den beiden Pionieren ab, bevor er wirklich begonnen hatte.

23 | Ein Guru wider Willen

In Monty Pythons 1979 entstandenem Film »Das Leben des Brian« wird der Titelheld gerade deswegen für den herbeiersehnten Messias gehalten, weil er vehement abstreitet, jener zu sein. Etwas Ähnliches geschah in den siebziger Jahren mit Moshé: In einer Zeit stark verbreiteter Sehnsucht nach zweifelsfreier Welt- und Selbsterkenntnis fand sich Moshé Feldenkrais aus Tel Aviv immer stärker in der Rolle eines kalifornischen Gurus wieder. Und je mehr er sich dagegen sträubte und seine Zuhörer aufforderte, ihm bloß nichts ungeprüft zu glauben, desto stärker hegten viele von ihnen den Verdacht, dass er sehr wohl im Besitz des Steins der Weisen sei. Der Tänzer, Bewegungslehrer und Musiker Amos Hetz, der viele Jahre mit Noa Eshkol gearbeitet hatte und mit Feldenkrais' Arbeit vertraut war, meint dazu:

> *Ich habe aber nicht das Gefühl, dass man das Moshé vorwerfen kann. Ich glaube auch nicht, dass er das wollte. Er wurde zum Guru, weil er diese wunderbare Fähigkeit besaß, Menschen mit seinen Händen aus furchtbaren Situationen zu befreien. Er wurde in die Rolle des Gurus gedrängt. Er hat sich ja auch gar nicht so benommen, wie es Gurus tun!*[1]

Und Moshé sah auch nicht so aus. Sein Leibesumfang verriet seine ungebrochene Freude an gutem Essen. Zwischen den Fingern hielt er oft auch bei der Einzelarbeit eine Zigarette. Auch der Stil

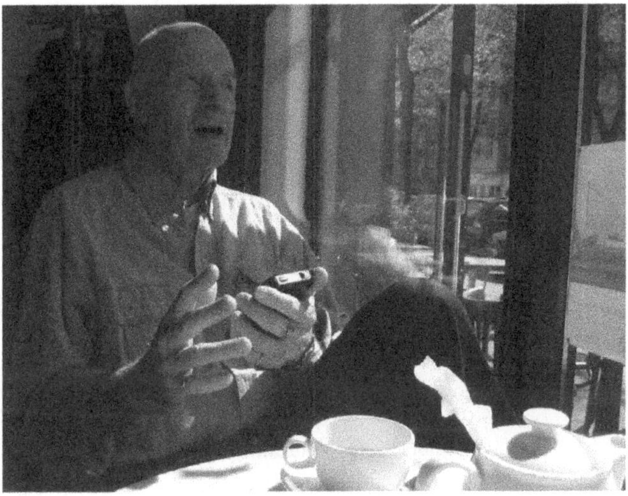

Moshés Freund Amos Hetz

seiner Kleidung hatte sich seit den zwanziger Jahren nicht geändert: Er unterrichtete im Hemd – gerne weiß oder im klassischen Blau der zionistischen Arbeiterbewegung –, trug einfache, bequeme Stoffhosen und Sandalen. Die einzige Neuerung in seiner Kleidung war ein speziell für ihn angefertigter leichter Mantel, der eine Unmenge von Taschen besaß, sodass Moshé fast ohne Gepäck reisen konnte. Kurzum: Feldenkrais sah wie ein Mensch aus, der die praktische Arbeit und das gute Leben liebt. Dass der gemütlich aussehende ältere Herr keine Probleme haben würde, jeden jungen Guru oder Streetfighter Kaliforniens mühelos und blitzschnell kampfunfähig zu machen, sah man ihm nicht an. Noch 1971, während einer Japan-Reise, hatte er Männer, die jünger und auch stärker als er waren, während einer Judo-Demonstration im Kodokan durch die Luft fliegen lassen. Während seiner Japan-Reise war Moshé sogar mit einem der höchsten Judo-Grade ehrenhalber ausgezeichnet worden.[2]

Auch mit über siebzig Jahren war er seinen Schülern noch immer in jeder Hinsicht überlegen. Und doch war die Zeit seine Achillesferse. Denn selbst wenn er jenes fast biblische Alter erreichen sollte, das Sheindel vergönnt gewesen war, so blieben ihm nach menschlichem Ermessen nicht mehr viele Jahre, seine Lehre persönlich zu verbreiten. Und so leitete er bereits im Winter 1976 in Rotterdam einen neuen großen Workshop, unter dessen Teilnehmern er geeignete Studenten für den nächsten Ausbildungskurs zu finden hoffte. Eine Teilnehmerin war die neunzehnjährige Anna Triebel Thome.

> *Ich war als eine der ersten Teilnehmer am Kursort und sah beim Betreten des Raumes einen langen, hageren, weißhaarigen Mann auf dem Boden liegen, der Atemübungen machte, und dachte bei mir: »Das ist sicher Moshé Feldenkrais, der sich auf den Kurs vorbereitet!« In diesem Moment kam durch den Hintereingang ein kleiner, breiter Mann, in der einen Hand eine Kaffeetasse, in der anderen eine Zigarette und zwinkerte mir zu. »Wunderbar«, dachte ich, »der macht wohl auch hier mit. Das wird bestimmt lustig!« Erst später ist mir klar geworden, dass dies eigentlich meine erste Feldenkrais-Lektion war, meine erste Übung in dem, was ich als Kern der Feldenkrais-Methode ansehe, nämlich »Konzepte aufgeben«.*[3]

Schon zum Anfang der ersten Stunde machte sich Feldenkrais daran, weitere Konzepte aufzulösen, die seine Rotterdamer Schüler haben mochten. Er bat sie, keine Notizen zu machen: Mitschreiben würde der Arbeit des Gehirns in die Quere kommen. In seinem Unterricht tue man etwas und verstehe erst danach. Und was würde man in seinem Kurs lernen? Das Lernen. Man würde sich selbst kennenlernen! Durch differenzierte Wahrnehmung lernen, endlich man selbst zu werden.[4] Und dies alles ohne Drogen und »Hokuspokus«!

Nach Beendigung des Workshops in Rotterdam kehrte Moshé nach Tel Aviv zurück und wurde – passend zu seinem nach wie vor sehr arbeitsintensiven Alltag – von einer Journalistin der linken Tageszeitung *Davar* zum Thema »Müdigkeit« und zu seinen aktuellen Projekten befragt. Müdigkeit, so dozierte Moshé gutgelaunt, sei natürlich eine universale Erscheinung, doch im Falle des jüdischen Volkes sei diese wie üblich etwas stärker ausgeprägt. »Jeder Mensch«, witzelte er, »besitzt eine Nase. Nur haben wir eben jüdische Nasen.« Eine typisch »jüdische« Art der Müdigkeit rühre daher, dass man sich eine Aufgabe aufhalst, welche die eigenen Kräfte übersteige. Und diese Aufgabe nehme man zudem noch überstürzt, ohne wirkliche Vorbereitung in Angriff. Und als wolle er diese Art der Überforderung am eigenen Beispiel demonstrieren, erzählte er von der Ausbildung in San Francisco, dem Kurs in Rotterdam und von seinem neuen Buch *Abenteuer im Dschungel des Gehirns. Der Fall Doris.*

Die Schweizerin Doris hatte sich an Moshé gewandt, als er sich in Zürich bei den Wolgensingers aufhielt und mit Franz Wurm seine Kurse für das Schweizer Radio aufnahm. Durch eine Gehirnblutung hatte Doris unter anderem die Fähigkeit zu lesen und zu schreiben eingebüßt. »Es ging also darum, andere Bereiche ihres Gehirns zu aktivieren, um Doris ihre verlorenen Fähigkeiten wieder zurückzugeben, und genau das haben wir gemacht.«

Die grundlegende Verbesserung im Zustand der Schweizerin durch Umlernen war nur möglich gewesen, weil Feldenkrais einerseits seine jahrzehntelange Erfahrung eingebracht hatte und wie immer ohne feste Konzepte an das Problem der Frau herangegangen war. Und da er schon einmal beim Thema war und mit einer linken Journalistin sprach, holte er, streitlustig wie stets, weiter aus:

> *Es ist übrigens das linke Lager, das am meisten von eingefahrenen Denkweisen betroffen ist. Wenn es darum geht, tote Gäule zu reiten, sind die Linken wirklich Spezialisten. All jene Parolen, die zu Anfang des Jahrhunderts gut waren – Kommunismus, Verstaatlichung, Berufsgewerkschaften –, werden automatisch angesehen als etwas, was bis zur Ankunft des Messias richtig sei. Ohne darauf Rücksicht zu nehmen, dass diese Parolen inzwischen überflüssig, inhaltsleer oder zerstörerisch geworden sind. Aber wissen Sie was? Ich bin voller Hoffnung! Schauen Sie, das Sich-selbst-Kennenlernen des Menschen steht erst am Anfang. Zum Beispiel das Gebiet, mit dem ich mich beschäftige, das System von Körper und Geist – dafür haben wir noch nicht einmal eine Bezeichnung. Ich glaube, in den Augen der nächsten Generation wird das zwanzigste Jahrhundert – mit seinen automatisch, ohne Selbst-Bewusstheit agierenden Menschen – wie das Mittelalter erscheinen.*[5]

Auch wenn sich Feldenkrais keineswegs einbildete, einen Königsweg zur Selbstbewusstheit zu kennen, war er sich doch sicher, dass er genau wusste, unter welchen Bedingungen sich jeder Mensch auf die Suche nach sich selbst und seinen Möglichkeiten begeben sollte. »Jeder hat dieses Wissen irgendwo in sich. Aber man untersucht diese Dinge sonst nicht, macht sie sich nicht bewusst, deswegen ist [was ich tue] neu!«[6]

Aber war sich Moshé auch bewusst, dass er selbst womöglich unter akuter »jüdischer« Müdigkeit litt? Falls ja, scherte er sich nicht darum: Zwei Jahre nach Abschluss des Kurses in San Francisco, Anfang Juni 1980, stieg er in New York in einen Wagen und machte sich auf den Weg nach Amherst, um dort über zweihundert Menschen zu Lehrern der »Feldenkrais-Methode« auszubilden.

Wie immer reiste Moshé mit wenig Gepäck. Die wichtigsten Dinge hatte er ja in die Taschen seines Mantels gepackt. Am Steuer des Wagens saß Jerry Karzen, der in San Francisco gelernt hatte und es als seine Mission betrachtete, den weißhaarigen Lehrer zu betreuen. Außerdem saßen Avraham Baniels Tochter Anat und deren Freundin Eilat Almagor im Auto. Noch bevor die Stadtgrenze New Yorks hinter ihnen lag, kam Moshé zum Kern des Problems: »Wann wird gegessen?« Eigentlich hätte die Fahrt nur vier Stunden gedauert, doch Moshé bestand auf vielen Pausen. Als die Reisegesellschaft endlich Amherst in Massachusetts erreichte, waren die jungen Leute völlig ermüdet. Der 76-jährige Moshé war hingegen in bester Stimmung: »Habe ich euch denn nicht beigebracht, dass der Weg wichtiger ist als das Ziel?«[7]

Das 1821 gegründete private Amherst College verfügt über einen malerischen Campus, eine Turnhalle – in welcher der tägliche Unterricht Moshés stattfand – und etliche Wohnhäuser, die während der Semesterferien leer stehen. In einem dieser Häuser hatte sich Moshé zusammen mit einigen seiner Studenten eingemietet. Für ihn, der jahrelang am Strand von Tel Aviv mit Freunden im Zelt gewohnt hatte, war das Leben im Kollektiv eine natürliche Sache. Luxus hatte er nie gebraucht, gutes Essen allerdings schon.

Verantwortlich für Moshés gastronomische Bedürfnisse war die junge Amerikanerin Garet Newell, die im Gegenzug von den Kursgebühren befreit worden war. Nachdem man sie darüber informiert hatte, dass Feldenkrais salzfreie, vegetarische Kost benötige, machte sich die junge Frau voller Idealismus an die Arbeit. Doch der Plan, Moshé gesundes Essen vorzusetzen, schei-

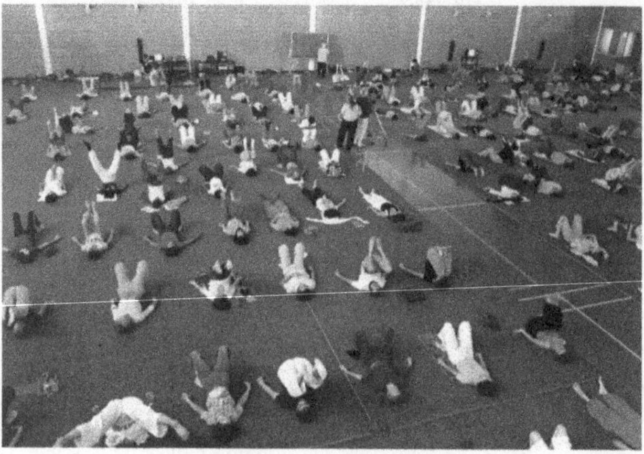

Auch mit dem Rücken zur Klasse entgeht ihm nichts.
Moshé in Amherst, 1981

terte auf ganzer Linie. Er weigerte sich, auf das zu verzichten, was er liebte. Und so wurde Garet schon nach wenigen Tagen eine neue Aufgabe zugeteilt: Sie würde das Haus putzen. Und Moshé fand zu seiner Erleichterung einen Studenten, der die hohe Kunst der französischen Küche beherrschte.[8] Schmackhaftes Essen und die unvermeidlichen Zigaretten waren eigentlich die Grundbedingung, um Feldenkrais bei guter Laune zu halten. Doch schon bald merkte er, dass manche seiner Studenten noch nicht begriffen hatten, unter welchen Bedingungen ein Lernen überhaupt erst möglich sein würde. Anna Triebel Thome, die sich nach der Erfahrung des Rotterdam-Workshops auch für die Ausbildung in Amherst beworben hatte, erinnert sich:

> *Unter den kritischen Momenten, die es während der Ausbildung durchaus gab, sind mir zwei besonders in Erinnerung geblieben: Der erste war der, als Moshé merkte, dass viele Studenten während des Unterrichts mitschrieben. Der zwei-*

te Moment war, als er realisierte, dass fast alle nach den täglichen vier Stunden Unterricht – anstatt die Zeit dafür zu nutzen, das Gelernte zu verdauen und wirken zu lassen – alle möglichen Stunden zusätzlich nahmen, von Aikido bis African Dance. Und über diese beiden Sachen hat er sich wahnsinnig aufgeregt. Aber einmal kam er sogar mit zum African Dance und erklärte der Lehrerin dann auf seine unnachahmliche Weise, wie die komplexen Beckenbewegungen besser zu unterrichten seien.[9]

Das größte Problem waren jene Studenten, die mitschrieben, statt zu lernen. Das war das Lernkonzept, mit dem sie vertraut waren, und es kostete Moshé viel Überzeugungsarbeit, um ihnen klarzumachen, dass sie erst verstehen würden, nachdem sie sich gespürt, die Bewegungslektionen tatsächlich durchgeführt hatten. Das Mitschreiben und Auswendiglernen würde doch niemals die ganzheitliche Erfahrung ersetzen!

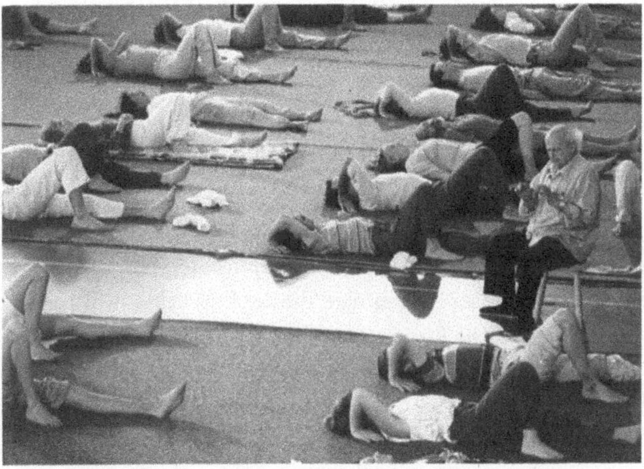

Eine Geschichte zwischendurch. Moshé in Amherst, 1981

Überhaupt setzte Feldenkrais alles daran, das eingefahrene Denken seiner Studenten in Bewegung zu bringen. Denn wie sollten sie offen für neue Erfahrungen sein, wenn sie sich weigerten, die Spinnweben in ihren Denkstuben fortzuwischen und frischen Wind einzulassen?

Einige schienen Probleme mit dem neuen Lehrer zu haben, der immer wieder darauf bestand, dass er kein Lehrer sei, sondern nur helfen wolle, Bedingungen zu schaffen, unter denen sie würden lernen können. Von ihm aus konnten die Studenten jede Bewegung so machen, wie es ihnen gefiel – unter der Voraussetzung, dass sie dabei genau wussten, was sie taten.

In der großen Turnhalle herrschten unerträglich hohe Temperaturen. Die Studenten trugen leichte Kleidung und lagen meist auf einfachen Stoffdecken. Moshé zog es vor, dass seine Schüler ihre normale Straßenkleidung trugen, da er seine Arbeit als einen integralen Teil des Alltags betrachtete. Er selbst saß in einem kurzärmligen Hemd, an dem ein Mikrofon angebracht war, auf einem einfachen Schemel. Immer wieder stand er auf und ging durch die Reihen. Beobachtend, erzählend, korrigierend, schimpfend, lachend – je nachdem, was er gerade für hilfreich hielt oder wozu er Lust hatte. Seine Augen waren zwar inzwischen so schlecht, dass er den großen Raum nicht überblicken konnte, doch schien er eigenartigerweise alles zu sehen. Die Studenten lernten zunächst vor allem dadurch, indem sie zahllose »Bewusstheit durch Bewegung«-Lektionen durchführten. Sie machten die Bewegungen in jener Reihenfolge, die der Entwicklung des Menschen entsprach. Die Einzelarbeit, die »Funktionale Integration«, würden die Kursteilnehmer später lernen. Und damit alle Studenten stets deutlich sehen konnten, was Feldenkrais gerade tat, waren an verschiedenen Punkten der Halle Bildschirme aufgestellt worden. Beschwerden oder Fragen konnten schriftlich formuliert und am Abend eingereicht werden. Am Morgen des folgenden Tages beantwortete Moshé die Fragen dann vor Beginn des Unterrichts.[10]

Die meisten Studenten waren Amerikaner, und der alte Mann mit dem weißen Haarkranz, der in Europa und Israel aufgewachsen war, musste ihnen mitunter wie eine Sagengestalt erscheinen: Er war in einer Gegend geboren, von der sie noch nie gehört hatten. Er hatte zwei Weltkriege und die Shoah überlebt. Die meisten Mitglieder seiner Familie waren ermordet worden. Mit dem Gewehr in der Hand hatte er in einem Land Wache gestanden, dessen Ortsnamen den Studenten, wenn überhaupt, nur aus der Bibel bekannt waren. Die Cafés in Paris und London waren Moshé ebenso vertraut wie die schneebedeckten ukrainischen Wälder und die schottischen Highlands. Er schien sich ein grenzenloses Wissen, beruhend auf eigenem Nachdenken und eigenen Experimenten, angeeignet zu haben. Mühelos und schnell konnte er die Tafel mit komplizierten mathematischen Gleichungen füllen, die wohl kaum ein Student zu begreifen vermochte. Er konnte Einstein, Kano und Joliot-Curie nicht nur zitieren, er war ihnen persönlich begegnet. Moshé wusste, wie sich ein Mensch gemäß der Struktur und den Funktionen seines Körpers bewegen musste, um zu überleben. Ein Mann, in jeder Hinsicht »bigger than life«. Ein Rebell, der mit seiner natürlichen Autorität Studenten gegenüberstand, die sich als Angehörige der antiautoritären Bewegung begriffen und von denen viele immer noch der Ansicht waren, dass Jugend und Modernität eine Frage des Alters seien. Und dass es ihre Pflicht sei, Autoritäten zu kritisieren.

So kamen einige Studenten nicht damit zurecht, dass ihr Guru ein männlicher Mann war. Ein Mann, der es liebte, mit hübschen Mädchen zu flirten, und der auf keinen Fall darauf verzichten wollte, ab und an eine witzige Bemerkung zu machen, nur weil die von manchen Anwesenden vielleicht als Ausdruck von »Sexismus« verstanden würde. Einige der Studenten, konterte Moshé gutgelaunt vor der Klasse, hätten »schlimme Dinge« über ihn gesagt, etwa dass er ein »männlicher Chauvinist« sei. »Das stimmt sogar«, stellte er fest. »Was sollte ich denn sonst sein? Ein Mitglied der Frauenbewegung?«[11] Damit war dieses Thema vom Tisch. Schwieriger wurde es, wenn Moshé nebenbei Männer wie den 1919 verstorbenen Stahlmagnaten Andrew Carnegie lobte, einen Mann also, der den amerikanischen Linken als verbrecherischer Ausbeuter galt. Er hatte größte Mühe, seinen

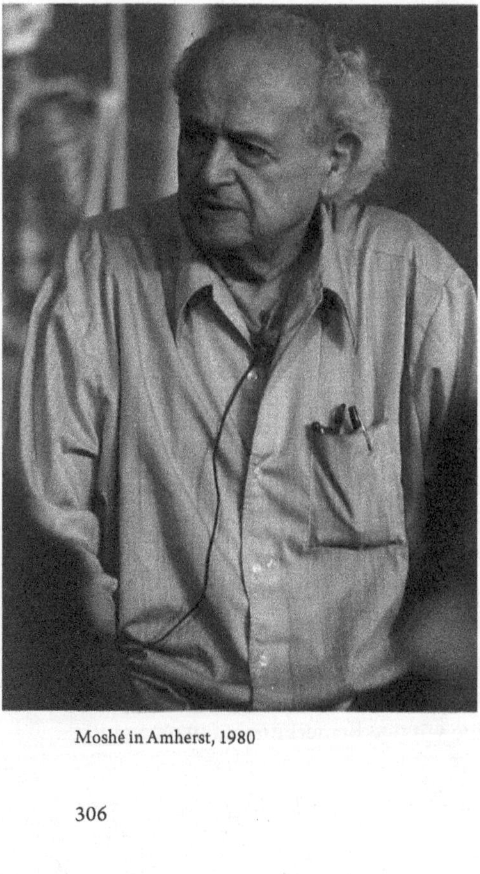

Moshé in Amherst, 1980

Studenten zu erklären, dass man im Leben nicht weiterkam, wenn man die Welt durch eine ideologische Brille betrachtete. »Carnegie hat ein Viertel seines Vermögens weggegeben«, stellte er fest und fragte einen Studenten: »Würdest du das auch tun?«

Eine Demokratie sei immer gut? » Die USA sind eine Demokratie«, schimpfte Moshé, »die furchtbare Dinge getan hat.« Und wohl im Hinblick auf die aktuelle amerikanische Kritik an Israel fügte er wütend hinzu: »Was Amerika den Indianern getan hat, hat man nie den Arabern angetan!«[12]

Wie sollten seine Studenten denn lernen, wenn sie sich weigerten, all das zu sehen, was nicht mit ihren Konzepten, ihren Ideologien übereinstimmte? Wie sollten sie in der Lage sein, einem scheinbar unbeweglichen hirngeschädigten Kleinkind das Stehen beizubringen, wenn sie nicht vorurteilsfrei in die Welt blicken konnten? Feldenkrais wollte unbedingt, dass sich seine Studenten bequem und für sie angenehm bewegten. Aber was würden ihnen diese Bewegungen nützen, wenn sie dabei geistig unbeweglich blieben? Und wenn sie nicht in der Lage waren anzuerkennen, dass es zwischen Männern und Frauen nun einmal Unterschiede gab, wie sollten sie dann zwischen der Bewegung des linken und des rechten Nasenflügels differenzieren?

Wie sollte er Studenten unterrichten, die ihm schrieben, dass sie ihn »lieben und respektieren«? Derartige Bekundungen brachten Moshé erst richtig auf die Palme. »Ihr müsst von mir lernen, nicht mich respektieren«, rief er aus, »und mich lieben müsst ihr auch nicht!«[13]

Moshé hatte zu dieser Zeit eine Freundin, die rund fünfzig Jahre jünger war als er. Damit war sein Bedarf an Liebe ohnehin voll und ganz gedeckt.

»Nehmt euch bloß kein Beispiel an mir!«, witzelte er. »Als ich jung war, hatte ich keine Zeit, mit Mädchen auszugehen. Deswegen muss ich jetzt, wo ich alt bin, all das tun, was ich als junger

Mann nicht getan habe!«[14] Eine Bemerkung, die zwar nicht der Wahrheit, aber sehr wohl seinem Lebensgefühl entsprach. Er sah überhaupt nicht ein, warum er in seinem hohen Alter keine jungen, klugen und gerne auch hübschen Freundinnen haben sollte. Der »alte Löwe«, davon war er überzeugt, sei besser, weil er wisse, wie es gehe. »Solange wir junge Mädchen und alles andere kriegen, sollten wir weiterleben.« Und dann fügte er lachend hinzu: »Wenn du das nicht mehr kannst, dann ist es besser, du stirbst!«[15]

Doch kurz bevor Moshé 1981 den zweiten Kurs in Amherst begann, verließ ihn seine junge Freundin.

Noch wenige Monate zuvor, als er einen Workshop in Freiburg leitete, war Feldenkrais voller Energie und gut gelaunt gewesen. Während des zweiten Kurses in Amherst war es damit vorbei. Lea Wolgensinger erinnert sich:

> *Das hat ihn wirklich sehr verletzt. Es hat ihn so verletzt, dass er sich wirklich bei uns zu Hause auch ausgesprochen hat über dieses Drama. Und für ihn war das ein Drama! Da ist die Einsamkeit für ihn ganz erlebbar geworden. Es war nicht schön.*[16]

Wenn man meist von Menschen umgeben ist, die einen geradezu anbeten, »ist das wirklich die Einsamkeit, weil du so wegkommst von den anderen Menschen. Weil du in ihnen ein Bild auslöst, das du eigentlich gar nicht wirklich bist«, meint Wolgensinger.[17] Moshé, der »alte Löwe«, hatte durch das Aus der Liebesbeziehung einen Schlag erhalten, dessen Auswirkungen man ihm im Sommer 1981, während des Kurses in Amherst, wirklich anmerkte. Und anhörte. »Er hat sehr viel gesprochen über Liebe. Über Dinge, die nicht möglich sind«, erinnert sich Lea Wolgensinger. »Er war nicht wirklich gut bei sich. Er hat stundenlang gesprochen. Stundenlang.«[18]

Nach Beendigung des Sommerkurses blieb Moshé in den USA, unterrichtete weiter, wie besessen. Wie ein Hai, der spürt, dass sein Ende kommt, sobald er aufhört sich zu bewegen. Ausgerechnet Moshé Feldenkrais, der sich über »jüdische« Müdigkeit ausließ, der seinen Studenten immer einschärfte, sich nicht zu überfordern, der sich radikale Selbsterkenntnis auf die Fahne geheftet hatte, schien mit aller Macht sein fortgeschrittenes Alter zu verdrängen. Schlimm genug, dass sein Augenlicht nachließ, demütigend geradezu, dass er ein Gebiss tragen musste! Wie sich Franz Wurm erinnert, nahm Moshé die künstlichen Zähne einmal aus dem Mund, pfefferte sie auf den Tisch und fragte den Freund genervt: »Wie soll man denn bitte schön mit so etwas essen?«[19]

Ende September 1981, auf dem Rückweg aus den USA, machte Feldenkrais einen Zwischenstopp in Zürich, um seine alten Freunde Luzzi und Michael Wolgensinger zu besuchen. Da die Eltern zur Ankunftszeit nicht zu Hause waren, setzte sich Lea Wolgensinger in ihren kleinen Fiat und fuhr zum Flughafen, um den Freund abzuholen. Als sie in die Wartehalle kam, war von Moshé nichts zu sehen. Erst als nahezu alle Passagiere des Fluges bereits die Wartehalle verlassen hatten, erblickte sie ihn endlich. Er saß im Rollstuhl. In Leas Wagen vermochte er nur mit größter Mühe einzusteigen, und auch die Bewältigung der drei Stufen, die zur Wohnung der Wolgensingers führten, strengte ihn sichtlich an. Als er sein Zimmer erreicht hatte, war er völlig erschöpft, bedankte sich bei Lea und sagte, er wolle schlafen.

Lea fuhr wieder nach Hause, und als Luzzi Stunden später nach Hause kam und einen Blick in Moshés Zimmer warf, schien der Freund tatsächlich friedlich zu schlafen. Doch als er am nächsten Morgen nicht aufstand, war Luzzi besorgt. Sie versuchte ihn zu wecken, doch er reagierte nicht. Sofort rief sie den Notarzt, der den bewusstlosen Feldenkrais in Begleitung Luzzis sofort in die Universitätsklinik brachte.[20]

Bald stand fest, was die Ursache für Moshés Zusammenbruch war: Zwischen Gehirn und Schädelknochen wurden zwei Hämatome diagnostiziert. Laut Professor Yaşargil, einem weltberühmten Neurologen, der sich zufällig in Zürich aufhielt, konnten diese Hämatome nur durch einen schweren Schlag auf den Schädel hervorgerufen worden sein. Moshé hatte nicht die geringste Ahnung, wann er diese Verletzung erlitten haben sollte. Erst später erinnerte er sich des Unfalls in London, bei dem er 1970 angefahren, doch auf den ersten Blick nicht ernsthaft verletzt worden war. Wahrscheinlich hatten die vergangenen Monate, in denen sich Feldenkrais völlig verausgabt hatte, zu einer Verschlimmerung der alten Verletzung beigetragen.

»Ich hatte diese blödsinnige Angst«, gestand er seinem Freund Franz Wurm im Krankenhaus, »dass ich meine Arbeit nicht erledigen könne. Und so hat die Arbeit vielleicht mich erledigt.«[21] Luzzi kümmerte sich rund um die Uhr um Moshé, der schon wegen seiner Abneigung gegen die Schulmedizin kein einfacher Patient war.

Immerhin ließ er es zu, dass Yaşargil ihn operierte. Danach wurde Moshé zur Rehabilitation in die Bircher-Benner-Klinik verlegt. Sechs Monate, so befahlen ihm die Ärzte, dürfe er nicht arbeiten, und an einen Flug nach Israel sei überhaupt noch nicht zu denken. Schließlich erlaubte man Moshé, in die Wohnung der Wolgensingers zu ziehen, wo sich Luzzi um ihn kümmerte, während sich Besucher aus aller Welt die Klinke in die Hand gaben.

Wäre es nach Luzzi und den Ärzten gegangen, hätte sich Moshé weiterhin in Zürich ausgeruht, doch seine Familie in Tel Aviv bestand darauf, dass er nach Hause kommen sollte.[22] Und auch Feldenkrais selbst war nicht in der Lage, länger untätig zu bleiben, und dachte gar nicht daran, auf die Ärzte zu hören und seine Arbeit aufzugeben. »Soll ich etwa herumsitzen und immer hoffen, dass nichts passieren wird?«, fragte er Franz Wurm.[23] Bis sein Ende kommen würde, wollte er weiterarbeiten.

So flog Moshé zurück nach Tel Aviv. Und schon zwei Wochen später erlitt er seinen ersten Schlaganfall.

24 | Ende und Anfang

Im Juni 1980, während des ersten Amherst-Kurses, hatte ein Schüler Moshé gefragt, ob man mit der Feldenkrais-Methode das Alter beeinflussen und sein Leben verlängern könne. Das war eine jener auf den ersten Blick »dummen« Fragen, die Feldenkrais sehr schätzte. So etwas, antwortete er, könne man nun einmal nicht wissen. Hingegen sei er selbst ein Beispiel dafür, dass die Methode sehr wohl helfe, bis zum Tod mobiler und geistig wach zu sein. Auch was das Erinnerungsvermögen und die Fähigkeit zum originellen Denken betreffe, sei sie hilfreich. Im vergangenen Jahr, so brüstete sich Moshé, habe er mehr für ihn völlig neue Dinge getan als »ein ganzes Dutzend junger Menschen, die über geistige Kreativität schreiben«.[1]

Für Feldenkrais' Verhältnisse war dies eine vorsichtige Antwort, denn er scheint insgeheim zumindest gehofft zu haben, dass seine Methode dazu beitragen werde, lange zu leben und bei bester Gesundheit zu sterben.

Moshés Freund Ben-Gurion war am 1. Dezember 1973 mit 87 Jahren im Krankenhaus Tel Ha-Shomer »in seine Welt gegangen«, wie es im Hebräischen heißt. Im privaten Gespräch mit einem Freund hatte sich Moshé damals zu einer gewagten Behauptung hinreißen lassen: »Hätte ich ihn weiter behandelt und hätte er die von mir festgelegten Übungen gemacht, dann hätte er nicht sterben müssen.« Und als eine gute Freundin Moshés nach längerer Krankheit im Alter von siebzig Jahren gestorben

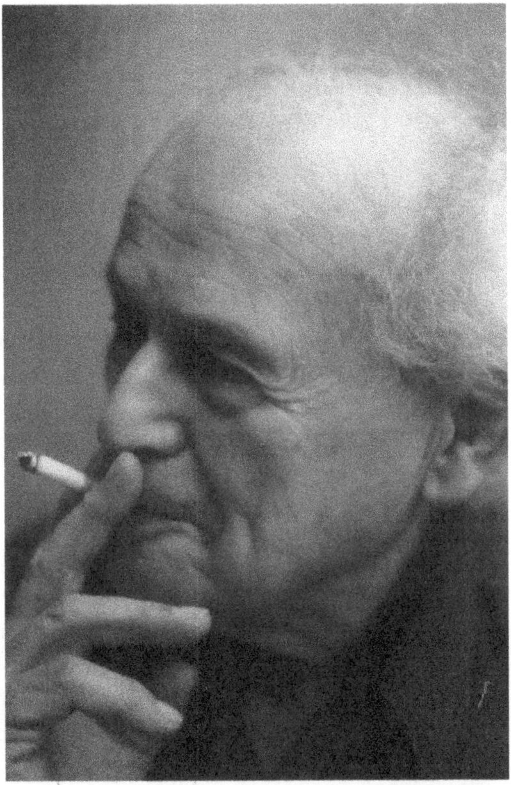

Forever young

war, hatte er geschimpft: »Sie ist ja auch nicht mehr zu meinem Gruppenunterricht gekommen! Ich hatte sie ja gewarnt, dass ihr Ende bitter sein wird!«[2]

Moshé muss geahnt haben, dass spontane Äußerungen dieser Art mehr über seine eigene Angst vor Alter und Siechtum als über die Wirkung seiner Methode verrieten. Andererseits gab es ja niemanden außer ihm selbst, der die Feldenkrais-Methode seit Jahrzehnten bis ins hohe Alter täglich praktizierte. Und wäre es nicht zu jenem fatalen Unfall in London gekommen, dann wäre Moshé sein zwölf Jahre später erfolgter Zusammenbruch zumindest in dieser Form erspart geblieben.

Vielleicht trug die Methode aber sehr wohl dazu bei, dass sich Feldenkrais nicht nur von seinem ersten, sondern auch von den darauffolgenden Schlaganfällen sehr schnell erholte. Natürlich weigerte er sich, wegen eines bloßen Schlaganfalles ins Krankenhaus zu gehen. Aber da er nun sehr wohl Hilfe im Alltag benötigte, zog Baruch zu ihm in die Frug-Straße. Sein Schüler Jeremy Krauss, der in Amherst bei Moshé gelernt hatte, erledigte die Hausarbeit in der Junggesellenwohnung. Yona schaute regelmäßig vorbei und gab Moshé Vitaminspritzen, und wann immer Malka Zeit hatte, reiste sie von Frankreich nach Tel Aviv, um den Bruder zu besuchen.

Shmulik, ein junger Physiotherapeut, dessen Gesellschaft Moshé sehr schätzte, machte wöchentlich Übungen mit dem Patienten. Zwei hervorragende Ärzte, mit denen Moshé persönlich befreundet war, besuchten ihn regelmäßig, um seinen Zustand zu untersuchen.[3] Natürlich erhielt Moshé von ehemaligen Schülern Einzelstunden, doch er selbst hatte natürlich keinen »Doktor Feldenkrais«, der ihm hätte helfen können. Gleichwohl war er guten Mutes. »Eines Tages«, so erinnert sich Yuval Meskin, »sagte er mir: ›Ich muss so viel lernen, jeden Tag.‹ Fast hätte er gesagt: ›Was für ein Spaß!‹ Denn er liebte es ja zu lernen!«[4]

Auch das Verfassen seiner Memoiren fiel Feldenkrais zusehends leichter. Waren die ersten Seiten des Manuskripts noch kaum leserlich gewesen, verbesserte sich seine Handschrift zusehends. Aber als sie wieder so schön wie zuvor war, verlor er offenbar das Interesse an den Memoiren.

Schließlich musste er ja lernen, die kleinen Verrichtungen des Alltags zu bewältigen. Und er begann wieder zu unterrichten. Täglich empfing er Klienten. Immer wieder suchten ihn ehemalige Studenten auf, um seinen Rat bei der Behandlung ihrer Schüler einzuholen.[5]

Moshés Zusammenbruch hatte die kleine Feldenkrais-Welt in ihren Grundfesten erschüttert. Doch gleichzeitig wollten seine Studenten nicht wahrhaben, dass im Leben des rebellischen und scheinbar unverwüstlichen Patriarchen der Winter angebrochen war. Als sie sich im Sommer 1982 zum dritten Kurs in Amherst einfanden, hofften viele noch immer, dass Feldenkrais den Kurs persönlich leiten würde. Doch er kam nicht. So musste der Unterricht von einigen seiner Tel Aviver Studenten übernommen werden.

Allmählich verbreitete sich die Kunde von Moshés Erkrankung. Alte Freunde wie Gerda Alexander meldeten sich wieder bei Moshé und sprachen ihm Mut zu: »Es ist schön, dass du Schüler hast, die dich wirklich in allem verstehen und stützen. Du weißt, das habe ich dir immer gewünscht.« Sie sei »sehr froh«, dass er es geschafft habe, sich immer wieder zu erholen und weiter zu arbeiten. »Ich wünsche dir, dass du noch lange so weitermachen kannst.« Und vielleicht sehe man sich ja in Berkeley wieder.[6]

Im Frühling 1983 sah es tatsächlich so aus, als würde sich Moshés Zustand trotz weiterer erlittener Schlaganfälle langsam wieder bessern. Feldenkrais dachte sogar daran, die rund 250 Studenten in Israel statt in Amherst zu unterrichten und zusätzlich 150 Israelis auszubilden. Schließlich wurde jedoch der Plan gefasst, dass einige von Moshés erfahrenen Schülern den Kurs in den USA leiten würden. Parallel dazu sollte ein Kurs in Israel stattfinden, dessen Teilnehmer Moshé selbst in Zusammenarbeit mit seinen Studenten aus Israel und San Francisco unterrichten würde.

Doch wo sollte dieser Kurs stattfinden? Feldenkrais hoffte, dass in Ben-Gurions Kibbutz Sde Boker sein staatlich anerkanntes Ausbildungszentrum errichtet werden könne, nachdem 1979 sein Versuch gescheitert war, über den Jerusalemer Bürgermeister Teddy Kollek ein Gebäude zur Verfügung gestellt zu bekommen.[7] Der stille und friedliche Kibbutz in der Negev-Wüste war in der Tat ein hervorragender Ort, um dort einen Kurs durchzuführen. Baruch sowie Moshés Studenten Shlomo Efrat, Yochanan Rywerant, Jerry Karzen und Jeremy Krauss fuhren in einem Taxi nach Sde Boker, um die Gründung des Zentrums und die Organisation des Sommerkurses mit den Kibbutzniks zu besprechen. Doch dann erkrankte Moshé an einer Grippe und musste sich in einer Klinik behandeln lassen.[8] Sein Zustand war so besorgniserregend, dass er mit den Plänen eines Feldenkrais-Zentrums in der Negev-Wüste nicht behelligt werden konnte. Damit war die letzte Gelegenheit vertan, zu Moshés Lebzeiten eine anerkannte Institution in Israel zu gründen, die seiner Arbeit ein dauerhaftes und lebendiges Denkmal hätte setzen können.

Auch wenn Feldenkrais' Krankenhausaufenthalt endgültig jede Hoffnung auf seine persönliche Mitwirkung am letzten Ausbildungskurs begrub, machten sich viele Schüler auf den Weg nach Tel Aviv. Wenn er sie schon nicht unterrichten würde, dann wollten sie ihm offenbar wenigstens nahe sein.

Der Kurs fand im Untergeschoss des Amerika-Hauses in Tel Aviv statt.[9] Moshé hatte sich nie darum gekümmert, ein Curriculum zur Ausbildung von Feldenkrais-Lehrern auszuarbeiten. Er hatte in San Francisco anders unterrichtet als in Tel Aviv, und die Ausbildung in Amherst hatte er ebenfalls ohne schriftliches, genau ausgearbeitetes Konzept durchgeführt. Er war stolz darauf, dass er spontan, aus dem Stegreif unterrichten konnte, stets orientiert an den aktuellen Erfordernissen. Außerdem hätte die Arbeit an einem von ihm autorisiertem Curriculum bedeutet, dass sich Moshé mit der Endlichkeit seines Lebens hätte befassen müssen. Doch dieses Problem schien für ihn immer noch in ferner Zukunft zu liegen. Außerdem: Sollten die Lehrer, die ihm folgen würden, doch ihren eigenen Weg entwickeln! Er hatte nun wahrlich genug Gegenwartsaufgaben zu erledigen.

Eine derartige Lässigkeit gegenüber dem Lehrplan entsprach zwar der Offenheit der Methode, stellte die jungen Ausbilder in Tel Aviv jedoch vor ungeahnte Probleme und legte den Grundstein für Auseinandersetzungen um den »richtigen« Weg. So gestaltete sich die Feldenkrais-Ausbildung in Tel Aviv ohne Moshé »nicht sehr schön« und »chaotisch«, wie sich Lea Wolgensinger ausdrückt.

> *Jeder hat seins gebracht, möglichst das Beste, was er konnte, und der Nächste wollte es dann noch besser bringen. Es ging gar nicht mehr um die Arbeit, es ging um die einzelnen Leute, und wie sie das präsentieren. Effektiv haben alle angefangen, gegeneinander zu kämpfen. Es hatten mindestens acht Leute das Gefühl, dass sie die Nachfolger von Moshé sind. Und das war nicht gut für die Arbeit, für die Methode, für die Idee. Die Ausbildungen, die wir heute haben, sind viel, viel besser als jene, die ich in Tel Aviv hatte.*[10]

Feldenkrais blieb eine Woche im Krankenhaus. Seine alte Freundin Noa Eshkol ergriff diese günstige Gelegenheit, um mit ihren Schülerinnen in die Frug-Straße auszurücken und Moshés Wohnung von oben bis unten zu reinigen und aufzuräumen. Moshé gefielen diese Eskapaden natürlich überhaupt nicht, und doch war er der alten Freundin dankbar.[11]

Obwohl er nach seinem Klinikaufenthalt noch geschwächt war und durchaus einsah, dass er die Ausbildung in Tel Aviv nicht würde leiten können, empfing Feldenkrais dennoch weiterhin Patienten. Er gab nicht auf und träumte wohl noch immer von dem Tag, da er Millionen Menschen in der ganzen Welt über eine TV-Live-Schaltung unterrichten würde. Und doch wurde er zusehends schwächer. Eine Tel Aviver Zeitung berichtete im Sommer 1983 sogar, dass der alte Mann in der Frug-Straße teilweise gelähmt und bettlägerig sei.[12]

Doch auch wenn er sich immer öfter ausruhen musste und seine Kräfte nachließen, war er stets in Gesellschaft. Seine Wohnung glich einem Taubenschlag. Viele der Gäste waren junge Menschen, für die Moshé immer noch der geliebte Lehrer war.[13] Und es besuchten ihn natürlich auch vertraute Freunde wie Yuval Meskin:

> *Man hatte nie das Gefühl, man geht zu einem armen Kranken. Im Gegenteil. Er war aktiv, machte weiter. Eines Tages gehe ich zu ihm und klingele an der Tür. Er fragt: »Wer ist da?« – »Ich bin's.« Er öffnet die Tür – und ist splitternackt! In der Hand ein Glas. Dann erst geht er los, um sich was anzuziehen. Völlig verrückt. Gut, wenn jemand anders an der Tür geklopft hätte, wäre er natürlich schnell los und hätte sich vorher was angezogen!*[14]

Im November 1983 meldete sich plötzlich J. G. Rees aus Fairlie nach über vierzig Jahren bei seinem früheren Kollegen und Judo-Lehrer. Er hatte zufällig einen Zeitungsartikel über Feldenkrais in die Hände bekommen und sogleich Kontakt mit einem Schüler Moshés aufgenommen. So hatte Rees erfahren, dass sein alter Freund sich übernommen habe und derzeit »nicht bei bester Gesundheit sei«.

Rees war keineswegs überrascht, dass sein früherer Lehrer sich wieder einmal zu viel zugemutet hatte, und schärfte Moshé ein, sich bitte auszuruhen. Dann erzählte er ausführlich, was aus all den Kollegen und Freunden in Fairlie geworden war, wer noch lebte und wer inzwischen wie gestorben war. Und er berichtete, wie er viele Jahre nach Moshés Unterricht eines Nachts auf einem Schiff aus seiner Hängematte geschleudert worden war und sich, im freien Fall erwachend, wie ein alter Judo-Kämpfer instinktiv abgerollt hatte!

Rees legte seinem Brief ein Foto bei, das er all die Jahre aufbewahrt hatte: Es zeigte einen lächelnden Moshé im Judo-Anzug. Von ganzem Herzen wünschte Rees, von den Erinnerungen an die gemeinsamen Jahre in Schottland offensichtlich tief berührt, ein frohes Weihnachtsfest.[15]

Und dann wurde Moshé so schwach, dass er meist nur noch im Bett lag. Als sein alter Freund Avraham Baniel ihn wieder einmal besuchte und sich zu ihm ans Bett setzte, sagte Moshé leise: »Ich liege hier und warte darauf, meinen nächsten Atemzug zu hören.«[16]

Im Frühling 1984 konnte sich Moshé nicht mehr bewegen, selbst das Sprechen war ihm unmöglich geworden. Er wog nur noch vierzig Kilo. Ruthy Alon besuchte ihn oft während dieser letzten Monate.

> *Moshé ließ das Leben los, und so blieb er am Leben. Er litt nicht, hatte kein Selbstmitleid, er bekam keine plötzlichen Panikanfälle, er war nicht verändert. Er sah sich zu. Für ihn, so hatte ich das Gefühl, war das ein letztes universales philosophisches Projekt. Er hat mit dem Tod gespielt.*[17]

Doch bedeutet dies nicht, dass er seinen Frieden mit dem nahenden Tod gemacht hätte. Moshé wollte laut seiner Freundin Noa Eshkol auf keinen Fall schon sterben, gab es doch noch so viel für ihn zu erforschen.[18] Und nicht nur das: Während seiner letzten Jahre hatte Feldenkrais ungeachtet seiner Skepsis gegenüber elterlicher Erziehung bereut, dass er niemals Vater geworden war.

Yuval Meskin vermutet, dass Moshé schließlich durchaus versucht hatte, ein Kind zu zeugen: »Freiwillige gab's ja viele.«[19]

Der 1. Juli 1984 war ein Sonntag, also ein ganz normaler Arbeitstag in Israel. Am frühen Abend waren Baruch, Jeremy Krauss und Moshé allein in der Wohnung. Moshé war bereits nicht mehr bei Bewusstsein, und Baruch wachte an dem Bett des Bruders.

Kurz vor acht Uhr erhob er sich und bat Jeremy, bei Moshé zu bleiben, da er im Nebenzimmer die Nachrichten sehen wollte. Es war heiß, die Fenster der Tel Aviver standen offen, und aus allen Wohnungen schallte die Stimme des Nachrichtensprechers durch die Straßen. Irgendwann stand Jeremy auf, um die Toilette aufzusuchen. Als er zurückkam, bemerkte er, dass der alte Mann nicht mehr atmete. Er holte Baruch, der sofort zum Telefon eilte und den Arzt anrief.

Dann forderte Baruch Jeremy auf, doch irgendetwas zu tun, einen Wiederbelebungsversuch zu unternehmen! Jeremy schüttelte den Kopf und versuchte Baruch zu erklären, dass es seiner Ansicht nach sinnlos sei. Es sei vorbei. Moshé sei tot.[20]

Malka befand sich in den USA, als ihr Bruder starb. Michel, ihr Sohn, beschloss, den Leichnam noch für einen Tag zu Hause zu behalten. Malka sollte so die Gelegenheit haben, ihren Bruder noch einmal zu sehen.

Von einem Freund, der bei der Fluggesellschaft El Al arbeitete, erhielt Michel Trockeneis, mit dem Moshés sterbliche Überreste auf dem Boden des Salons kühl gehalten wurden. Neben den Körper stellte man zwei brennende Kerzen.

Wenig später stand Noa Eshkol vor der Tür. Sie ging in den Salon und legte sich neben den Leichnam auf den Boden. »Er sah sehr schön und friedlich aus«, erinnerte sie sich Jahre später.

»Ich blieb die ganze Nacht bei ihm. Ich lag neben ihm auf dem Boden. So habe ich mich von ihm verabschiedet, denn ich mag diesen Beerdigungszinnober nicht.«[21]

Am folgenden Dienstag stöhnte ganz Tel Aviv unter dem Chamsin, dem heißen Wüstenwind. Die Trauergäste versammelten sich in der Frug-Straße und fuhren zum Friedhof Nachalat Yitzchak.[22] Dort sollte Moshé neben den Gräbern seiner Eltern beigesetzt werden. Gemäß der Tradition wurde Moshés Leichnam ohne Sarg, nur in ein einfaches Leinentuch gehüllt, beigesetzt.

Yuval Meskin ist die Beerdigung seines väterlichen Freundes unvergesslich geblieben, denn die Totenstarre hatte eingesetzt und Moshés Gliedmaßen standen widerständig vom Rumpf ab. »Das war die witzigste Beerdigung, auf der ich jemals war!«, erinnert sich Yuval. »Alle Leute, die ihn kannten, sagten: ›Ausgerechnet Feldenkrais!‹ Wenn Moshé das erlebt hätte, hätte er seinen Spaß gehabt, das hätte ihm gefallen. Das war wirklich eine ausgezeichnete Beerdigung!«[23]

Und so gelang dem Rebellen Moshé Feldenkrais auch im Tod, wonach er im Leben stets gestrebt hatte: den Menschen das Schwere etwas leichter zu machen.

Epilog

Am Ende eines heißen Sommertags saß ich mit dem Schriftsteller und Maler Yoram Kaniuk in seinem Stammcafé auf der Bilu-Straße in Tel Aviv, und wir redeten über alles und nichts. Irgendwann kamen wir auf das ebenso unvermeidliche wie ergiebige Thema »Gesundheit«, und Kaniuk erzählte, dass er vor einigen Jahren unter extremen Rückenschmerzen gelitten habe.

»Ich konnte kaum laufen. Ich ging ein paar Schritte und musste mich schon wieder setzen. Ischias. Also ging ich ins Ichilov-Krankenhaus, um mich mit den Ärzten zu beraten. Sie sagten, dass sie mir nicht helfen könnten, und rieten mir, Feldenkrais zu machen. Und so ging ich zu dieser Feldenkrais-Lehrerin im Norden Tel Avivs. Zwei bis drei Jahre war ich dort, zweimal die Woche. Und das hat mir sehr geholfen, das hat mich geheilt! Aber das dauert seine Zeit, das machst du nicht an einem Tag! Seitdem habe ich immerhin keine Probleme mehr mit dem Rücken. Es gibt keine schulmedizinische Methode, um diese Probleme zu lösen. Man hätte vielleicht operieren können, aber das wollten die Ärzte nicht. Die Feldenkrais-Methode ist wunderbar, wenn auch ein bisschen langweilig. Auch wenn die Lehrerin sehr begeistert davon war.« Kaniuk lächelte nachsichtig. »Eigentlich liegt man dabei nur. Aber du ziehst daraus sehr viel Energie, du weißt vorher ja gar nicht, dass du all diese Muskeln überhaupt besitzt! Jedenfalls, da sind all diese verborgenen Muskeln, die man normalerweise gar nicht gebraucht. Ich weiß nicht viel darüber. Also, ich war zweimal pro Woche jeweils eine Stunde dort, und langsam wurde es besser. Danach bin ich nicht weiter hingegangen. Schade eigentlich, dass ich das nicht mehr mache. Wir sitzen ja die ganze Zeit und schreiben, und dann verspannt sich der Rücken.«

Ich wusste zwar, dass Kaniuk Marlon Brando und Charlie Parker gekannt hatte. Aber war er auch Moshé Feldenkrais begegnet?

»Ah, ich kannte ihn ein wenig. Ich habe ihn damals ein paarmal getroffen. Feldenkrais erzählte jedem, er solle dies und jenes machen. Aber damals war ich ja noch jung, also, da geht man doch nicht hin und macht Feldenkrais! Er war sehr stark, und ich konnte sehen, dass er eine Körperbeherrschung besaß wie ein Kind. Dabei war er damals schon älter!«

»Hast du ihn im Café getroffen?«

»Im Café Kassit oder vielleicht auch im Café California, genau weiß ich es nicht mehr. Einmal habe ich ihn zusammen mit Noa Eshkol besucht. Er war für einige Leute so eine Art Guru. Feldenkrais war sehr, sehr gebildet, er war sehr geistreich und klug, er wusste eine Menge. Über Philosophie, alles. Aber er hatte etwas Geheimnisvolles, ihn umgab so eine Aura von Geheimnis. Und das gefiel ihm anscheinend.« Kaniuk grinste. »Na ja, seine Methode hat vielen Menschen ja auch eine ganze Menge gegeben, ihr Leben wirklich verbessert. Aber heute gibt es so viele Methoden, die Leute wissen gar nicht mehr, was nun gut ist und was nicht. Früher war die Sache klar: Wenn du Probleme mit dem Rücken oder etwas in der Art hast, dann gehst du zu Feldenkrais! Was gibt es heute nicht alles für Methoden? Ich glaube aber nicht, dass diese Methoden so anerkannt sind wie die von Feldenkrais. Aber die Feldenkrais-Leute hier wussten einfach nicht, wie man sich verkauft. Hier um die Ecke hatten die früher so ein Zentrum. Doch die Menschen wissen ja nichts über die Methode, es gibt keine Zeitschrift, keine Broschüren, nix! Und das ist schade. Manchmal kommen Leute und sagen mir: Du hattest doch damals diese Rückenprobleme, konntest nicht mehr gehen, und die Feldenkrais-Methode hat dir geholfen. Aber ich weiß nicht, wohin diese Leute sich wenden können. Vielleicht stehen die Feldenkrais-Lehrer ja im Telefonbuch oder im Internet, das weiß ich nicht.« Kaniuk seufzte. Man kann sich schließlich nicht um alles kümmern.

Während Moshés Bücher *Bewusstheit durch Bewegung* und *Die Entdeckung des Selbstverständlichen* in deutscher und englischer Sprache seit Jahrzehnten immer wieder neu aufgelegt werden, ist es in Israel tatsächlich fast unmöglich, in den Buchläden eines dieser Werke im Regal zu entdecken oder zu bestellen. Nur mit Glück findet man seine Werke in verstaubten Regalen von modernen Antiquariaten in Tel Aviv. Wer Moshés Bücher in hebräischer Sprache lesen möchte, muss sie über den israelischen Feldenkrais-Verband bestellen. Und so ist es schwierig, in Israel ein Buch zu kaufen, aus dem man erfahren kann, wie man sich das Alltagsleben erleichtern kann.

Doch als Moshe Cohen-Gil im Jahre 2014 einen Essay-Band über *Israelis, welche die Welt heilen wollten* veröffentlichte, bewies das große mediale Echo, dass auch in Israel das Interesse an der Feldenkrais-Methode nach wie vor ungebrochen ist. Kein Wunder, denn in keinem Land außer Deutschland gibt es so viele Feldenkrais-Lehrer und Schüler wie in Israel, die in zahllosen Unterrichtsräumen still und entspannt mit Moshés Methode arbeiten. Und nicht nur in den westlichen Ländern, von den USA über Italien bis Japan, sondern auch zunehmend in den früheren Ostblockstaaten lernen immer mehr Schüler »Bewusstheit durch Bewegung« oder erhalten Einzelunterricht in »Funktionaler Integration«. Manche Feldenkrais-Lehrer wie Paul Doron Doroftei und Ruthy Bar waren ursprünglich »Patienten« von Moshé und wurden später von Studenten aus Amherst und San Francisco ausgebildet.

In Feldenkrais-Kursen wird – je nach Eignung der Lehrer sicher mit unterschiedlichem Erfolg, doch sehr oft mit verblüffenden Ergebnissen – nach wie vor Selbsterforschung betrieben: in privaten Unterrichtsräumen und Krankenhäusern, aber auch in Bildungseinrichtungen, Sportzentren und Universitätskliniken. Und wie zu Moshés Zeiten sind bis heute in der Mehrheit Frauen daran interessiert, mit dieser Methode ihr Potenzial zu erkunden. Viele finden zum Feldenkrais-Unterricht, weil sie Schmerzen haben, andere treibt der Wunsch nach Selbsterkenntnis oder ganz allgemein nach Verbesserung ihrer Funktionen. Busfahrer und Büroangestellte lernen schmerzfrei zu sitzen, Musiker lernen leichtere und zweckmäßige Bewegungen, Schauspieler und Sänger suchen zum Beispiel nach einer angemessenen Koordination von Atmung und Bewegung, Schüler verbessern ihre Konzentrationsfähigkeit, ganz zu schweigen von den unzähligen Tänzern, die mit Moshés Methode ihre Möglichkeiten zu erweitern suchen. Unfallopfer lernen auf einmal, dass ihr verwundetes Bein viel mehr kann, als sie dachten, und spastisch gelähmte, zuvor apathische Babys lernen mitunter binnen kurzer Zeit zu kichern und zu strampeln. Es gibt sogar Feldenkrais-Lehrer, die sich sehr erfolgreich um Pferde und Hunde kümmern.[1]

Auch wenn sich jeden Tag in den nahezu weltweit stattfindenden Kursen erweist, dass Feldenkrais eine so geniale wie hilfreiche Methode entwickelt hat, um spielerisch die eigenen Möglichkeiten zu entdecken, so wird die Wissenschaft vielleicht nie in der Lage sein aufzuklären, wie die Methode genau funktioniert. Zu komplex und individuell verschieden sind bei allen Gemeinsamkeiten die Funktionsweisen dessen, was wir »Körper und Geist« nennen. Jahrzehnte nach Moshés ersten wegweisenden Selbstexperimenten befindet sich die Hirnforschung allerdings auf dem Weg in eine Richtung, die noch viele Überraschungen verspricht. Der israelische Hirnforscher Doron Friedman bemerkt dazu:

> *Schon seit einigen Jahren versucht man in der Wissenschaft mehr und mehr die Rolle des Körpers zu verstehen. Man holt den Körper sozusagen wieder hinein ins Bild. Und es gibt eine Menge Argumente dafür, dass der Körper die Art unseres Denkens beeinflusst, dass er Einfluss darauf hat,* wie *wir denken. Das ist der wissenschaftliche Trend, der Embodiment genannt wird. Und dann finden wir immer mehr über die Ebenen der Plastizität unseres Gehirns heraus. Wenn man jung ist, gibt es diese kritischen Zeiten, in denen sich das Gehirn entwickelt. Es ist sehr flexibel. Aber es stellte sich auch heraus, dass das Gehirn in jedem Alter über eine hohe Plastizität verfügt, dass sich das Gehirn andauernd verändert.*[2]

Es gibt Vermutungen, so Friedman, dass »viele Funktionen, die man bislang dem Gehirn zugeordnet hat, nicht wirklich von dort ausgehen«. Es könnte also sein, dass »einige Prozesse, die wir bislang für geistige Prozesse hielten, in Wirklichkeit körperliche Prozesse sind, die im Gehirn nur reflektiert werden«.[3]

Moshé Feldenkrais hätten diese Erkenntnisse und Thesen wohl nicht sehr überrascht, beweist die Wirkung seiner Methode doch schon seit Jahrzehnten, dass Körper und Geist »zwei Seiten derselben Münze« sind und dass das Gehirn eine erstaunliche Plastizität besitzt.[4]

Mit der Entwicklung seiner Methode hat er großen Anteil daran gehabt, dass der Mensch heute in seiner Ganzheit auch in den Blick jener Wissenschaftler rückt, die sich mit Bewusstsein, dem freien Willen, menschlicher und künstlicher Intelligenz oder ganz allgemein mit dem »Ich« des Menschen beschäftigen.

Moshé stürmte auf dem festen Boden der zu seiner Zeit bereits gewonnenen wissenschaftlichen Erkenntnisse mit grenzenloser Neugier voran, bis dieser Boden ihn nicht mehr tragen konnte.

Und dann sprang er.

Nachwort | Lea Wolgensinger

Ich war etwa fünf Jahre alt, als Moshé uns zum ersten Mal in Zürich besuchte. Franz Wurm hatte ihn aus London mitgebracht, wo beide damals lebten. Franz wusste, dass meine Eltern – Luzzi und Michael Wolgensinger, beide Fotografen – offene und vielseitig interessierte Menschen waren. Von dieser Offenheit fühlte sich Moshé denn auch angezogen. Man sprach Französisch und siezte sich, so wie das damals zu Beginn von Freundschaften üblich war.

Wenn ich von meiner Familie spreche, schließt das immer auch Franz Wurm ein.

So bin ich in einem Kreis groß geworden, wo viele Freunde mit großen Ideen zum neuen Zeitalter fern aller Konventionen ihre Gedanken austauschten. So auch Moshé. Die Nächte im verrauchten Wohnzimmer, von langen Diskussionen belebt, zogen sich bis in den frühen Morgen. Kein Wunder, dass Moshé am nächsten Tag erst gegen Mittag im Pyjama in die Küche schlurfte, um seinen ersten Kaffee zu trinken und den Tag mit einer Zigarette zu beginnen. Dort traf er auf meine Mutter, die schon am Vorbereiten des Mittag- oder Abendessens war. Sie kochte leidenschaftlich gerne und brauchte manchmal viel Zeit für die Vorbereitungen. Lebhafte Diskussionen über wichtige Lebensfragen entspannen sich dort, zwischen Knödelteig und Gulaschsuppe.

Moshé hatte in meiner Mutter eine ausgezeichnete Zuhörerin gefunden. Sie war nicht nur gebildet, sondern auch an seinen

Ausführungen interessiert und konnte ihm ohne Hemmung widersprechen oder eine bessere Erklärung von ihm fordern. Nicht zuletzt wurde darum gerungen, wie Moshés Gedankengänge verständlich formuliert werden konnten. Die appetitlichen Düfte, die sich in der Küche ausbreiteten, müssen Moshé wohl zusätzlich dazu inspiriert haben, für seine Ideen eine allgemein verständliche Sprache zu finden.

Schnell fand meine Mutter heraus, wie sie die Zwiebeln schneiden musste, ohne in Tränen auszubrechen. Sie streckte einfach ihre Arme aus, trat einen Schritt zurück, sodass ihr Kopf nicht mehr über den Zwiebeln war – und die Diskussion ging weiter. Von dieser intuitiven und sehr pragmatischen Lösung war Moshé so beeindruckt, dass er uns noch im Amhersttraining davon erzählte. Und hinzufügte, wie wichtig es sei, angewandte Physik und Selbstorganisation im Alltag zu integrieren.

Irgendwann wurde der Zigarettenrauch stärker als die Küchendüfte – meine Mutter protestierte. Moshé zog weiter ins Badezimmer zur Morgentoilette.

Viele Erinnerungen habe ich auch an unsere Abendessen, denen meistens ein ausgedehnter Aperitif voranging. Oft waren noch weitere Freunde dabei, die ebenfalls von Moshés Ideen fasziniert und an ihm als Mensch interessiert waren. Je nach den anwesenden Personen – mehrheitlich Kulturschaffende, Literaten, Journalisten und Philosophen, Musiker, Grafiker und Theaterleute aus vielen europäischen Ländern – mussten dann auch die Sprachen gewählt werden. Damals war Englisch noch nicht die Universalverkehrssprache, die alle einigermaßen gesprochen hätten. Da Franz viele Idiome ausgezeichnet beherrschte, fungierte er jeweils als Simultanübersetzer, sodass die Diskussionen ungehemmt weitergehen konnten.

Dann rief meine Mutter zum Abendessen, und die Gesellschaft zog ins Esszimmer. Mein Vater war ein ausgezeichneter Weinkenner. In gewählter Sprache und mit ausdrucksstarker Gestik erklärte er uns die Getränke des Abends, was mich als Kind immer tief beeindruckte. Moshé hingegen ging jegliches Interesse an Wein ab. Ihn fesselte viel mehr die Begeisterung, mit der mein Vater seine Weinauswahl zelebrierte.

Zusammen essen war in meiner Familie etwas Fröhliches. Man bewunderte die Gerichte, erzählte Geschichten und lachte viel. War der zweite Gang verspeist und der Magen voll, wendete man sich wieder Moshés Themen zu. Wenn dann meine Mutter und Moshé unterschiedlicher Meinung waren, blieb nur noch der Beweis am lebenden Objekt. Esstisch und Stühle wurden zur Seite geschoben, und alle mussten sich – ziemlich zusammengedrängt – auf den Teppichboden legen. Dies traf mich jeweils hart, da ich die Kleinste war und nur noch unter dem Tisch Platz hatte. Moshé begann mit seinen Bewegungsinstruktionen, und so erlebten wir an uns selbst, dass er recht hatte. Dann kamen alle Möbel wieder an ihren Platz, und das Abendessen ging mit einer köstlichen Nachspeise und natürlich dem passenden Dessertwein zu Ende.

Diese Erfahrungen, wie Arbeit und Freizeit eins wurden, waren für meine Eltern und Franz sehr wichtig. Moshé war kein Theoretiker, sondern ein Praktiker: Er setzte seine eigenen Ideen um. Das half uns zu verstehen und war auch wichtig bei der Suche nach Worten, mit denen die Methode erklärt werden konnte.

Großen Eindruck machten uns auch stets die Erlebnisse mit Klienten, die kaum noch gehen konnten. Wir trugen sie mit dem »Pfadfindergriff« die Treppe hinauf. Dort, im Arbeitszimmer meiner Mutter, arbeitete Moshé mit ihnen, und immer wieder schaffte er es, dass sie danach selbstständig die Treppe herabsteigen konnten. Der berühmte »Fall Doris«, über den Moshé noch selber ein Buch schrieb, fing in diesem Zimmer an. Unvergesslich auch, wie Moshé jeweils abends noch im Detail schildern konnte, wie genau er mit den verschiedenen Klienten gearbeitet hatte, was er sich dabei überlegt hatte und weswegen. Er hatte wirklich ein phänomenales Gedächtnis.

Irgendwann wurde uns klar, dass dieser Mensch ganz außergewöhnlich begabt war und Unterstützung verdiente. Wie schon viele andere Menschen in Israel, Paris, London und zuletzt in den USA begann unsere ganze Familie, Kontakte aufzubauen, die für die Entwicklung der Feldenkrais-Methode in Europa wichtig waren.

Franz Wurm gründete in Zürich das Feldenkrais Institut als europäisches Kontaktzentrum und pilgerte mit ATM-Kursen durch die Schweiz, Deutschland und Österreich. Meine Mutter organisierte FIs in Zürich, und mein Vater dokumentierte in Fotografien Moshés Arbeit in Zürich und Amherst. Ich selbst hatte zu jener Zeit die Ausbildung in Amherst beendet. Anschließend eröffnete ich meine Feldenkrais-Praxis, die es mir schon nach zwei Jahren ermöglichte, meine Familie zu ernähren und die Feldenkrais-Methode in der Schweiz noch weiter zu verbreiten.

Schon früh hatte Moshé einen eigenen Schlüssel zu unserer Wohnung erhalten, den er immer mitnahm, wenn er weiterreiste. Trotzdem waren wir sehr überrascht, wenn wir ihn eines Morgens laut schnarchend in unserem Gästezimmer fanden!

Moshé war wirklich ein facettenreicher Mensch. Er konnte sehr hingebungsvoll, mitfühlend und sogar zärtlich sein. Dann aber wieder plagten ihn seine Ängste, dass aus seiner Lehre ein fixes System gemacht würde. Ihm selber war es so wichtig, sich weiterzuentwickeln, dass er manchmal nicht mehr sicher war, inwieweit er dabei auch sich selbst verraten würde. Wenn er so misstrauisch war, wurde er ungerecht und manchmal sogar beleidigend. Das war nicht leicht auszuhalten, doch wir kannten ihn ja gut und wussten, dass diese schwierigen Gefühle in seiner Jugendzeit begründet lagen. Da Moshé als Jugendlichem, nach seinem Weggang von der Familie, keine wirkliche Führung und Erziehung vergönnt gewesen war, blieben die Wunden und mit ihnen diese Verhaltensmuster die einzige Lösung für ihn.

Was bleibt, ist eine tiefe Dankbarkeit und Freude darüber, dass ich ihn über Jahrzehnte hinweg so nah begleiten durfte und ihn im wörtlichsten Sinne als überaus menschlichen Menschen erlebt habe.

Anmerkungen

1 | KOPFSTAND IN ZION

1 Tikvah Weinstock, »Ha-Saken haya za-ir …«, *Maariv*, 19.9.1957, S. 2 (im Folgenden als Kurzbeleg angegeben).

2 Vgl. Charles Fox, »Feldenkrais«, *Davar Ha-Shavuah*, 13.7.1984, S. 28 (im Folgenden als Kurzbeleg angegeben).

3 Vgl. Interview mit Esther Herlitz (2014); Dan Kurzman, *Ben Gurion. Prophet of Fire* (New York 1983), S. 399; Eli Ayal, »Feldenkrais«, *Ha-Aretz*, Archiyon Ha-Aretz (im Folgenden als Kurzbelege angegeben).

4 Vgl. Mordecai Naor, *Eretz Israel. Das 20. Jahrhundert*. Übersetzung aus dem Hebräischen von Miriam Magall (Köln 1998), S. 331 ff. (im Folgenden als Kurzbeleg angegeben).

5 Vgl. K. Shabtai, »Hevu li machon ve im en …«, *Davar*, 6.3.1959, S. 8 (im Folgenden als Kurzbeleg angegeben).

6 Vgl. Z. Yoeli, »Ben Gurion: Ha-Memshalah shagtah be-Hashayat Sichot Yearing«, *Davar*, 18.9.1970, S. 9.

7 Vgl. Roman Frister, »Ish shel guf ve-nefesh«, *Ha-Aretz*, 29.8.1989, Archiyon Ha-Aretz.

8 Vgl. K. Shabtai, »Ha-Ish she Yaamidnu al Ha-Rosh«, *Davar*, 20.2.1959, S. 7.

9 Vgl. Shabtai, »Hevu li machon ve im en …«; Fox 1983.

10 Dr. Moshé Feldenkrais, *San Francisco Training Transcripts*, Year One. Weeks 1, 2. 1975. Published by the International Feldenkrais Federation, Paris, France (1975/2006), S. 153, IFF Archives.

11 Moshé Feldenkrais, »Al Ha-Ish ve-yecholto«, *Davar*, 1.10.1961, S. 3.

12 Vgl. »Feldenkrais ve-Bodrov«, *Ha-Aretz*, 5.12.1973, Archiyon Ha-Aretz.

13 Vgl. Fox.

14 Ben-Gurion Diaries, 1.1.1957, The Ben-Gurion Archives (im Folgenden als Kurzbeleg angegeben).

15 Interview mit Zeev Zachor (2010).

16 Ebd.

17 Dalia Masuri, »Feldenkrais amar le-B. G.: Ani elmad otcha lehanot mi-Ha-Guf ve-lo rak mi-Zionut«, *Maariv*, 4.7.1984, S. 20.

18 Vgl. Moshé Feldenkrais, »Über Gesundheit«, in: Moshé Feldenkrais, *Verkörperte Weisheit. Gesammelte Schriften*. Herausgegeben von Elizabeth Beringer. Aus dem Englischen von Christine Mauch (Bern, 2013), S. 83–89 (im Folgenden als Kurzbeleg angegeben).

19 Vgl. Interview mit Eli Wadler (2010).

20 Vgl. Lea Ben Dor, »Upside down is Rightway Up«, *The Jerusalem Post Magazine*, 14.12. 1973, S. 7 (im Folgenden als Kurzbeleg angegeben).

21 Vgl. Kurzman, S. 50, 82 f., 98 f.

22 Vgl. Dr. Moshe Feldenkrais, *Feldenkrais® Professional Training Program Transcript*. Amherst, Massachusetts, 1981, Weeks 5 & 6, Week 6, Year 2, 13–16 July 1981, Bonnie Rich Humiston, Editor, Jennifer Lee, Transcriptionist, 16 July 81, S. 3 (Paris/Tel Aviv 2004), IFF Archives (im Folgenden als Kurzbeleg angegeben).

23 Dr. Moshé Feldenkrais, *Feldenkrais® Professional Training Program Transcript*. Amherst, Massachusetts, 1981, Week 3, Year 2, 22–25 June 1981, Bonnie Rich Humiston, Editor, Jennifer Lee, Transcriptionist, 24 June 81 (Paris/Tel Aviv 2004), S. 7 f. (im Folgenden als Kurzbeleg angegeben).

24 Vgl. ebd.

25 Vgl. ebd.

26 BG Diaries, 4.7.1957.

27 *The Feldenkrais Method. Awareness through Movement Lessons*. Translated by Jeremy Krauss. Edited by Ellen Soloway. Dr. Moshé Feldenkrais at Alexander Yanai. Lessons 501–525, Volume 11, Part A (Paris/Tel Aviv 2004), S. 3574 (im Folgenden als Kurzbeleg angegeben).

28 Ben-Gurion an Ranana Ben-Gurion, 15.9.1957, The Ben-Gurion Archives.

29 Weinstock.

30 Vgl. ebd.

31 Ben-Gurion an A. Kalev, 11.10.1957, The Ben-Gurion Archives.

2 | DIE GRÜNEN HÜGEL VON KREMENEZ

1 Vgl. Moshé Feldenkrais, »Das Vorderhirn: Schlaf, Bewusstsein und Lernen (1973)«, in: Feldenkrais, *Verkörperte Weisheit*, S. 233–244 (im Folgenden als Kurzbeleg angegeben).

2 Vgl. hierzu auch: Werner Kraus (Hrsg.), *Moshé Feldenkrais 1904–2004. Zum 100. Geburtstag* (Graz 2004); David Kaetz, *Making Connections. Roots and Resonance in the Life and Teachings of Moshe Feldenkrais*. Second expanded Edition (Hornby Island 2014), im Folgenden als Kurzbeleg angegeben.

3 Vgl. Yehuda Slutsky, »Slavuta«, in: *Encyclopaedia Judaica*. Ed. Michael Berenbaum and Fred Skolnik. Vol. 18, 2nd Ed. (im Folgenden als Kurzbeleg angegeben), S. 672–673.

4 Vgl. Moshé Feldenkrais, *My Story*, S. 219 (Manuskript, im Folgenden als Kurzbeleg angegeben), Feldenkrais Family Archive (im Folgenden als Kurzbeleg FFA angegeben).

5 Vgl. Moshé Feldenkrais im Gespräch mit Eva Kirschner (Audio), FFA.

6 Vgl. ebd.

7 Vgl. ebd.

8 Vgl. Amherst-Interview, »Interview with Dr. Moshé Feldenkrais, June 14, 1981« (Video), IFF Archives (im Folgenden als Kurzbeleg AI angegeben).

9 Rabbi Berl Edelstein, *Schabbatnachmittage im Obstgarten. Zerbrochene Welten meiner chassidischen Kindheit*. Aus dem Amerikanischen von Mirjam Triendl, Ursula Bossel-

mann, Monika Sättler, Liselotte Tegtmeier und Stefan Hass (Wien/Köln/Weimar 1999), S. 45.

10 Feldenkrais, *Story*, S. 215, FFA.

11 Vgl. Gideon Katznelson, »Biographical Notes«, in: *Sheindel Feldenkrais* (Tel Aviv 1966). im Folgenden als Kurzbeleg angegeben.

12 Feldenkrais, *Story*, S. 177, FFA.

13 Ebd., S. 182.

14 Manés Sperber, *Die Wasserträger Gottes. All das Vergangene ...*, 5. Aufl. (München 1983), S. 15 (im Folgenden als Kurzbeleg angegeben).

15 Vgl. AI, IFF Archives.

16 Vgl. Feldenkrais, *Story*, S. 177, FFA.

17 Vgl. ebd.; Moshé Feldenkrais im Gespräch mit Eva Kirschner (Audio), FFA.

18 *Moshé Feldenkrais. Schulheft. Eine Spurensuche.* Hrsg. von Kersten Rath und Elisabeth Gruber. Übersetzungen aus d. Hebräischen ins Deutsche durch Avi Eliassi u. Kersten Rath (Graz o. J.), S. 46 (im Folgenden als Kurzbeleg angegeben).

19 Ebd., S. 70 f.

20 Sperber, *Wasserträger*, S. 19.

21 *Schulheft*, S. 26.

22 Vgl. Aharon Weiss, Shmuel Spektor, »Kremenets«, in: *Encyclopaedia Judaica*, Vol. 12, S. 352.

23 Nehemia Krushinsky, »Introduction«, in: *The Baranowich Memorial Book*. English Translation prepared and published by Jacob Solomon Berger (New Jersey 2012), S. 1–62, hier S. 18 (im Folgenden als Kurzbeleg angegeben).

3 | IM WELTENBRAND

1 »The Village Idiot«, in: ebd., S. 290.

2 Vgl. Yehuda Slutsky, »Baranovichi«, in: *Encyclopaedia Judaica*, Vol. 3, S. 133 f.

3 Vgl. Krushinsky, »Introduction«.

4 Vgl. Dr. A. Greenspan, »R' Mendl Goldberg«, in: *Baranowich Memorial Book*, S. 310.

5 Vgl. Krushinsky, S. 54.

6 Vgl. AI, IFF Archives; Feldenkrais, *Story*, S. 39, FFA.

7 Feldenkrais, *Story*, S. 38, FFA.

8 Ebd., S. 38 f.

9 Ebd., S. 39.

10 Ebd.

11 Vgl. ebd., S. 38 f.

12 Dr. Moshe Feldenkrais, *Feldenkrais® Professional Training Program Transcript*. Amherst, Massachusetts, 1980, Week 6, Year 1, 14–18 July 1980, Bonnie Rich Humiston, Editor (Paris/Tel Aviv 2014), S. 152, IFF Archives (im Folgenden als Kurzbeleg angegeben).

13 Dr. Moshe Feldenkrais, *Feldenkrais® Professional Training Program Transcript*. Amherst, Massachusetts, 1980, Week 2, Year 1, 16–20 June 1980, Bonnie Rich Humiston, Editor (Paris/Tel Aviv 2007), S. 132, IFF Archives (im Folgenden als Kurzbeleg angegeben).

14 Vgl. Krushinsky, S. 58 ff.
15 *Schulheft*, S. 18, 20, 22.
16 Ebd., S. 46, 48.
17 Ebd., S. 34, 36.
18 Ebd., S. 62.
19 Vgl. Feldenkrais, *Story*, S. 180 f., FFA.
20 Vgl. Krushinsky, S. 60 f.
21 Ebd., S. 62.
22 Vgl. Shmuel Zakif, »Baranowich during the First World War«, in: *Baranowich Memorial Book*, S. 62–73, hier S. 67 f. (im Folgenden als Kurzbeleg angegeben).
23 Walter Fest, »Baranowitschi«, *Deutsche Kriegs-Zeitung von Baranowitschi*, 29.1.1916, S. 41 f.
24 Vgl. Feldenkrais, *Story*, S. 179, FFA.
25 Vgl. ebd., S. 178.
26 AI, IFF Archives.
27 Vgl. IFF-SF_1976-07-21, IFF Archives.
28 Vgl. Moshé Feldenkrais, *Abenteuer im Dschungel des Gehirns. Der Fall Doris.* Deutsche Übertragung von Franz Wurm (Frankfurt a. M. 1981), S. 73 (im Folgenden als Kurzbeleg angegeben).
29 Vgl. AI, IFF Archives.
30 Feldenkrais, *Story*, S. 188, FFA.
31 Ebd., S. 41.
32 *Schulheft*, S. 10, 12.
33 Vgl. Zakif, S. 70 f.
34 Vgl. ebd., S. 72.
35 Vgl. hierzu auch »Higiah Ha-Sha-a!«, 29.11.1917, *Ha-Zfira*, S. 1.
36 Vgl. AI, IFF Archives.
37 Vgl. Feldenkrais, *Story*, S. 44, FFA.
38 AI, IFF Archives.
39 Vgl. Feldenkrais, *Story*, S. 44, FFA.
40 Vgl. Yehuda Slutzky, »Pogroms«, in: *Encyclopaedia Judaica*, Vol. 16, S. 279–282, hier S. 281.
41 Mordechai Ereziali, »Moshé Feldenkrais ve-tarbut Ha-Guf«, *Ha-Aretz*, 1.11.1957, Archiyon Ha-Aretz (im Folgenden als Kurzbeleg angegeben).

4 | MOSHÉS WEG INS FREIE

1 Vgl. *Baranowich Memorial Book*, S. 74 f.
2 Vgl. Feldenkrais, *Story*, S. 45, FFA.
3 Ebd.
4 Ebd.
5 Vgl. ebd., S. 46 f.
6 AI, IFF Archives.

7 Vgl. ebd.
8 Ebd.
9 Vgl. ebd.
10 Vgl. ebd., u. Feldenkrais, *Story*, S. 48 ff., FFA.
11 Vgl. ebd.
12 Vgl. AI, IFF Archives.
13 Vgl. ebd.
14 Vgl. Feldenkrais, *Story*, S. 51, FFA.
15 Vgl. ebd.
16 Vgl. Gur Elroi, »Ruslan – Ha-Umnam Ha-Snunit Ha-Rishonah Ha-Mevaseret et Bo Ha-Aliyah Ha-Shlishit?«, *Kathedra* 107 (April 2003), S. 63–80, hier S. 80.
17 AI, IFF Archives.

5 | JUNGE MENSCHEN, ALTES LAND

1 Feldenkrais, *Story*, S. 53, FFA.
2 Vgl. ebd., S. 53 ff.
3 Vgl. hierzu: Shimshon Chalfi, *Cholmim ba-Cholot* (Jerusalem 2001).
4 Feldenkrais, *Story*, S. 55, FFA.
5 Vgl. hierzu: Naor, S. 88 f.
6 Feldenkrais, *Story*, S. 55, FFA.
7 AI, IFF Archives.
8 Ebd.
9 Vgl. Yaakov Shavit, Gideon Biger, *Ha-Historya shel Tel Aviv. Mi-Shchunot la-Ir (1909–1936)* (Tel Aviv 2001), S. 216 (im Folgenden als Kurzbeleg angegeben).
10 Feldenkrais, *Story*, S. 55, FFA.
11 Vgl. ebd.
12 Vgl. Naor, S. 92 f.
13 Vgl. AI, IFF Archives.
14 Vgl. »The Memoirs of Rubin Kaplan of Baranovichi ›In Palestine – 1922‹« (http://kehilalinks.jewishgen.org/lyakhovichi/BiographyRubinKaplanp2.htm), mit freundlicher Genehmigung von Alison Greengard (im Folgenden als Kurzbeleg angegeben).
15 Vgl. AI, IFF Archives.
16 Vgl. ebd.
17 Vgl. Yigal Lossin, *Pillar of Fire. The Rebirth of Israel – A visual History.* Translated from the Hebrew by Zvi Ofer (Jerusalem 1983), S. 67 (im Folgenden als Kurzbeleg angegeben) und: Martin Gilbert, *Churchill and the Jews* (London 2008), S. 46 f., 51.
18 Vgl. Naor, S. 120.
19 Vgl. *Dr. Moshé Feldenkrais Medicine Man Interviews*, 1981 (Video).
20 Vgl. Dr. Moshe Feldenkrais, *Feldenkrais® Professional Training Program Transcript. Amherst, Massachusetts 1980, Week 1, Year 1, 9–13 June 1980*, Bonnie Rich Humiston, Editor (Paris/Tel Aviv 2007), S. 163, IFF Archives (im Folgenden als Kurzbeleg angegeben).
21 IFF_SF-1976-06-14, IFF Archives.

22 Vgl. ebd.
23 »Memoirs of Rubin Kaplan«.
24 Vgl. ebd.

6 | ÜBERLEBEN, LEICHT GEMACHT

1 Vgl. »Yehuda Arazi«, 9.7.1949 (nirsham al-yad Chaya Ironi), Simul 600012, Archiyon Ha-Haganah.
2 Vgl. *Ha-Haganah be-Tel Aviv*. Prakim le-Toldot Ha-Haganah be-Tel Aviv ve-svivatah (Tel Aviv 1956), S. 71.
3 Moshé Feldenkrais, *Jiu-Jitsu ve-Haganah Atzmit* (Tel Aviv 1931), S. 8 (im Folgenden als Kurzbeleg angegeben).
4 Vgl. Feldenkrais, *Story*, S. 230, FFA.
5 Vgl. *Palestine. Disturbances in May, 1921*. Reports of the Commission of Inquiry with Correspondence Relating Thereto (London 1921), S. 22 ff.; vgl. auch: Tom Segev, *Yamei Ha-Kalaniot. Eretz Israel be-Tkufat Ha-Mandat* (Jerusalem 1999), S. 148 ff.
6 AI, IFF Archives.
7 »Memoirs of Rubin Kaplan«.
8 Dr. Moshé Feldenkrais, *San Francisco Training Transcripts*, Year 1, Weeks 5 & 6, July 14–24, 1975. Edited by Dennis Leri, Brandee Selck, Carolyn Fleg and Paul Senechko (Paris 1975/2013), S. 217, IFF Archives (im Folgenden als Kurzbeleg angegeben).
9 Feldenkrais, *Jiu-Jitsu*, S. 14.
10 Ebd.
11 »Die außergewöhnliche Geschichte, wie Moshé Feldenkrais zum Judo kam (1977). Interview: Dennis Leri«, in: Feldenkrais, *Verkörperte Weisheit*, S. 165–200, hier S. 168 (im Folgenden als Kurzbeleg angegeben).
12 Moshé Feldenkrais, »Ha-Bilti Hakarati ke-mozi le-foal«, in: C. H. Brooks, *Ha-Otosuggestiyah lefi shitat Emile Coue*. Tirgem ve-Hosif acharit davar Dr. Moshé Feldenkrais (Tel Aviv o. J.), S. 129–136, hier S. 130 (im Folgenden als Kurzbeleg angegeben).
13 »Die außergewöhnliche Geschichte«, S. 168 f.
14 Vgl. Feldenkrais, *Jiu-Jitsu*, S. 13.
15 Vgl. Dr. Moshé Feldenkrais, *Feldenkrais® Professional Training Program Transcript*. Amherst, Massachusetts, 1980, Week 4, Year 1. 30 June–3 July 1980. Bonnie Rich Humiston, Editor (Paris/Tel Aviv 2009), S. 112, IFF Archives (im Folgenden als Kurzbeleg angegeben).

7 | ZWISCHEN ZELT UND SCHULBANK

1 Vgl. Lossin, S. 152 f. und Batya Carmiel, *Batei Cafe shel Tel Aviv, 1920–1980* (Tel Aviv, Jerusalem 2007), S. 11–57.
2 AI, IFF Archives.
3 Vgl. Feldenkrais, *Story*, S. 16 f.; Tamar Maros, »Osseh Ha-Niflaot«, *Ha-Aretz, Mosaf Shavuah*, 5.3.1971, Archiyon Ha-Aretz.

4 Dr. Moshé Feldenkrais, *Feldenkrais® Professional Training Program Transcript.* Amherst, Massachusetts, 1980, Week 3, Year 1, 23 June–27 June 1980, Bonnie Rich Humiston, Editor (Paris/Tel Aviv 2008), S. 109, IFF Archives (im Folgenden als Kurzbeleg angegeben).
5 Vgl. Shavit, Biger, S. 325.
6 AI, IFF Archives.
7 Vgl. ebd.
8 Ebd.
9 Vgl. ebd.
10 Ebd.
11 Vgl. ebd.
12 Vgl. Feldenkrais, *Story,* S. 10 ff.
13 Vgl. »Lycee Hebreu ›Herzlia‹ Tel Aviv. Diplome. Section Reale«, 3.8.1926/3.3.1927, FFA.
14 Vgl. »Eduto shel Dr. Moshé Feldenkrais, 24.12.59, rasham: Adir Cohen«, 165.23, Archiyon Ha-Haganah.
15 Vgl. Feldenkrais, *Story,* S. 19 f., FFA.
16 Vgl. Nissim Levi, Rofeyah shel Eretz Israel 1799–1948 (Sichron Yaakov 2012), S. 344.
17 Vgl. Feldenkrais, *Story,* S. 19 f., FFA.
18 Vgl. AI, IFF Archives.
19 »Government of Palestine. Certificate of Service«, 19.10.1930, FFA.
20 Vgl. »Particulars Relating to Applicant«, FFA.
21 Vgl. »Government of Palestine, Palestinian Citizenship Order, 1925«; »British Passport Palestine«, FFA.

8 | ALLES AUF ANFANG

1 Vgl. AI, IFF Archives.
2 Vgl. Arthur Koestler, »Habimah im Heiligen Land«, *Vossische Zeitung,* 12.2.1929.
3 Vgl. *Dvarim lichvod Aharon Meskin bi-mle'ot lo shishim Shanah* (Jerusalem 1958); A. Dolev, »Moto shel Anak«, 22.11.1974, *Maariv, Yamim ve-Leilot,* S. 8.
4 Vgl. Feldenkrais, *Story,* S. 170, FFA; Interview mit Yuval Meskin (2014).
5 Interview Yuval Meskin.
6 Feldenkrais, *Story,* S. 169, FFA.
7 Vgl. ebd., S. 170.
8 Vgl. Moshé Feldenkrais, »Sof Ma-asseh be-machshavah tchilah«, in: C.H. Brooks, S. 136–151, hier S. 142 ff.
9 Vgl. Interview mit Gaby Aldor (2014); Gaby Aldor, *Wie tanzt nun ein Kamel? Die Geschichte der Ornstein-Familie und die Erfindung des modernen israelischen Tanztheaters.* Aus dem Hebräischen von Liliane Meilinger (Wien 2012), im Folgenden als Kurzbeleg angegeben.
10 Aldor, S. 94.
11 Vgl. ebd., S. 31 ff.
12 Vgl. Lossin, S. 164 ff.

13 Vgl. Christian Buckard, *Arthur Koestler. Ein extremes Leben 1905–1983* (München 2013), S. 33 f.
14 Vgl. AI, IFF Archives.
15 Vgl. ebd.
16 Ebd.
17 Vgl. ebd.
18 Vgl. ebd.; Feldenkrais, *Story*, S. 68, FFA.
19 Vgl. »British Passport Palestine«, FFA.
20 Vgl. ebd.

9 | MONSIEUR FELDENKRAIS

1 Arthur Koestler, *Frühe Empörung. Gesammelte Autobiographische Schriften. Erster Band.* Aus dem Englischen übertragen von Eduard Thorsch und Franziska Becker (Wien/München/Zürich 1970), S. 197.
2 Georg Stefan Troller, *Selbstbeschreibung* (Hamburg 1988), S. 88 f.
3 Vgl. Feldenkrais, *Story*, S. 69 f., FFA.
4 Dr. Moshé Feldenkrais. *Feldenkrais® Professional Training Program Transcript.* Amherst Massachusetts 1981, Week 3, Year 2, 22–25 June 1981. Bonnie Rich Humiston, Editor, Jennifer Lee, Transcriptionist, 23 June 81 (Paris/Tel Aviv 2004), S. 1 (im Folgenden als Kurzbeleg angegeben).
5 Vgl. Feldenkrais, *Story*, S. 68 f., FFA.
6 Vgl. AI, IFF Archives.
7 Feldenkrais, *Story*, S. 69, FFA.
8 Ebd.
9 Vgl. 750812, »August 12, 1975 Tuesday morning«, IFF Archive; Feldenkrais, *Story*, S. 70 ff., FFA.
10 Vgl. AI, IFF Archives.
11 Ebd.
12 Vgl. ebd.
13 Vgl. 750812, »August 12, 1975 Tuesday morning«, IFF Archives.
14 AI, IFF Archives.
15 Ebd.
16 Jigoro Kano, »Gyaku-JuJi – A Meeting in Paris«, in: *Mind over Muscle. Writings from the Founder of Judo Jigoro Kano.* With a foreword by Yukimitsu Kano, President of Kodokan. Compiled by Naoki Murata. Translated by Nancy H. Ross (New York 2013), S. 47–50, hier S. 49 (im Folgenden als Kurzbeleg angegeben).
17 Vgl. ebd.
18 Vgl. AI, IFF Archives.
19 Vgl. hierzu: *Mind over Muscle.*
20 Vgl. AI, IFF Archives.
21 Vgl. Feldenkrais, *Story*, S. 212 ff.
22 Vgl. Jigoro Kano an Moshé Feldenkrais, 1.10.1933, FFA.

23 Vgl. Kano, Gyaku-Juji.

24 Vgl. AI, IFF Archives.

25 Jigoro Kano, »Introduction«, in: Moshé Feldenkrais, *Manuel pratique du Jiu-Jitsu. La défense du faible contre l'agresseur.* Introduction de J. Kano (Paris 1935), o. Seitenangabe (aus dem Französischen übersetzt von Daniel Guthmann).

26 Vgl. Feldenkrais, *Story*, S. 27, FFA.

27 Ebd.

28 Vgl. Jigoro Kano an Moshé Feldenkrais, 25.9.1936, FFA.

10 | RASENDE ATOME UND FALLENDE JUDOKA

1 Vgl. Pierre Biquard, *Frédéric Joliot-Curie. The Man and his Theories.* Translated by Geoffrey Strachan (London 1965), S. 40 f.

2 Vgl. ebd., S. 34 ff.; Maurice Goldsmith, *Frédéric Joliot-Curie. A Biography* (London 1976), S. 49 ff.; Pierre Radvanyi, *Die Curies.* Eine Dynastie von Nobelpreisträgern, *Spektrum der Wissenschaft, Biografie* 2/2003, S. 75 ff. (alle Titel im Folgenden als Kurzbeleg angegeben).

3 Vgl. Eyrolles, 31.7.1933, FFA; Moshé Feldenkrais, »Curriculum Vitae«, Archiv Musée Curie/Institut Curie (im Folgenden als Kurzbeleg angegeben); Radvanyi, S. 78; Feldenkrais, *Story*, S. 33 f., FFA; F. Joliot-Curie, Bestätigungen des Promotionsvorhabens, 24.9.1935 u. 1.9.1939, FFA; F. Joliot-Curie, 27.9.1937, Empfehlung für Carnegie Stipendium, Archiv Musée Curie/Institut Curie; *Feldenkrais® Professional Training Program Transcript.* Week 3, Year 2, June 23, S. 39.

4 Vgl. F. Joliot-Curie & M. Feldenkrais, »The use of Carbon Tetrachloride for increasing the tension of electro-static generators of the Van de Graaff Type«, Comp. Rend. de l'Académie des Sciences, 1936, 202, 291; »A new Method of high tension measurement of belt driven van de Graaffs«, Comp. Rend. de L'Académie des Sciences, 1936, 202, 1037, angegeben nach: Moshé Feldenkrais, »Curriculum Vitae«.

5 Vgl. Dr. Moshé Feldenkrais, *Feldenkrais® Professional Training Program Transcript.* Amherst, Massachusetts, 1981, Week 2, Year 2, 15–18 June 1981, S. 36; Fox 1983.

6 Vgl. »British Passport Palestine«, FFA.

7 Vgl. AI, IFF Archives; Chaim Korngold an Moshé Feldenkrais, 17.10.1935, FFA.

8 Vgl. Frederic Warne & Co., Ltd. an Moshé Feldenkrais, 24.10.1934, FFA.

9 Vgl. Michel Brousse, »A Judo Pioneer in France«, in: Moshé Feldenkrais, *Higher Judo Groundwork.* Edited by Elizabeth Beringer (Berkeley 2010), S. XIII–XIX (im Folgenden als Kurzbeleg angegeben); Moshé Feldenkrais, »Curriculum Vitae«; »Jiu-Jitsu Club de France«, Archiv Musée Curie/Institut Curie.

10 Vgl. Kawaishi an Moshé Feldenkrais, 26.7.19[?], FFA.

11 »Die außergewöhnliche Geschichte«, S. 177.

12 Vgl. Feldenkrais, *Story*, S. 29., FFA.

13 Vgl. ebd., S. 26 ff.

14 Vgl. ebd., S. 86.

15 Ebd., S. 87.

16 Telegramm an Familie Feldenkrais, Tel Aviv, FFA.

17 Vgl. Alex Ancel, »Le Jiu-Jitsu, sport féminin«, *Etre Belle*, FFA.
18 Vgl. F. Joliot-Curie an Chaillet-Bert, 2.4.1936, Archiv Musée Curie/Institut Curie.
19 Vgl. Moshé Feldenkrais, »Curriculum Vitae«; »Jiu-Jitsu Club de France«, Archiv Musée Curie/Institut Curie.
20 Vgl. Feldenkrais, *Story*, S. 163 f., FFA.
21 Vgl. Eyrolles an Monsieur le Ministre du Travail, 16.5.1936, FFA.
22 Vgl. R. H. Hollis, an M. J. Lynch Esq., American Embassy, 17.10.1944, *The National Archives*, PF91541/V1.
23 Vgl. Biquard, S. 21.
24 Vgl. Dr. Moshe Feldenkrais, *Professional Training Program Transcript*, Week 3, 1981, June 23, S. 39.
25 Vgl. Sugimura an Feldenkrais, 10.5.1938, FFA.

11 | AUF DER FLUCHT

1 Vgl. Radvanyi, S. 85 f.; Goldsmith, *Joliot*, S. 73 f.
2 Vgl. Interview mit Arielle Silice-Palucci (2014).
3 Vgl. Goldsmith, *Joliot*, S. 187 f.; Biquard, S. 61, S. 85 f.
4 Vgl. Attest Docteur Henri-René Olivier, 28.8.1939; Attest Docteur Roger Marquinie, 29.8.1939, FFA.
5 Vgl. Feldenkrais, *Story*, S. 95, FFA.
6 Vgl. Maurice Goldsmith, *Sage. A life of J. D. Bernal* (London 1980), S. 125 (im Folgenden als Kurzbeleg angegeben).
7 Vgl. Feldenkrais, *Story*, S. 96 f., FFA.
8 Ebd., S. 97 f.
9 Vgl. ebd., S. 98 f.
10 Max Arthur, *Forgotten Voices of the Second World War*. In Association with the Imperial War Museum (London 2008), S. 50 (im Folgenden als Kurzbeleg angegeben).
11 Feldenkrais, *Story*, S. 99 ff., FFA.
12 Vgl. ebd., 101 ff.
13 Vgl. ebd., S. 37.
14 Vgl. Garet Newell, »Moshe Feldenkrais. A Biographical Sketch of his Early Years«, *The Feldenkrais Journal* (7), Winter 1992, S. 4–9, hier: S. 5 (im Folgenden als Kurzbeleg angegeben).
15 Vgl. Feldenkrais, *Story*, S. 104, FFA.
16 Vgl. Goldsmith, *Joliot*, S. 93.
17 Vgl. Feldenkrais, *Story*, S. 104 ff.
18 Vgl. Université de Bordeaux, Centre National de Recherche Scientifique, Ordre de Mission, 21.6.1940, FFA.
19 Vgl. Feldenkrais, *Story*, S. 107 ff., FFA.

12 | RETTUNG IN DEN *BLITZ*

1 Vgl. Martin Gilbert, *Finest Hour. Winston Churchill 1939–1941* (London 1983), S. 564.

2 Vgl. Feldenkrais, *Story*, S. 109, FFA.

3 Vgl. Arthur, S. 70 f.

4 Vgl. Feldenkrais, *Story*, S. 109 ff., FFA.

5 Vgl. Metropolitan Police, Special Branch, Evan Fraser, 20.12.1948, *The National Archives*, HO 405/14699.

6 Vgl. *Listening to Britain. Home Intelligence Reports on Britain's Finest Hour – May to September 1940*. Edited by Paul Addison and Jeremy A. Crang (London 2011), S. 157 (im Folgenden als Kurzbeleg angegeben).

7 Vgl. Feldenkrais, *Story*, S. 117 f., FFA.

8 Vgl. hierzu: Fred Uhlman, *The Making of an Englishman. Erinnerungen eines deutschen Juden*. Herausgegeben und aus dem Englischen übertragen von Manfred Schmid (Zürich 1998), S. 278 ff.

9 Vgl. Feldenkrais, *Story*, S. 117 ff., FFA.

10 Vgl. Goldsmith, *Bernal*, S. 92 ff.; Solly Zuckerman, *From Apes to Warlords* (London 1988), S. 108 ff.

11 Vgl. Feldenkrais, *Story*, S. 121 f., FFA.

12 Vgl. Goldsmith, *Joliot*, S. 93 ff.

13 Vgl. Feldenkrais, Story, S. 122 ff., FFA.

14 Vgl. Goldsmith, *Joliot*, S. 93.

15 Vgl. Feldenkrais, *Story*, S. 125 ff., FFA.

16 Vgl. hierzu: Addison/Crang, S. 160.

17 Vgl. Feldenkrais, *Story*, S. 128, FFA.

18 Ebd., S. 129 f.

19 Ebd., S. 130.

20 Vgl. AI, IFF Archives.

21 Ebd.

22 Vgl. Feldenkrais, *Story*, S. 128 ff., FFA.

13 | ENTDECKUNGEN IN SCHOTTLAND

1 Vgl. Taylor Downing, *Churchill's War Lab. Code-Breakers, Boffins and Innovators: The Mavericks Churchill Led to Victory* (London 2010), S. 214 f. (im Folgenden als Kurzbeleg angegeben).

2 Vgl. Feldenkrais, *Story*, S. 132, FFA; Interview Garet Newell mit Will (»Bill«) Halliday (1996, unveröffentlicht).

3 Vgl. James Brown, »Report by the Procurator Fiscal at Kilmarnock as to Application for Naturalization by Moshe Feldenkrais«, 9.8.1948, *The National Archives*, HO 405/14699 (im Folgenden als Kurzbeleg angegeben).

4 Vgl. Feldenkrais, *Story*, S. 133 ff., FFA.

5 Vgl. Downing, *War Lab*, S. 216 f.

6 Vgl. »Summary of Experimental Work in Progress in H. M. S. Osprey since September 1939«, *The National Archives*, ADM1/15187; »Royal Navy Personnel Research Committee of the Medical Research Council. ASDIC Sub-committee. Report on a visit to

H. M. A./S. E. E. Fairlie and to H. M. S. Osprey. March 29th–31st, 1943«, *The National Archives*, ADM 298/450.

7 Vgl. Newell, Halliday.

8 Vgl. AI, IFF Archives; Lossin, S. 361.

9 Vgl. Brown, Report.

10 Vgl. hierzu: W. Halliday an The Under Secretary of State, Home Office, 4.8.1948, *The National Archives*, HO 405/14699 c 592153.

11 Vgl. Newell, Halliday.

12 Vgl. ebd.; Moshé Feldenkrais an Home Office, 25.5.1948, *The National Archives*, HO 405/14699; Moshé Feldenkrais, *Practical Unarmed Combat* (London/New York 1942), S. 5 ff. (im Folgenden als Kurzbeleg angegeben).

13 Vgl. Ereziali, Feldenkrais.

14 Vgl. Feldenkrais, *Combat*, S. 7 ff.; Moti Nativ, »Foreword«, in: Moshe Feldenkrais, *HADAKA-JIME. The Core Technique for Practical Unarmed Combat* (Longmont 2009), S. 1–10.

15 »Bild, Bewegung und Schauspieler: das Wiederherstellen von Potentialität (1965)«, Interview: Richard Schechner und Helen Schechner, in: Feldenkrais, *Verkörperte Weisheit*, S. 131–150, hier: S. 134 f. (im Folgenden als Kurzbeleg angegeben).

16 Vgl. Ayal.

17 Moshé Feldenkrais, *Die Entdeckung des Selbstverständlichen*. Deutsche Übertragung von Franz Wurm (Frankfurt a. M. 1987), S. 77 (im Folgenden als Kurzbeleg angegeben).

18 Vgl. ebd.

19 »Bild, Bewegung und Schauspieler«, S. 135.

14 | MOSHÉ ÖFFNET DIE FENSTER

1 Feldenkrais, *Entdeckung*, S. 133.

2 Ebd., S. 22.

3 Ebd., S. 139.

4 Ebd., S. 131 f.

5 Moshé Feldenkrais, *Der Weg zum reifen Selbst. Phänomene menschlichen Verhaltens*. Aus dem Englischen von Dr. Bringfried Schröder (Paderborn 2008), S. 22 (im Folgenden als Kurzbeleg angegeben).

6 Vgl. ebd.

7 Vgl. Moshé Feldenkrais, D. Sc., *Body and Mature Behaviour. A Study of Anxiety, Sex, Gravitation, & Learning* (Berkeley 2005), S. VI.

8 Moshé Feldenkrais, *Judo. The Art of Defence and Attack* (London 1958), S. 11.

9 Vgl. hierzu: Feldenkrais, *Weg*, S. 17 ff.

10 Ebd., S. 23.

11 Dalia Lamdani, »Ha-Guf ve-Ha-Hitnahagut Ha-Bogeret«, *Ha-Aretz*, 24.6.1966, Archiyon Ha-Aretz (im Folgenden als Kurzbeleg angegeben).

12 Ebd.

13 Vgl. Dr. Moshé Feldenkrais, *Feldenkrais® Professional Training Program Transcript.* Amherst, Massachusetts, Week 5, Year 1, 7–11 July 1980, Bonnie Rich Humiston, Editor (Paris/Tel Aviv 2012), S. 128, IFF Archives.

14 Vgl. Lamdani.

15 Ebd.

16 Vgl. ebd.

17 Dr. Moshe Feldenkrais, *Feldenkrais® Professional Training Program.* Amherst, Massachusetts, Week 3, Year 1, 23–27 June 1980, Bonnie Rich Humiston, Editor, S. 128, IFF Archives.

18 Vgl. Interview Garet Newell mit David Boston (unveröffentlicht).

19 Vgl. ebd.

20 Vgl. Dr. Moshé Feldenkrais, *San Francisco Training Transcripts.* Year One. Weeks 1 & 2, June 1975. Edited by Dennis Leri (Paris 1997/2008) S. 144 ff., IFF Archives (im Folgenden als Kurzbeleg angegeben).

21 750820, August 20, 1975 Wednesday morning, IFF Archives.

15 | BELSIZE GROVE NUMMER 8

1 Vgl. Moshé Feldenkrais, *Feldenkrais® Professional Training Program Transcript.* Amherst, Massachusetts, 1981, Week 3, Year 2, 22–25 June 1981, Bonnie Rich Humiston, Editor, Jennifer Lee, Transcriptionist, 24 June 1981 (Paris/Tel Aviv 2004), S. 4, IFF Archives.

2 Vgl. Arielle Silice-Palucci an C. Buckard, 16.6.2014.

3 Vgl. Interview Garet Newell mit Franz Wurm (1990, unveröffentlicht).

4 Vgl. Interview Garet Newell mit Malka Feldenkrais (1990, unveröffentlicht), mit Dank an Claudia Klein (Übersetzung).

5 Vgl. *Feldenkrais® Professional Training Program Transcript.* Amherst, 1980, Week 1, S. 185, IFF Archives.

6 Vgl. Metropolitan Police, Special Branch, Evan Fraser, 20.12.1948, *The National Archives*, HO 405/14699.

7 Vgl. Feldenkrais, *Story*, S. 127, FFA.

8 Vgl. Moshé Feldenkrais, »Curriculum Vitae«, Archiv Musée Curie/Institut Curie.

9 Vgl. »Askarah le-Ariyeh Feldenkrais S'L«, *Ha-Zofeh*, 1.4.1946.

10 Vgl. Feldenkrais, *Story*, S. 188 ff., FFA.

11 Vgl. Interview mit Amnon Meskin (2014); Aharon Meskin an Heinrich Jacoby, 4.10.1937, Archiv der Heinrich-Jacoby/Elsa-Gindler-Stiftung.

12 Vgl. Yehudah Ben-David, Tik Mispar 116, Oved Sadeh »Yair«, *Archiyon Ha-Haganah*, 80/34/116.

13 Moshé Feldenkrais, *Body*, S. VI.

14 Vgl. hierzu: Richard Bowen, »Koizumi Gunji 1885–1965: Judo Master«, in: *Britain and Japan. Biographical Portraits Volume IV.* Edited by Hugh Cortazzi (London 2002), S. 312–322.

15 Vgl. Feldenkrais, *Story*, S. 151 ff., FFA; Dr. Moshe Feldenkrais, *San Francisco Training Transcripts*, Year One, Weeks 3 & 4, June–July 1975 (Paris 1975/2007), S. 85 ff., IFF Archives (im Folgenden als Kurzbeleg angegeben).

16 Vgl. Brousse, S. XVII.
17 Vgl. Gunji Koizumi, »Forword«, in: Feldenkrais, *Higher Judo*, S. VII-VIII.
18 Vgl. Feldenkrais, *Story*, S. 151 f., FFA.
19 Vgl. Newell, Wurm.
20 Interview Garet Newell mit Alison Downes (1999, unveröffentlicht).
21 Vgl. Newell, Boston.
22 Vgl. Feldenkrais, *Story*, S. 152, FFA.
23 Vgl. »Application for a Certificate of Naturalization«, 2.6.1948, *The National Archives*, HO 405/14699.
24 Vgl. Newell, Wurm.
25 Vgl. Yves Kugelmann, »Denken als Bewegung verstehen. Ein Interview mit Franz Wurm«, *Feldenkrais Forum*, (72) 1. Quartal 2011, S. 6–10.
26 Franz Wurm, »Nachbemerkungen zu Moshé Feldenkrais«, in: Moshé Feldenkrais, *Bewußtheit durch Bewegung. Der aufrechte Gang*. Ins Deutsche übertragen und mit einem Nachwort versehen von Franz Wurm (Frankfurt a. M. 1995), S. 241–279, hier S. 246 ff. (im Folgenden als Kurzbeleg angegeben).
27 Ebd., S. 247.
28 Franz Wurm, »Vorbemerkung des Übersetzers«, in: Moshé Feldenkrais, *Das starke Selbst. Anleitung zur Spontanität*. Aus dem Englischen von Franz Wurm (Frankfurt a. M. 2005), S. 7–11, hier S. 8.
29 Vgl. Franz Wurm an Paul Celan, 15.10.1967, in: *Paul Celan. Franz Wurm. Briefwechsel*. Herausgegeben von Barbara Wiedemann in Verbindung mit Franz Wurm (Frankfurt a. M. 1995), S. 105 (im Folgenden als Kurzbeleg angegeben).
30 Vgl. Newell, Feldenkrais, S. 7.
31 Vgl. hierzu: Kugelmann.
32 Wurm, Nachbemerkungen, S. 248.
33 Ebd., S. 248 f.
34 Vgl. Newell, Wurm.
35 Feldenkrais, *Bewußtheit*, S. 128 f.
36 Vgl. Dr. Moshé Feldenkrais, *Feldenkrais® Professional Training Program Transcript*. Amherst, Massachusetts, Week 1, Year 2, 8–11 June 1981, Bonnie Rich Humiston, Editor, Jennifer Lee, Transcriptionist, Week 2, 15 June 1981 (Paris/Tel Aviv 2001), S. 3, IFF Archives.
37 Vgl. »Biographical Notes«, in: *Noa Eshkol. Textile Tales. Wall Carpets*. Editor Ruthi Ofek (Tefen 2010), S. 124.
38 Vgl. Interview mit John Harries (2014); Amnon Danker, *Dan Ben Amotz* (Jerusalem 1992), S. 108 ff.
39 Noa Eshkol, »Preface to the First Edition«, in: Noa Eshkol, *Twenty-Five Lessons by Dr. Moshe Feldenkrais*. Second and entirely revised Edition (Tel Aviv 1976), S. viii.
40 Vgl. Interview Harries.
41 Vgl. Interview mit Dalia Lamdani (2010).
42 Vgl. Lossin, S. 495 ff.
43 Metropolitan Police, Special Branch, Evan Fraser, 20.12.1948, *The National Archives*, HO 405/14699.

1 Vgl. Feldenkrais, *Story*, S. 60, FFA.

2 Vgl. hierzu: *Melnikoff. »The Awakening Judah«. Homage to Avraham Melnikoff. Pioneer of Israeli Sculpture. Sculptures, Drawings, Water-Colours* (Haifa 1982); Tidhar, D. (1961); *Entsiklopedyah le-halutse ha-yishuv u-vonav* (Vol. 11, p. 3803). Retrieved from http://www.tidhar.tourolib.org/tidhar/view/11/3803.

3 Vgl. Feldenkrais, *Story*, S. 62 ff., FFA.

4 Interview Garet Newell mit Betty Tylden (1999, unveröffentlicht).

5 Vgl. Feldenkrais, *Story*, S. 64 ff., FFA.

6 »To Fall in Love ... «, 30.4.1950, FFA.

7 Vgl. Newell, Tylden.

8 Vgl. Newell, Downes; »An interview with Mia Segal«, revision of an interview originally published in *Somatics Magazine* (Autumn/Winter 1985–86), *Somatics Magazine-Journal of the Mind/Body Arts and Sciences* (2014), mit Dank an Mia Segal (im Folgenden als Kurzbeleg angegeben).

9 Vgl. »Al Ha-Rosh«, *Davar*, 27.9.1957, S. 14.

10 Vgl. Segal.

11 Vgl. Interview mit Amos Hetz (Chetz), 2010.

12 Vgl. ebd.; Y. Lapid, »B. G. ossek be-targilei Alexander«, *Maariv*, 29.3.1966, S. 2.

13 Vgl. *Feldenkrais® Professional Training Program Transcript*. Amherst, Massachusetts, 1980, Week 1, Year 1, S. 44, IFF Archives; *Feldenkrais® Professional Training Program Transcript*. Amherst, Massachusetts, Week 2, Year 1 (Paris/Tel Aviv 2007), S. 168, IFF Archives.

14 Vgl. The International Mark Twain Society an Moshé Feldenkrais, 1950, FFA.

15 Feldenkrais, *Entdeckung*, S. 33.

16 Vgl. Norbert Klinkenberg, *Moshé Feldenkrais und Heinrich Jacoby – Eine Begegnung*. Schriftenreihe der Heinrich-Jacoby/Elsa-Gindler-Stiftung Band 1. Zweite Auflage (Berlin 2005), S. 14 f. (im Folgenden als Kurzbeleg angegeben).

17 Feldenkrais, *Entdeckung*, S. 33.

18 Alexander Granach an Heinrich Jacoby, 21.8.1941 (Übersetzung aus dem Englischen), Archiv der Heinrich-Jacoby/Elsa-Gindler-Stiftung.

19 *Elsa Gindler – von ihrem Leben und Wirken. ›Wahrnehmen, was wir empfinden‹*. Textauswahl und Darstellung von Sophie Ludwig. Bearbeitet im Auftrag der Heinrich-Jacoby/Elsa Gindler-Stiftung von Marianne Haag (Hamburg 2002), S. 55.

20 Zitiert nach: Klinkenberg, S. 13.

21 Vgl. ebd., S. 23.

22 Feldenkrais, *Entdeckung*, S. 34.

23 Klinkenberg, S. 55.

24 Ebd.

25 Moshé Feldenkrais, *Die Feldenkraismethode in Aktion. Eine ganzheitliche Bewegungslehre*. Aus dem Amerikanischen von Thomas Kirschner (Paderborn 2006), S. 33 (im Folgenden als Kurzbeleg angegeben).

26 Ebd.
27 Feldenkrais, *Entdeckung*, S. 36.
28 Ebd., S. 37.
29 Vgl. Interview Yuval Meskin.
30 Vgl. ebd.
31 Vgl. Interview mit Lea Wolgensinger (2014).
32 Ebd.

17 | MOSHÉ KEHRT HEIM

1 Vgl. »Oath of Allegiance«, 12.2.1949, *The National Archives*, HO 334/315 c592153.
2 Vgl. Metropolitan Police, Special Branch, Evan Fraser, 20.12.1948, *The National Archives*, HO 405/14699.
3 Vgl. Newell, Feldenkrais; Wurm, Nachbemerkungen.
4 Vgl. Alon Talmi, »First Encounters with Feldenkrais«, *Somatics* 4 (Autumn 1980), S. 60–61; Roman Frister, »Ish shel Guf ve-Nefesh«, 29.8.1989, *Ha-Aretz*, Archiyon Ha-Aretz (im Folgenden als Kurzbeleg angegeben).
5 Ebd.
6 Ebd.
7 Moshé Feldenkrais an Heinrich Jacoby, 17.9.1950, Archiv der Heinrich-Jacoby/Elsa-Gindler-Stiftung (aus dem Französischen übersetzt von Daniel Guthmann).
8 Vgl. Frister.
9 Vgl. Sima Meskin an Heinrich Jacoby, 8.11.1935 u. Moshé Feldenkrais an Heinrich Jacoby, 17.9.1950, Archiv der Heinrich-Jacoby/Elsa-Gindler-Stiftung; »Pesak Dinah shel Noemi Schmid«, *Doar Ha-Yom*, 28.11.1934, S. 1.
10 Vgl. Shabtai, »Hevu li machon ve im en …«.
11 Vgl. »Anashim ve-Mossadot«, *Davar*, 20.9.1950, S. 8; Ofra Aligon, »Mi-Poel Binyan Le-Ish Mada«, *Davar Ha-Shavuah* 41 (1950), S. 8.
12 Vgl. Aviva Lori, »Ha-Ish she-limed et Ben-Gurion la-amod al Ha-Rosh«, *Ha-Aretz*, 11.6.2004, Archiyon Ha-Aretz (im Folgenden als Kurzbeleg angegeben).
13 Vgl. Ernst D. Bergman an Moshé Feldenkrais, Februar 1953, FFA.
14 Interview mit Avraham Baniel (2014).
15 Vgl. Elly D. Friedmann, *Laban Alexander Feldenkrais. Pioniere bewußter Wahrnehmung durch Bewegungserfahrung.* Drei Essays (Paderborn 1997), S. 75–105.
16 Vgl. ebd., S. 86.
17 Vgl. Interview mit Avraham Baniel (2014).

18 | DR. FELDENKRAIS, TEL AVIV

1 Vgl. Interview Amnon Meskin.
2 Vgl. Naor, S. 295 ff.
3 Vgl. Natan Mishori, »Ha-Guf Ha-Sorem«, *Ha-Aretz*, 4.4.1984, Archiyon Ha-Aretz; Shavit, Biger, S. 332; Interview mit Amos Hetz (2010).

4 Werner Kraus, »Scheindel Feldenkrais (1880–1969)«, in: Werner Kraus (Hrsg.), *Moshé Feldenkrais 1904–2004. Zum 100. Geburtstag* (Graz 2004), S. 18–22, hier S. 21.

5 Interview Yuval Meskin.

6 Vgl. Interview Amnon Meskin.

7 Vgl. Interview Yuval Meskin.

8 Vgl. *Al Ha-Mishmar*, 23.4.1952, S. 3 sowie ebd., 26.6.1952, S. 3.

9 Vgl. R. Asrayah, »Pulmus shel lomdei mechol«, *Maariv*, 20.10.1955, S. 2.

10 Vgl. Interview mit Rachel Katznelson (2014).

11 Interview Hetz.

12 Vgl. Interview Katznelson.

13 Interview Yuval Meskin.

14 Vgl. Interview Amnon Meskin.

15 Vgl. 750820, August 20, 1975 Wednesday morning, IFF Archives.

16 Cornelia Berens, »›Sprache und Bewegung sind für mich eins‹. Ein Gespräch mit der Schweizer Feldenkrais-Trainerin Lea Wolgensinger«, *Feldenkrais Forum* (88) 1. Quartal 2015, S. 21–26, ebd., S. 24.

17 Vgl. Interview Yuval Meskin.

18 Vgl. Feldenkrais, *San Francisco Training Transcripts*, Year One, Weeks 3 & 4, June–July 1975, S. 98, IFF Archives.

19 Vgl. Interviews mit Lior Pessach u. Shuka Glotman (2014).

20 Vgl. Interview Katznelson; Ayal.

21 *Awareness through Movement® Lessons from Alexander Yanai*, Volume 1, Part 1, S. 7, IFF Archives.

22 Vgl. Interview mit Chavah Shelhav (2014).

23 Vgl. Interview Katznelson.

24 Vgl. Interview Amnon Meskin.

25 Vgl. Mordechai Ereziali, »Ha-Shitah Ha-Maamidah al Ha-Rosh«, *Ha-Aretz*, 16.10.1957, Archiyon Ha-Aretz.

26 Vgl. ebd.

27 Vgl. Feldenkrais, *Story*, S. 195 f., FFA.

28 Vgl. Interview Amnon Meskin.

29 Vgl. Feldenkrais, *Story*, S. 200 ff., FFA.

30 Vgl. »Sonderprospekt. Internationale Sommer-Akademie des Mozarteums Salzburg«, Archiv der Heinrich-Jacoby/Elsa-Gindler-Stiftung.

31 Vgl. ebd.

32 Vgl. »Cours International de Direction d'Orchestre Igor Markevitch, Information Bulletin«, Februar 1956, FFA.

33 Vgl. Feldenkrais, *Story*, S. 203 ff., FFA.

34 Vgl. 750818, August 18,1975 Monday morning, IFF Archives.

35 Vgl. Moshé Feldenkrais an Heinrich Jacoby, 13.8.1956, Archiv der Heinrich-Jacoby/Elsa-Gindler-Stiftung.

36 Vgl. Moshé Feldenkrais an Heinrich Jacoby, 16.10.1952, Archiv der Heinrich-Jacoby/Elsa-Gindler-Stiftung.

37 Vgl. Moshé Feldenkrais an Heinrich Jacoby, 31.1.1956; Heinrich Jacoby an Moshé Feldenkrais, 17.4.1956, Archiv der Heinrich-Jacoby/Elsa-Gindler-Stiftung.

38 Vgl. Moshé Feldenkrais an Heinrich Jacoby, 30.4.1956, Archiv der Heinrich-Jacoby/Elsa-Gindler-Stiftung.

19 | MOSHÉS GROSSER PLAN

1 Vgl. »Headman's Headstand«, *LIFE*, 30.9.1957; »Al Ha-Rosh«, *Davar*, 27.9.1957, S. 14.

2 Vgl. K. Shabtai, »Ha-ish she Yaamidnu al ha-rosh«, *Davar*, 20.2.1959, S. 7.

3 *Feldenkrais® Professional Training Program Transcript.* Week 3, 1981, June 24, S. 26 ff.

4 Vgl. Ben Dor; Kurzman, S. 398 f.; »Ha-Moreh shel B. G.«, *Maariv*, 20.9.1957, S. 8.

5 Vgl. »Na-im Smirot«, *Maariv*, 13.5.1960, S. 11.

6 Vgl. S. Ayal, »Parlor be-Sde Boker«, *Cherut*, 15.10.1957, S. 2; M. Meisles, »Torat Ha-Tium«, *Maariv*, 13.10.1957, S. 3.

7 Vgl. Ben Dor; vgl. Moshé Feldenkrais, »Bewegung und Geist«, Interview: Will Schutz, in: Feldenkrais, *Verkörperte Weisheit*, S. 221–232, hier: S. 229 ff.

8 Vgl. Lishkat Nassi Ha-Medinah an Moshé Feldenkrais, 24.11.58, FFA.

9 Reuven Yigolski an Ben-Gurion, 8.5.1957, The Ben Gurion Archives.

10 Vgl. »Al Ha-Rosh«, *Davar*, 27.9.1957, S. 14.

11 Vgl. BG Diaries, 11.5.1957, The Ben Gurion Archives.

12 Ben-Gurion an Reuven Yigolski, 13.5.1957, The Ben Gurion Archives.

13 Vgl. Shabtai, »Hevu li machon ve im en ...«.

14 Segal.

15 Ebd.

16 Vgl. Feldenkrais, *Entdeckung*, S. 30.

17 Vgl. Shabtai, »Hevu li machon ve im en ...«.

20 | NEW YORK, NEW YORK

1 Vgl. Naor, S. 314 f.

2 Michael Bar-Zohar, *Ben-Gurion* (Tel Aviv 1977), S. 1420 f.

3 »To Whom It May Concern«, 28.8.1958, The Ben-Gurion Archives.

4 Vgl. Shabtai, »Hevu li machon ve im en ...«; Ayal; Moshé Feldenkrais an Ben-Gurion, 25.12.1958 u. BG Diaries, 18.11.1957, The Ben-Gurion Archives.

5 Vgl. Moshé Feldenkrais an Ben-Gurion, 25.12.1958, The Ben-Gurion Archives.

6 Vgl. Teddy Kollek an Ben-Gurion, 25.11.1958, The Ben-Gurion Archives.

7 Vgl. Moshé Feldenkrais an Ben-Gurion, 25.12.1958, The Ben-Gurion Archives.

8 Vgl. Shabtai, »Hevu li machon ve im en ...«.

9 Vgl. Jack H. Hofkoch an Howard A. Ruck, »Memorandum«, 30.12.1958, The Ben-Gurion Archives (im Folgenden als Kurzbeleg angegeben).

10 Vgl. Shabtai, »Hevu li machon ve im en ...«.

11 Vgl. ebd.

12 »Memorandum«, 30.12.1958.

13 Shabtai, »Hevu li machon ve im en …«.

14 Vgl. ebd.

15 Vgl. BG Diaries, 12.3.1959, The Ben-Gurion Archives; Shlomo Shamgar, »Feldenkrais meruzeh mi-BG«, *Yediot Acharonot*, 19.1.1959. Vgl. hierzu auch: Moshé Cohen-Gil, *Ha-Israelim she-bikshu Lerape et Ha-Olam* (Jerusalem 2013), S. 61.

16 Vgl. M. Sadinski, »Dr. Feldenkrais mu-amad le-nihul beit hachlama be-Neve Ilan«, *Maariv*, 28.8.1961, S. 11.

17 Vgl. Ayal; Interview mit Avraham Baniel (2014).

18 Hada Boshem, »Dr. Feldenkrais ve-merayenav be-hitmodedut Judo«, *Ha-Aretz*, 13.12.1965, Archiyon Ha-Aretz.

19 Interview mit Yuval Meskin (2014).

20 Vgl. ebd.

21 Vgl. »Ben-Gurion ya-atz le-nassi Kennedy lehitrapeh etzel Feldenkrais«, *Maariv*, 9.7.1961, S. 1; »Ben-Gurion lo himlitz le-Kennedy al tipul etzel Dr. Feldenkrais«, *Davar*, 11.7.1961, S. 2; Eitan Benzur, »Feldenkrais muchan lerapeh et Kennedy«, *Maariv*, 3.9.1961, S. 3.

22 Vgl. »Hachanot le-massah«, *Maariv*, 26.11.1961, S. 4.

23 Vgl. »Ganvu 31.000 Lirot mi-Dr. Feldenkrais«, *Ha-Aretz*, 28.11.1964, Archiyon Ha-Aretz; »Nignevah mechonat haklatah mi-Dr. Feldenkrais«, *Maariv*, 16.5.1960, S. 11.

24 Vgl. »Kongress beinle-umi Rishon le-hafagat Ha-Metichut Ha-Nefshit«, *Davar*, 31.7.1959, S. 11.

25 Moshé Feldenkrais, »Geist und Körper«, in: Feldenkrais, *Verkörperte Weisheit*, S. 55–74, hier S. 74.

26 Vgl. *Feldenkrais® Professional Training Program Transcript*. Week 2, 1980, S. 3, IFF Archives.

27 Vgl. »Al-da ve-al ha«, *Davar*, 25.10.1960, S. 4.

28 Vgl. »Ben Gurion mekim ›Mossad le-tium Ha-Guf ve-Ha-Ruach‹«, 24.1.1961, *Yedioth Acharonot*.

29 Vgl. »Ha-Otzer: ›Ha-Machon shel Feldenkrais lo yekabel s-chuyot, mifal me-ushar‹«, *Ha-Aretz*, 8.7.1964; »Ha-s-chuyot she-huanaku le-Machon Feldenkrais«, *Ha-Aretz*, 23.7.1964, Archiyon Ha-Aretz.

30 Vgl. »Lo nitan maamad shel ›mifal me-ushar‹ le-Dr. Feldenkrais«, *Maariv*, 8.7.1964, S. 22.

31 Vgl. BG Diaries, 30.3.1968, The Ben-Gurion Archives.

32 Vgl. Moshé Feldenkrais, »Curriculum Vitae«, Archiv Musée Curie/Institut Curie.

33 Franz Wurm, »Man or Monster? The Videotape Image of Moshe/Response«, *International Feldenkrais Federation* (May 1994), S. 31–33, hier S. 32.

21 | DIE ERSTEN DREIZEHN STUDENTEN

1 Vgl. Moshé Feldenkrais, *Prakim be-Shitati* (Tel Aviv 2012).

2 Vgl. Moshé Feldenkrais, *Shichlul Ha-Yecholet. Halacha u-Ma-asseh* (Tel Aviv 2013).

3 Vgl. Franz Wurm an Paul Celan, 3.10.1967; Paul Celan an Franz Wurm, 17.10.1967, in: *Celan Wurm*, S. 100 f., S. 106, S. 250.

4 Jacques Mousseau, »Moshé Feldenkrais: Je n'ai pas un système, je fais avec chacun du

travail sur mesure«, Archiv Musée Curie/Institut Curie (im Folgenden als Kurzbeleg angegeben).

5 Vgl. *die Nachlese*. Publikationen des deutschschweizerischen Radios. »Die Muskulatur der Seele, Moshé Feldenkrais« (gesendet am 19. Januar 1968); »Shitat Feldenkrais be-radio Ha-Schwejzari«, *Ha-Aretz*, 23.1.1969; Tamar Maros, »Osseh Ha-Nifla-ot«, *Mosaf Ha-Aretz*, 5.3.1971, Archiyon Ha-Aretz.

6 Interview mit Dalia Lamdani (2010).

7 Ebd.

8 Vgl. Sarah Leibovitz-Dor, »Yeldei Feldenkrais«, *Musaf Chadashot*, 5.11.1993, S. 36–37, 39, 42, 78, hier S. 39 (im Folgenden als Kurzbeleg angegeben).

9 Vgl. ebd.

10 Vgl. Interview mit Michal Lamdani (2014).

11 Vgl. Leibovitz-Dor, S. 39.

12 Mousseau (aus dem Französischen übersetzt von Daniel Guthmann).

13 Vgl. Leibovitz-Dor, S. 36; »Metah Sheindel Feldenkrais«, *Ha-Aretz*, 24.6.1969, Archiyon Ha-Aretz; Interview mit Chavah Shelhav (2014).

14 Vgl. Tikvah Weinstock, »Bat shmonim le-ziyur«, *Maariv*, 13.7.1962, S. 20; »Wizo Tel Aviv takes pleasure in inviting you to the Opening of an Exhibition of Paintings by Sheindel Feldenkrais«, 28.5.1972, FFA.

15 Vgl. Interview mit Ruthy Alon (2010).

16 Vgl. ebd.

17 Leibovitz-Dor, S. 39.

18 Vgl. Kaetz, S. 126.

19 Leibovitz-Dor, S. 42.

20 Ebd.

21 Interview mit Chavah Shelhav (2014).

22 Vgl. Paul Doron Doroftei an C. Buckard, Oktober 2014 (im Folgenden als Kurzbeleg angegeben).

23 Feldenkrais, *Bewußtheit*, S. 19.

24 Doroftei.

25 Ebd.

26 Ebd.

27 Vgl. Moshé Feldenkrais an Noa Eshkol, 24.9.1970, Archiyon Noa Eshkol; *San Francisco Training Transcripts*, Year One, Weeks 3 & 4, S. 81 f., IFF Archives.

28 Leibovitz-Dor, S. 42.

29 Interview mit Ruthy Alon (2010).

30 Vgl. Interview Lamdani.

31 Vgl. Leibovitz-Dor, S. 78; vgl. Ruthy Alon an C. Buckard, 16.2.2014.

22 | IN DIE WELT HINAUS

1 Vgl. A. Dolev, »Rak 600 mishpachot yatzu mi-Mitzrayim – to-en B. G.«, *Maariv*, 13.5.1960, S. 2; »Ben-Gurion yozi 10 krachei sichronot«, *Davar*, 11.2.1972, S. 3;

»Wizo Tel Aviv takes pleasure in inviting you to the Opening of an Exhibition of Paintings by Sheindel Feldenkrais«, 28.5.1972, FFA; »Ha-Nefesh she-meachorei Ha-Masecha«, *Maariv*, 28.2.1960, S. 3.

2 Vgl. S. Yoeli, »Ha-Memshalah shagtah be-hashayat sichot Yearing«, *Davar*, 18.9.1970, S. 9.

3 Vgl. Feldenkrais, *Story*, S. 207 ff., FFA.

4 Vgl. Mia Segal an C. B., 14.6.2014.

5 Vgl. »Bild, Bewegung und Schauspieler«.

6 Vgl. J. Michael Miller an Moshé Feldenkrais, 29.11.1971, FFA.

7 Vgl. Nurit Arad, »Ve-ahavat le-re' acha nusach Kalifornia«, *Davar*, 26.7.1971, S. 9.

8 Vgl. Feldenkrais, »Bewegung und Geist«, S. 221.

9 Vgl. Linda Sargent Wood, *A more perfect Union. Holistic Worldviews and the Transformation of American Culture after World War II* (Oxford 2010), S. 174 ff.; vgl. hierzu auch: Marion Goldman, *The American Soul Rush. Esalen and the Rise of Spiritual Privilege* (New York 2012); Jeffrey J. Kripal, *America and the Religion of No Religion* (Chicago 2007).

10 Vgl. Ida P. Rolf an Moshé Feldenkrais, 6.8.1971, FFA.

11 Vgl. Feldenkrais, Vorderhirn, S. 244.

12 Peter Brook, 15.2.1978, FFA (aus dem Französischen übersetzt von Daniel Guthmann).

13 Vgl. Chaviv Kanaan, »M. Feldenkrais husman letapel be-kshishei Kolombia Ha-Britit«, *Ha-Aretz*, 23.4.1974, Archiyon Ha-Aretz.

14 Vgl. »First International Symposium on Non-Verbal Aspects & Techniques of Psychotherapy«, FFA.

15 »Shitat Feldenkrais be-radio Ha-Schwejzari«, *Ha-Aretz*, 23.1.1969, Archiyon Ha-Aretz.

16 Vgl. »Me-zi-im leshader shiurei hitamlut lefi shitat Feldenkrais«, *Ha-Aretz*, 26.2.1969, Archiyon Ha-Aretz.

17 Interview Yuval Meskin; »Sha-at Kosher – im Dr. Moshé Feldenkrais«, Galei Tzahal, Privatarchiv Paul Doron Doroftei (im Folgenden als Kurzbeleg angegeben).

18 Vgl. Wurm, Response, S. 31.

19 Interview Yuval Meskin.

20 »Sha-at Kosher – im Dr. Moshé Feldenkrais« (On the Back, tilt the legs to the side), Archiv Doron Doroftei.

21 Interview Yuval Meskin.

22 Vgl. Amnon Rubinstein, »Navi be-Ir acheret«, *Musaf Ha-Aretz*, 10.10.1975, Archiyon Ha-Aretz; 750806, August 6, 1975, Wednesday morning, IFF Archives (im Folgenden als Kurzbelege angegeben).

23 Vgl. Rubinstein.

24 Vgl. 750806, August 6, 1975, Wednesday morning, IFF Archives.

25 Vgl. Rubinstein.

26 750806, August 6, 1975, Wednesday morning, IFF Archives.

27 Feldenkrais, *Dschungel*, S. 66.

28 Interview mit Carl Ginsburg (2014).

29 Interview mit Roger Russell.

30 Interview Yuval Meskin.

31 Vgl. *Feldenkrais® Professional Training Program Transcript.* Week 2, 1980, S. 127 f., IFF Archives; Interview Rachel Elazar (2014).

32 Vgl. »Feldenkrais Book List (as given 8-21-75)«, FFA.

33 Vgl. Interviews mit Lea Wolgensinger und Anna Triebel Thome (2014), Jerry Karzen, »Memories of Moshe Feldenkrais«, *International Feldenkrais Federation* (May 1994), S. 35; Franz Wurm an Paul Celan, 20.10.1967, in: *Celan Wurm*, S. 107 f.

34 Vgl. Jay Haley, *Typisch Erickson. Muster seiner Arbeit.* Aus dem Amerikanischen von Theo Kierdorf in Zusammenarbeit mit Hildegard Höhr (Paderborn 1996), S. 17–25; Jeffrey K. Zeig, *Einzelunterricht bei Erickson. Hypnotherapeutische Lektionen bei Milton H. Erickson.* Aus dem Amerikanischen von Martina Lesch (Heidelberg 2002), S. 25–31.

35 Vgl. Feldenkrais, *Story*, S. 147 ff., FFA.

36 Vgl. ebd.

23 | EIN GURU WIDER WILLEN

1 Vgl. ebd.

2 Interview Amos Hetz.

3 Vgl. AI, IFF Archives; »Col Massa-ot Feldenkrais«, 6.12.1971, Archiyon Maariv.

4 Interview mit Anna Triebel Thome (2010).

5 Vgl. *From the Archive Volume 1, Moshé Feldenkrais Rotterdam 1976*, 17.11.1976 (Audio), IFF Archives.

6 Noemi Shemer, »Mi Ayef?«, *Davar*, 10.12.1976, S. 14.

7 *San Francisco Training Transcripts*, June 1975, S. 317, IFF Archives.

8 Vgl. Interview mit Eilat Almagor (2014).

9 Vgl. Interview mit Garet Newell (2014).

10 Interview mit Anna Triebel Thome (2014).

11 Vgl. hierzu: Amherst Videotapes, IFF Archives; Interviews Wolgensinger, Newell, Triebel Thome, Almagor, Elazar, Hetz, Russell.

12 *Feldenkrais® Professional Training Program Transcript.* Week 3, Year 1, 1980, S. 64, IFF Archives.

13 Vgl. *Feldenkrais® Professional Training Program Transcript.* Week 3, Year 2, 1981, S. 92 ff., IFF Archives.

14 Ebd., S. 28.

15 Interview Lamdani.

16 *Feldenkrais® Professional Training Program Transcript.* Week 1, Year 1,1980, S. 38., IFF Archives.

17 Interview Wolgensinger.

18 Ebd.

19 Wurm, Reponse, S. 32.

20 Vgl. Interview Wolgensinger.

21 Vgl. Wurm, Reponse, S. 32.

22 Vgl. Interview Wolgensinger.

23 Vgl. Newell, Wurm.

1 Vgl. *Feldenkrais® Professional Training Program Transcript.* Week 2, Year 1, 1980, S. 103, IFF Archives.
2 »Ha-Mavet ba le-Dr. Feldenkrais«, *Ha-Aretz*, 5.7.1984, Archiyon Ha-Aretz.
3 Vgl. Interview mit Jeremy Krauss (2014).
4 Interview Yuval Meskin.
5 Vgl. Interviews mit Jeremy Krauss u. Chavah Shelhav.
6 Vgl. Gerda Alexander an Moshé Feldenkrais, 6.12.1982, FFA.
7 Vgl. Moshé Feldenkrais an Chaim Yisraeli, o. D.; Teddy Kollek an Moshé Feldenkrais, 16.8.1979, FFA.
8 Vgl. Interview Jeremy Krauss.
9 Vgl. Edit Neeman, »Feldenkrais ve-shlichav al adamot«, *Shvu-on Yedioth Acharonot*, 22.7.1983, S. 20 f., 55 (im Folgenden als Kurzbeleg angegeben).
10 Interview Wolgensinger.
11 Vgl. Interview mit Michal Shoshani (2014); Notiz Noa Eshkol, FFA.
12 Vgl. Neeman.
13 Vgl. Interviews mit Lea Wolgensinger u. Chavah Shelhav.
14 Interview Yuval Meskin.
15 Vgl. J. G. Rees an Moshé Feldenkrais, 28.11.1983, FFA.
16 Interview Baniel.
17 Interview Alon.
18 Vgl. Lori.
19 Vgl. Interview Yuval Meskin.
20 Vgl. Interview Krauss.
21 Vgl. Lori.
22 Vgl. Interview Yuval Meskin; Todesanzeige, *Maariv*, 3.7.1984, S. 14.
23 Vgl. Interview Yuval Meskin.

EPILOG

1 Vgl. hierzu auch: *Zuerst bin ich im Kopf gegangen & andere Feldenkrais-Geschichten.* Hrsg. von Uta Ruge und Sylvia Weise (Karlsruhe 2007); Lea Wolgensinger, *Dimitri steht auf. Lernen-Bewegen-Heilen: Feldenkrais* (Zürich 2014).
2 Interview mit Doron Friedman (2013).
3 Vgl. ebd.
4 (Publikationslisten zu wissenschaftlichen Untersuchungen der Methode finden sich z. B. unter: http://feldenkrais-method.org/en/biblio; http://www.feldscinet.org/; http://www.feldenkrais-foerderverein.de/index.php?option=com_content&view=article&id=58&Itemid=55).

Zeittafel

1904–1919

Moshé Pinchas Feldenkrais wird am 6. Mai 1904 in Slawuta, Ukraine, als Sohn von Ariyeh und Sheindel Feldenkrais geboren. Nach dem Umzug nach Kremenez lässt sich die Familie schließlich in Baranowicze (heute Weißrussland) nieder.

1919–1930

Moshé Feldenkrais verlässt Baranowicze im Alter von knapp fünfzehn Jahren und macht sich auf den Weg nach Palästina. Bis 1930 lebt er in Tel Aviv, arbeitet auf Baustellen, als Nachhilfelehrer und Landvermesser. 1929 erscheint Feldenkrais' hebräische Übersetzung von C. H. Brooks' *The Practice of Autosuggestion, by the method of Émile Coué,* der er eigene Texte hinzufügt hat. Er tritt der jüdischen Selbstverteidigungsorganisation Haganah bei, lernt für den Straßenkampf Jiu-Jitsu und entwickelt eigene Griffe und Bewegungsabläufe dieser Kampfmethode. Aufgrund dieser Erfahrungen schreibt er das Buch *Jiu-Jitsu ve-Haganah Atzmit,* das 1931 erscheint. Ende der zwanziger Jahre erleidet Feldenkrais beim Fußballspiel einen Unfall, dessen Spätfolgen zur Entwicklung seiner späteren Lernmethode führen werden.

1930–1940

Ab Herbst 1930 studiert Moshé Feldenkrais in Paris Ingenieurwissenschaften, schließt das Studium 1933 ab und beginnt im

Sommer desselben Jahres als Promotionsstudent Frédéric Joliot-Curies im Radium-Institut zu arbeiten. 1933 eröffnet Feldenkrais den Jiu-Jitsu Club de France und lernt den Begründer des Judo, Jigoro Kano, kennen. In Kanos Auftrag gibt Mikinosuke Kawaishi Feldenkrais Judo-Unterricht. Auf Wunsch Kanos wird Feldenkrais Judo-Botschafter in Paris. 1935 erscheint sein Buch *Manuel pratique de jiu-jitsu, la défense du faible contre l'agresseur* mit einem Vorwort Kanos. Drei Jahre später erscheint Feldenkrais' *ABC du Judo*. Beide Bücher werden Bestseller. Von 1939 bis 1940 arbeitet Feldenkrais im Auftrag des Militärs für Paul Langevins Anti-U-Boot-Forschungsabteilung.

1940–1950

Nach dem deutschen Angriff auf Frankreich fliehen Moshé Feldenkrais und seine Frau Yona nach Großbritannien, wo sie am 27. Juni 1940 ankommen. Feldenkrais wird Wissenschaftsoffizier in der Anti-U-Boot-Forschungsabteilung der Admiralität, im schottischen Fairlie. Dort gibt er Judo-Unterricht und beginnt nach einer neuerlichen Knieverletzung die Entwicklung seiner Lernmethode. 1941 veröffentlicht er das Handbuch *Practical Unarmed Combat*. Im November 1945 wird Feldenkrais an der Sorbonne der Titel »Ingénieur-Docteur« verliehen. Am 12. Februar 1949 wird Feldenkrais britischer Staatsbürger. Im selben Jahr erscheint sein Buch *Body & Mature Behaviour*, in dem Feldenkrais erstmals seine Forschungsergebnisse und Thesen zusammenfasst. Feldenkrais freundet sich mit dem Dichter Franz Wurm an und gibt Unterricht im Londoner Budokwai. 1950 trifft er in Zürich zum ersten Mal Heinrich Jacoby.

1950–1971

1950 geht Feldenkrais wieder zurück nach Israel, wo er zunächst für die Forschungsabteilung des Militärs arbeitet. 1951 erscheint in Frankreich sein Buch *Judo pour ceintures noires. Le travail à terre*. Ab 1953 arbeitet Feldenkrais als Lehrer in Tel Aviv. Ende 1956 beginnt der von Schmerzen geplagte David Ben-Gurion bei Feldenkrais Unterricht zu nehmen, im September des folgenden Jahres gehen Fotos des auf dem Kopf stehenden israelischen Premierministers um die Welt. 1967 veröffentlicht Feldenkrais sein Buch *Bewusstheit durch Bewegung*, das 1968 erstmals in Deutschland erscheint. 1969–71 bildet Feldenkrais in Tel Aviv dreizehn Frauen und Männer zu Lehrern seiner Methode aus.

1971–1984

1971 unterrichtet Feldenkrais an der Universität von New York, es folgen zahllose Vorträge, Kurse und Workshops (u. a. mit Theaterregisseur Peter Brook), teilweise auch auf Einladung von Universitäten und Regierungsstellen in den USA und Kanada. Im Juli 1975 beginnt sein erster von insgesamt drei Sommerkursen in San Francisco, wo Feldenkrais weitere Lehrer seiner Methode ausbildet, immer unterbrochen durch weitere Reisen durch die USA und Westeuropa. 1978 erscheint sein Buch *Abenteuer im Dschungel des Gehirns. Der Fall Doris*. Im Juni 1980 beginnt Feldenkrais seine auf drei Sommer ausgelegte Ausbildung im amerikanischen Amherst. 1981 erscheint sein Buch *Die Entdeckung des Selbstverständlichen*. Ende September desselben Jahres erleidet Feldenkrais in Zürich einen Zusammenbruch, wird operiert, fliegt entgegen ärztlichen Rats bald darauf nach Tel Aviv zurück, beginnt wieder zu arbeiten und erleidet in Folge mehrere Schlaganfälle. Am 1. Juli 1984 stirbt Moshé Feldenkrais in seiner Tel Aviver Wohnung. Sein während der Londoner Jahre begonnenes Werk *Das starke Selbst* erscheint erstmals 1985.

Literatur

WERKE VON MOSHÉ FELDENKRAIS (AUSWAHL)

Abenteuer im Dschungel des Gehirns. Der Fall Doris. Deutsche Übertragung von Franz Wurm (Frankfurt a. M. 1977).

Bewußtheit durch Bewegung. Der aufrechte Gang. Ins Deutsche übertragen und mit einem Nachwort versehen von Franz Wurm (Frankfurt a. M. 1978).

Das starke Selbst. Anleitung zur Spontaneität. Aus dem Englischen von Franz Wurm (Frankfurt a. M. 1989).

Der aufrechte Gang. Verhaltensphysiologie oder Erfahrungen am eigenen Leib mit zwölf exemplarischen Lektionen. Aus dem Englischen von Franz Wurm (Frankfurt a. M. 1968).

Der Weg zum reifen Selbst. Phänomene menschlichen Verhaltens. Aus dem Englischen von Dr. Bringfried Schröder (Paderborn 1994).

Die Entdeckung des Selbstverständlichen. Deutsche Übertragung von Franz Wurm (Frankfurt a. M. 1985).

Die Feldenkraismethode in Aktion. Eine ganzheitliche Bewegungslehre. Aus dem Amerikanischen von Thomas Kirschner (Paderborn 1990).

HADAKA-JIME. The Core Technique for Practical Unarmed Combat (Longmont 2009).

Higher Judo Groundwork. Edited by Elizabeth Beringer (Berkeley 2010).

Judo. The Art of Defence and Attack (London 1958).

Schulheft. Eine Spurensuche. Herausgegeben von Kersten Rath & Elisabeth Gruber (Graz 2011).

Verkörperte Weisheit. Gesammelte Schriften. Herausgegeben von Elizabeth Beringer. Aus dem Englischen von Christine Mauch (Bern, 2013).

VERWENDETE UND WEITERFÜHRENDE LITERATUR (AUSWAHL)

Aldor, Gaby, *Wie tanzt nun ein Kamel? Die Geschichte der Ornstein-Familie und die Erfindung des modernen israelischen Tanztheaters.* Aus dem Hebräischen von Liliane Meilinger (Wien 2012).

Arthur, Max, *Forgotten Voices of the Second World War.* In Association with the Imperial War Museum (London 2008).

Bar-Zohar, Michael, *Ben-Gurion* (Tel Aviv 1977).

Berger, Jacob Solomon (Hg.), *The Baranowich Memorial Book* (New Jersey 2012).

Biquard, Pierre, *Frédéric Joliot-Curie. The Man and his Theories.* Translated by Geoffrey Strachan (London 1965).

Buckard, Christian, *Arthur Koestler. Ein extremes Leben 1905–1983* (München 2013).

Cohen-Gil, Moshé, *Ha-Israelim she-bikshu lerape et Ha-Olam* (Jerusalem 2013).

Downing, Taylor, *Churchill's War Lab. Code-Breakers, Boffins and Innovators: The Mavericks Churchill Led to Victory* (London 2010).

Edelstein, Rabbi Berl, *Schabbatnachmittage im Obstgarten. Zerbrochene Welten meiner chassidischen Kindheit.* Aus dem Amerikanischen von Mirjam Triendl, Ursula Bosselmann, Monika Sättler, Liselotte Tegtmeier und Stefan Hass (Wien, Köln, Weimar 1999).

Friedmann, Elly D., *Laban Alexander Feldenkrais. Pioniere bewußter Wahrnehmung durch Bewegungserfahrung.* Drei Essays (Paderborn 1997).

Ginsburg, Carl (with contributions by Lucia Schuette-Ginsburg), *The intelligence of moving bodies. A somatic view of life and its consequences* (Santa Fe 2010).

Goldsmith, Maurice, Frédéric *Joliot-Curie. A Biography* (London 1976).

Haley, Jay, *Typisch Erickson. Muster seiner Arbeit.* Aus dem Amerikanischen von Theo Kierdorf in Zusammenarbeit mit Hildegard Höhr (Paderborn 1996).

Kaetz, David, *Making Connections. Roots and Resonance in the Life and Teachings of Moshe Feldenkrais.* Second expanded Edition (Hornby Island 2014).

Klinkenberg, Norbert, *Moshé Feldenkrais und Heinrich Jacoby. Eine Begegnung.* Schriftenreihe der Heinrich-Jacoby/Elsa-Gindler-Stiftung Band 1. Zweite Auflage (Berlin 2005).

Kraus, Werner (Hg.), *Moshé Feldenkrais 1904–2004. Zum 100. Geburtstag* (Graz 2004).

Leri, Dennis, *Kopfmöbel. Über einige grundlegende Elemente der Feldenkrais-Methode.* Übersetzung und Literaturhinweise von Uta Ruge (o. O. 1997).

Ludwig, Sophie, *Elsa Gindler-von ihrem Leben und Wirken. ›Wahrnehmen, was wir empfinden‹.* Bearbeitet im Auftrag der Heinrich-Jacoby/Elsa Gindler-Stiftung von Marianne Haag (Hamburg 2002).

Murata, Naoki (Hg.), *Mind over Muscle. Writings from the Founder of Judo Jigoro Kano.* With a foreword by Yukimitsu Kano, President of Kodokan. Translated by Nancy H. Ross (New York 2013).

Naor, Mordecai, *Eretz Israel. Das 20. Jahrhundert.* Übersetzung aus dem Hebräischen: Miriam Magall (Köln 1998).

Peters, Angelika/Sieben, Irene, *Das große Feldenkrais Buch* (Kreuzlingen/München 2008).

Radvanyi, Pierre, *Die Curies. Eine Dynastie von Nobelpreisträgern* (Heidelberg 2003).

Ruge, Uta/Weise, Sylvia (Hg.) *Zuerst bin ich im Kopf gegangen & andere Feldenkrais-Geschichten* (Karlsruhe 2007).

Russell, Roger (Hg.), *Feldenkrais im Überblick. Über den Lernprozeß der Feldenkrais-Methode* (Paderborn 2004).

Shavit, Yaakov/Biger, Gideon, *Ha-Historya shel Tel Aviv. Mi-Shchunot la-Ir (1909–1936)* (Tel Aviv 2001).

Sperber, Manés, *Die Wasserträger Gottes. All das Vergangene …* 5. Aufl. (München 1983).

Triebel Thome, Anna, *Feldenkrais. Bewegung – ein Weg zum Selbst. Einführung in die Feldenkrais-Methode mit Übungs-CD* (Paderborn 2002).

Troller, Georg Stefan, *Selbstbeschreibung* (Hamburg 1988).

Wiedemann, Barbara, in Verbindung mit Franz Wurm (Hg.), *Paul Celan. Franz Wurm. Briefwechsel.* (Frankfurt a. M. 1995).

Wolgensinger, Lea, *Dimitri steht auf. Lernen-Bewegen-Heilen: Feldenkrais* (Zürich 2014).

Dank

Das vorliegende Buch, die erste Feldenkrais-Biographie überhaupt, ist das Ergebnis glücklicher Umstände: Nachdem ich bereits einige Jahre Nachforschungen zu Feldenkrais' Leben angestellt hatte, erreichte mich in einem Tel Aviver Café, unweit von Moshés früherer Wohnung, aus sehr heiterem Himmel eine Anfrage meiner Agentin Aenne Glienke, die gleich mir davon überzeugt war, dass es Zeit für eine Feldenkrais-Biographie ist. Anschließend holte Aenne Glienke meine Lektorin Kathrin Liedtke vom Berlin Verlag mit ins Boot. Und deswegen gibt es dieses Buch.

Keine Biographie entsteht einhändig in der einsamen Dachstube. Sie ist immer das Ergebnis jahrelanger Detektivarbeit. Und wie jeder Detektiv, so ist auch der Biograph auf »Informanten« angewiesen: auf Menschen, die sich bereit erklären, aus ihrem Leben zu erzählen, die dem Biographen bislang unveröffentlichtes, mitunter auch privates Archivmaterial zur Verfügung stellen, ihn auf Quellen aufmerksam machen und ihn wiederum vertrauensvoll auf weitere »Informanten« verweisen.

Mein besonderer Dank gilt Arielle Silice-Palucci und Ziporah Mendel-Silice, die mir bislang unveröffentlichtes Material aus dem Archiv der Feldenkrais-Familie (FFA) bedingungslos zur Verfügung gestellt haben. Unverzichtbar war ebenfalls die Hilfe von Jenni Evans, George Krutz und Allegra Heidelinde, die mir Zugang zu unveröffentlichtem Material aus den Archiven der International Feldenkrais Federation (IFF) ermöglicht haben.

Die Türen zu ihren privaten Feldenkrais-Archiven öffneten mir Garet Newell und Paul Doron Doroftei. Für zahllose ermutigende Gespräche im Kaffeehaus und für ihr unverzichtbares Feldenkrais-Lektorat des Buchs danke ich Uta Ruge. Für die sehr gründliche Endredaktion des Manuskripts danke ich Boris Heczko. Ebenso danke ich Amos Hetz für unsere langen und kurzweiligen Gespräche in Berlin und Jerusalem. Lea Wolgensinger danke ich für ihr so persönliches Nachwort zu Feldenkrais' Lebensgeschichte. Und da die Detektivarbeit im vorliegenden Fall notwendigerweise die ganze Person des Biographen einschließt, danke ich natürlich auch meinen Feldenkrais-LehrerInnen Monika Praxmarer, Sylke Hofmann und Antek Freitag für ihren Unterricht in »Bewusstheit durch Bewegung« beziehungsweise »Funktionaler Integration«.

Stellvertretend für alle weiteren Menschen, die mich auf meiner Suche nach Moshé Feldenkrais unterstützt oder mir anderweitig geholfen haben, seien hier dankend genannt: Gaby Aldor, Eilat Almagor, Ruthy Alon, Dan Armon, Maoz Azaryahu, Gerhard Baader, Avraham Baniel, Ruthy Bar, Ute Birk, Anja Brockert, Jan Buckard, Gisela Corves, Chaim Dubossarsky, Jürgen Ebertowski, Rachel Elazar, Gideon Eshel, Avner Feld, Walter Filz, Doron Friedman, Carl Ginsburg, Shuka Glotman, Alison Greengard, Patrick Gruner, Daniel Guthmann, John Harries, Netta Harries, Christel Herick, Esther Herlitz, Kate Hilder, Gerald Hüther, Jutta Jacobi, Ilan Jacobson, David Kaetz, Yoram Kaniuk, Rachel Katznelson, Claudia Klein, Norbert Klinkenberg, Claus-Jürgen Kocka, Jeremy Krauss, Dalia Lamdani, Michal Lamdani, Tanja Leis, Nissim Levi, Shet Levi, Amnon Meskin, Yuval Meskin, Karin Miller, Moti Nativ, Harald Neckelmann, Alexandra Nocke, Ben Parsons, Smadar Peleg, Lior Pessach, Kersten Rath, Gerhard J. Rekel, Birgit Rohloff, Roger Russell, Ulla Schläfke, Renata Schmidtkunz, Karin Schmutz, Kerstin Seemann, Mia Segal,

Chavah Shelhav, Michal Shoshani, Irene Sieben, Dirk Steinkamp, Anna Triebel Thome, Julius Verrel, Eli Wadler, Rainer Wenzel, Thomas Wolfertz, Anat Wolff, Benny Wolff, Michael Wuliger, Rina Yerushalmi und Zeev Zachor.

Materielle Unterstützung speziell bei den Recherchereisen erhielt ich vom Förderverein für Feldenkrais und somatisches Lernen e. V. und dessen vielen Spendern, welche bei der Entstehung des vorliegenden Buchs praktische Geburtshilfe geleistet haben.

Last but not least gilt mein Dank Petra Frisch, die mich vor Jahren erstmals auf die Suche nach Moshé Feldenkrais schickte und ohne die keine Zeile dieses Buchs geschrieben worden wäre.

Register

Bildnachweis

Christian Buckard 241, 297
Paul Doron-Doroftei 270
Feldenkrais Family Archive (FFA) 14, 22, 40, 64, 67, 71, 83, 86, 95, 119 f., 122, 124, 126, 133, 144, 213, 221, 223, 257, 261, 266, 278, 280
Getty Images 109, 131, 148
Paul Goldman, Eretz Israel Museum, Tel Aviv Collection 17
Elisabeth Gruber 28 f.
International Feldenkrais Federation (IFF) 73, 82, 93, 98, 123, 156 f., 158 f., 170, 180
Library of Congress 55, 57, 65, 89, 102
Garet Newell / Bill Halliday 154, 165
Chava Shelhav 264
Sammlung Lea Wolgensinger 201, 204 f., 274, 291
Luzzi Wolgensinger / IFF 193, 215, 225, 228
Michael Wolgensinger / IFF 302 f., 306

Leider ist es nicht in allen Fällen gelungen, den Rechteinhaber ausfindig zu machen. Der Verlag bittet, etwaige Ansprüche anzumelden.